# Antibióticos e Quimioterápicos Antimicrobianos

2ª edição

ANTIBIÓTICOS E QUIMIOTERÁPICOS ANTIMICROBIANOS

José Maria C. Constant / André B. L. Constant

**Projeto Gráfico/Diagramação**
Triall Composição Editorial Ltda.

**Revisão**
Maria Ofélia da Costa

**Capa**
Triall Composição Editorial Ltda.

**Impressão e Acabamento**
Gráfica Santuário Aparecida (12) 3104-2000



sarvier

**Sarvier Editora de Livros Médicos**
Rua dos Chanés 320 – Indianópolis
04087-031 – São Paulo – Brasil
Telefax (11) 5093-6966
sarvier@sarvier.com.br
**www.sarvier.com.br**

**Dados Internacionais de Catalogação na Publicação (CIP)**
**(Câmara Brasileira do Livro, SP, Brasil)**

Constant, José Maria C.
Antibióticos e quimioterápicos antimicrobianos / José Maria C. Constant, André B. L. Constant. -- 2. ed.
-- São Paulo : SARVIER, 2015.

Vários colaboradores.
ISBN 978-85-7378-250-9

1. Agentes antiinfecciosos 2. Antibióticos
3. Quimioterapia I. Constant, André B. L..
II. Título.

CDD-615.329
-615.7
NLM-QV 350

15-08600

**Índices para catálogo sistemático:**

1. Antibióticos : Farmacologia e terapêutica 615.329
2. Quimioterápicos antiinfecciosos : Farmacologia e terapêutica 615.7

# Antibióticos e Quimioterápicos Antimicrobianos

2ª edição

José Maria C. Constant

André B. L. Constant

sarvier

Edufal
Editora da Universidade Federal de Alagoa

# Agradecimentos

A Luciana, André, Patrícia e Felipe, filhos da primeira geração, que por tantos anos motivaram e sustentaram minha vida.

A Bernardo, Guilherme e Daniel, filhos da segunda safra, e a Cláudia, mãe deles e esposa por quem tanto esperei.

A meus netos, Mariana, Matheus, Lucas, Marina, Luizinho, João Paulo, Benício e... ( na próxima edição, espero, outros virão).

A meus pais que, infelizmente, não me podem mais ver.

Dedico-lhes o que de bom tiver feito neste livro e em minha vida.

*José Maria C. Constant*

# Editores

## José Maria C. Constant

Médico Especialista em Doenças Infecciosas e Parasitárias e Clínica Médica. Professor Adjunto IV de Doenças Infecciosas e Parasitárias da Universidade Federal de Alagoas (aposentado). Professor Adjunto de Doenças Infecciosas e Parasitárias da Escola de Ciências Médicas de Alagoas (1970 a 1996). Médico do Hospital de Doenças Tropicais Constança de Góes Monteriro (1968 a 2000). Consultor-Técnico da Secretaria Estadual de Saúde de Alagoas. Professor-Voluntário do Curso de Medicina da Universidade de Ciências da Saúde de Alagoas – UNCISAL. Membro da Câmara Técnica – Infectologia – CREMAL.

## André B. L. Constant

Médico Especialista em Doenças Infecciosas e Parasitárias. Ex-Professor Assistente do Departamento de Clínica Médica I, da Universidade de Ciências da Saúde de Alagoas – UNCISAL. Médico do Hospital Escola Dr. Hélvio Auto – UNCISAL – Al. Médico da Secretaria Municipal de Saúde de Maceió.

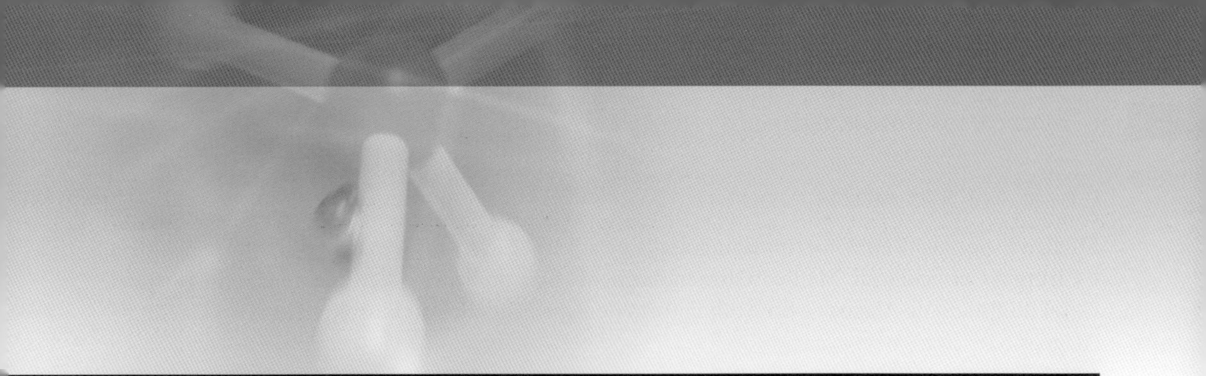

# Colaboradores

## Álvaro Machado Neto

Professor Adjunto de Pediatria da Univesidade de Ciências da Saúde de Alagoas - UNCISAL. Médico Pediatra do Hospital Universitário - Universidade Federal de Alagoas. Mestre em Saúde da Criança.

## Antonio Lopes de Almeida Neto

Cirurgião-Dentista. Especialista em Prótese Dentária pela Sociedade de Promoção Social do Fissurado Labiopalatal - Bauru/SP.

## Carlos Alberto de Siqueira Prazeres

Cirurgião-Dentista. Especialista em Endodontia.

## Carlos Alexandre de Oliveira

Epecialista em Medicina Interna pela Fundação Hospitalar do Distrito Federal. Especialista em Nefrologia pelo Hospital das Clínicas da Faculdade de Medicina da Universidade de São Paulo. Nefrologista do Centro Integrado de Nefrologia do Hospital Universitário da Faculdade de Medicina da Universidade Federal de Alagoas.

## Catarina Rosa e Silva Santos

Médica Residente da Residência de Dermatologia da Universidade de Ciências da Saúde de Alagoas.

## Celso Tavares

Médico Especialista em Infectologia. Professor Associado de Doenças Infecciosas e Parasitárias da Universidade Federal de Alagoas (aposentado). Mestre em Saúde Pública pela Universidade de São Paulo. Doutor em Ciência pela FIOCRUZ.

## César Antônio Ataíde Amorim

Médico Especialista em Otorrinolaringologia pela Associação Brasileira de Otorrinolaringologia e Cirurgia Cervicofacial. Médico Otorrinolaringologista do Serviço de Emergência do Hospital Geral do Estado de Alagoas e do Ambulatório de Especialidades do Hospital Geral do Estado de Alagoas.

## Fernando de Araújo Pedrosa

Professor Adjunto de Parasitologia da Universidade Federal de Alagoas. Especialista em Medicina Tropical pela Universidade de São Paulo. Especialista em Parasitologia pela Universidade Federal de Alagoas. Mestre em Medicina Tropical pela Universidade Federal de Pernambuco. Doutor pela Universidade Federal de Pernambuco. Presidente do Conselho Regional de Medicina de Alagoas.

## José Humberto Belmino Chaves

Professor Adjunto de Ginecologia da Faculdade de Medicina da Universidade Federal de Alagoas e do Curso de Medicina da Universidade de Ciências da Saúde de Alagoas. Mestrado em Ciências da Saúde pela Universidade Federal de São Paulo/Escola Paulista de Medicina. Doutorado em Bioética e Ética Médica pela Faculdade de Medicina da Universidade do Porto – Portugal. Pós-Doutorado em Comunicação em Saúde pela Universidade Aberta de Lisboa – Portugal.

## Leila Maria Soares Tojal de Barros Lima

Mestre em Ciência pela Universidade Federal de São Paulo – UNIFESP. Pós-Graduada do Programa de Doutorado da Universidade Federal de São Paulo – UNIFESP. Coordenadora do Ambulatório de Gastro-hepatologia do Hospital Universitário da Universidade Federal de Alagoas.

## Luiz Alberto Fonseca Lima

Professor Titular de Dermatologia – Universidade de Ciências da Saúde de Alagoas – UNCISAL. Coordenador da Residência Médica de Dermatologia do Hospital Escola Hélvio Auto – UNCISAL

## Maria Raquel dos Anjos Silva Guimarães

Médica do Hospital de Doenças Tropicais Constança de Góes Monteiro (1981-1996). Médica Especialista em Saúde Pública pela Faculdade de Saúde Pública da USP. Médica Especialista em Infectologia pela AMB e Sociedade Brasileira de Infectologia. Coordenadora de Controle de Infecção Hospitalar no Hospital UNIMED de Maceió. Presidente da Sociedade Brasileira de Infectologia – Federada de Alagoas.

## Natália Machado Mildner

Médica Residente da Residência de Dermatologia da Universidade de Ciências da Saúde de Alagoas.

## Patrícia Beltrão Lessa Constant

Professora Associada do Departamento de Tecnologia de Alimentos da Universidade Federal de Sergipe. Engenheira de Alimentos pela Universidade Federal da Paraíba. Mestre e Doutora em Ciência e Tecnologia de Alimentos pela Universidade Federal de Viçosa – MG.

## Sheila Mota Cavalcante

Médica Oftalmologista da Secretaria da Saúde do Estado de Alagoas. Especialista em Oftalmologia pela Universidade Estadual de Campinas – UNICAMP – e pelo Conselho Brasileiro de Oftalmologia – CBO. Mestre em Oftalmologia pela Universidade Estadual de Campinas – UNICAMP.

## Vânia Simões Pires

Especialista em Doenças Infecciosas e Parasitárias. Mestre em Medicina Tropical pela Universidade Federal de Pernambuco. Professora Adjunta de Doenças Infecciosas e Parasitárias da Univesidade Federal de Alagoas.

# Apresentação

Nossos escritos sobre antibióticos nasceram e tomaram corpo gradativamente ao longo dos cinco "Cursos de Atualização em Antibióticos", promovidos pelo Centro de Estudos do Hospital de Doenças Tropicais, ainda na década de 1970. O apoio então recebido de colegas e alunos, com o interesse demonstrado nas solicitações para repetição do curso, constituiu uma surpresa e estímulo e foi esse generoso estímulo que nos decidiu a publicar as palestras proferidas.

A primeira publicação aconteceu em 1972, e a segunda, em 1973, ambas patrocinadas pelo laboratório farmacêutico Laborterápica Bristol. Ressalte-se o empenho de seu representante em Alagoas, Sr. Murilo Viana de Oliveira, sem seu apoio as publicações não sairiam à luz.

Em 1978, publicamos a terceira versão das aulas do Curso de Antibióticos, sob os auspícios da Sociedade de Medicina de Alagoas.

Nos anos 1980, a Edufal generosamente nos incluiu no seu círculo de publicações, o que nos abriu novos horizontes e, por outro lado, aumentou nossa responsabilidade. Surgiu, então, a primeira edição do livro "Antibióticos e Quimioterápicos", seguida de mais quatro.

Em 2008, dois fatos novos aumentaram sobremaneira nosso encargo: a UNCISAL co-patrocinou a 5ª edição e o CREMAL financiou uma tiragem especial para distribuição entre os médicos que atuam no serviço público em Alagoas. Nada poderia nos honrar mais. No entanto, ao lado da alegria, postavam-se a tristeza e a solidão autoral que a morte do Professor Hélvio Auto nos causou. Esta foi confortada pela vinda do Dr. André Constant, com quem dividimos a coordenação da edição.

Em 2010, a 5ª edição esgotada, pensamos em nova tiragem, o que seria mais rápido e prático. No entanto, novos conceitos surgiram, velhos e sólidos conceitos permaneceram e os que não tinham substância se esboroaram contra o muro do tempo. Além disso, resolvemos ampliar nosso leque de colaboradores, trazendo profissionais – médicos e odontólogos – que disseram ao clínico o que pode ser feito nas suas respectivas especialidades. Tantas mudanças nos levariam a uma nova edição, que logo se mostrou inviabilizada por um problema colateral, espécie de corolário temporal inescapável.

A grande distância da 4ª edição (1996), a última de que o Professor Hélvio Auto participou, impossibilitou a intervenção nos seus capítulos, sem os mutilar e até mesmo desfigurar. Fomos, portanto, compelidos a entregar os referidos assuntos a novos autores que, inevitavelmente, fizeram uma abordagem diferente. Em vista disso, considerando modificada a essência da publicação, resolvemos, em acordo com a Edufal, encerrá-la, dando lugar ao aparecimento da 1ª Edição de *Antibióticos e Quimioterápicos Antimicrobianos*, dedicada ao Professor Hélvio Auto.

Homenagem modesta, se lembrarmos quão importante foi seu nome, seu prestígio, enfim, sua força, para que as primeiras publicações surgissem naqueles parcos anos 1970.

No final de 2014, a Editora Sarvier mostrou interesse pelo nosso trabalho, entendeu-se com a Edufal, resultando desse entendimento essa coedição que nos projeta nacionalmente. Confessamo-nos envaidecidos pela nova e grande exposição. Esperamos resistir a ela.

*José Maria C. Constant*
*André B. L. Constant*

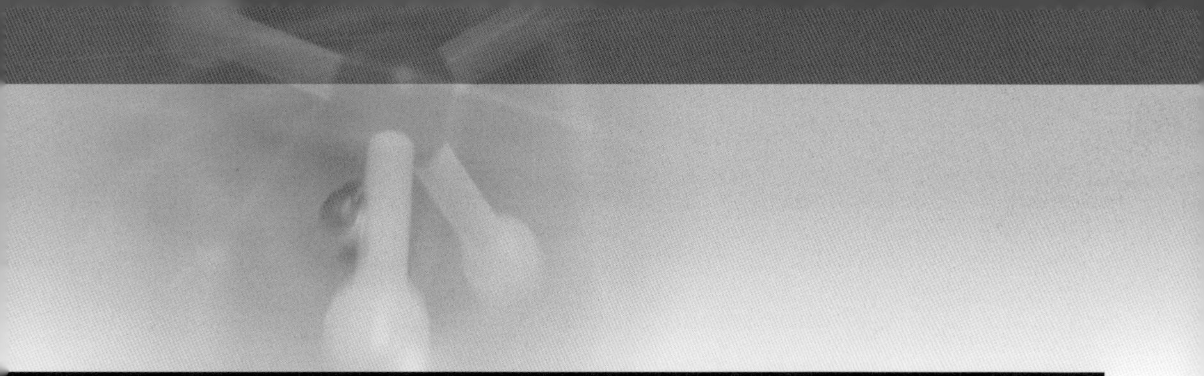

# Sumário

*Grande mal é não sarar com os remédios, mas adoecer dos remédios é ainda mal maior. E quando se adoece dos remédios, que remédio?*

Padre Antônio Vieira
1608-1697

*Todo medicamento é um mal necessário.*

Prof. Hélvio Auto
1925-2007

capítulo 1

José Maria C. Constant

# NORMAS GERAIS DA ANTIBIOTICOTERAPIA

A despeito de ter sido descoberta em 1929, a penicilina só começou a ser utilizada em 1941. O primeiro paciente a usar o antibiótico era um policial londrino, portador de sepse estafilocócica. O sucesso imediato foi absoluto, o quadro clínico regrediu, o paciente marchava para a cura. No entanto, por falta do antibiótico – a fabricação era, naqueles tempos iniciais, artesanal –, voltaram os sintomas e o paciente faleceu.

Em 1948, nos Estados Unidos, mais de 50% das cepas de *Staphylococcus aureus* eram resistentes à penicilina. Atualmente a resistência é total.

Ao descobrir a estreptomicina, Selmann Waksman recebeu o prêmio Nobel de medicina, porquanto "seu antibiótico" era a primeira arma realmente eficaz no tratamento da tuberculose. Passaram-se os anos e com eles a sensibilidade do bacilo de Koch à estreptomicina.

Durante a guerra do Vietnã, descobriram-se, em soldados americanos infectados pelo gonococo, cepas resistentes à penicilina. Resistência extracromossômica, de caráter enzimático com tendência a crescer. E tanto cresceu que hoje a penicilina benzatina se mostra, na maioria dos casos, ineficaz no tratamento da gonorreia.

Na década de 1970, no México, foram identificadas cepas de *Salmonella typhi* resistentes ao cloranfenicol.

As isoxazolil penicilinas foram, juntamente com a meticilina, as primeiras penicilinas absolutamente resistentes à ação das betalactamases. Hoje, a eficácia da oxacilina (a única isoxazolil penicilina ainda em uso) é relativa, sem contar que, há algum tempo, o estafilococo desenvolveu um mecanismo alternativo, **não enzimático**, de resistência ao antibiótico.

Infere-se dos exemplos citados que o grande problema da antibioticoterapia é a resistência bacteriana. Porém não é o único. Pelo menos dois outros podem ser identificados: o uso abusivo e indiscriminado, sem receituário, e o uso inadequado consequente a uma receita médica errada.

O primeiro problema foi sanado pela recente medida da ANVISA (esperamos que ela seja cumprida), sujeitando a venda de antibióticos à prescrição médica. Quanto ao segundo problema, podemos e temos obrigação de enfrentar e resolver.

Este capítulo é nossa modesta colaboração nesse sentido.

A primeira norma da antibioticoterapia é a **escolha do antibiótico**, ação que, paradoxalmente, vem sendo cada vez mais difícil em virtude do grande número de antimicrobianos existentes no mercado.

## ESCOLHA DO ANTIBIÓTICO

### Diagnóstico

O primeiro passo na escolha do antibiótico é o diagnóstico etiológico que, algumas vezes, vem embutido no diagnóstico clínico. Assim, diante de um paciente com amidalite, erisipela, ou infecção superficial da pele, pressupõe-se que o agente infectante é o estreptococo. Já uma piodermite profunda faz pensar no estafilococo. As pneumonias comunitárias são, na maioria das vezes, causadas pelo pneumococo. E por aí vai.

No entanto, diante de infecção urinária, meningite, sepse e outras situações congêneres, não se pode chegar ao diagnóstico sem o concurso dos exames complementares. Estes podem ir desde um simples leucograma, passando pelos exames bacteriológicos e imunológicos, chegando aos métodos de diagnóstico por imagem. Antigos como os raios X ou modernos como a ressonância magnética.

### Sensibilidade do agente infectante

Uma vez feito o diagnóstico, o passo seguinte é verificar a sensibilidade do germe aos antibióticos disponíveis. Às vezes, essa sensibilidade é tão conhecida, e não variável, que se pode dispensar a ajuda do laboratório. Diante de uma infecção estreptocócica, a lista de antibióticos ainda ativos é clássica: penicilinas G ou V, ampicilina/amoxicilina, sulfametoxazol-trimetoprima etc. O gonococo, apesar de resistente à penicilina, é reconhecidamente sensível ao tianfenicol, espectinomicina, quinolonas fluoradas, cefalosporinas de 3ª geração. A *Salmonella typhi* ainda pode ser abordada com cloranfenicol, ampicilina/amoxicilina, sulfametoxazol-trimetoprima, quinolonas, cefalosporinas de 3ª geração. Outros exemplos existem. Abstemo-nos de citá-los para evitar maçada.

Quando, no entanto, a sensibilidade não é conhecida, ou a bactéria é reconhecidamente multirresistente, torna-se necessário estabelecê-la, *in vitro*, por meio do antibiograma. Como todo exame laboratorial, o antibiograma deve ser interpretado à luz dos dados clínicos.

Comecemos desconsiderando problemas de origem que supomos não mais existirem. Eram os casos de discos com fraca concentração do antibiótico, levando a resultado falsamente negativo ou, o contrário, superconcentração do antibiótico no disco, levando a resultado positivo que não era observado na prática, com as doses terapêuticas do fármaco. Sigamos, então, com o que ainda pode ser observado.

O *Corynebacterium diphteriae* é, *in vivo*, extremamente sensível à eritromicina. No entanto, se submetida a um antibiograma a bactéria apresentar-se-á falsamente resistente. É que, sendo um antibiótico de alto peso molecular (como todos os macrolídeos), a eritromicina terá dificuldade de se difundir no meio de cultura. Em consequência o halo (que expressa o grau de lise bacteriana) em torno do seu disco será tênue.

Outro problema, este muito mais sério, é que o antibiótico apontado pelo antibiograma pode não ter a capacidade de se concentrar no local da infecção. Para tornar mais concreto o conceito de tal afirmação, abordaremos alguns aspectos da difusão e eliminação de antibióticos.

Penicilina G e cloranfenicol não apresentam concentração biliar. Este, apesar de razoável atuação contra Gram-negativos, elimina-se pela via renal, porém inativado. Não serve para o tratamento das infecções urinárias. Aproveitamos o ensejo para falar da penicilina G que, eliminando-se por via renal na forma ativa, não age sobre Gram-negativos, habituais causadores das infecções urinárias.

As tetraciclinas que se eliminam por via renal o fazem em concentrações e velocidades diferentes. Uma delas, a doxiciclina, elimina-se totalmente pela via fecal.

Os Aminoglicosídeos, ainda que a bactéria seja sensível, não se prestam ao tratamento das meningites, porque sua concentração liquórica é ínfima. Constituem exceção o recém-nascido e o lactente até os três meses de idade, quando a penetração acontece, porquanto a barreira hematoencefálica não está totalmente formada.

Paramos com os exemplos, uma vez que nossa intenção é chamar a atenção do leitor para o problema. Mais esclarecimentos serão dados nos capítulos dedicados a cada antibiótico.

## Diagnóstico topográfico

Pelo que foi exposto, fica evidente que a escolha do antibiótico depende também do diagnóstico topográfico e do conhecimento da cinética do fármaco. Ou seja, é preciso estabelecer o local da infecção e saber se a droga chega lá.

## Compatibilidade antibiótico/paciente

O último e, mesmo assim, mais importante passo dado na escolha do antibiótico é verificar se o medicamento será tolerado pelo paciente. É a hora do velho princípio médico – como dizia o Professor Hélvio Auto – do *primum non noscere* (primeiro não prejudicar).

Os efeitos indesejáveis dos antibióticos podem ser de natureza tóxica ou alérgica.

### Toxicidade

Os efeitos tóxicos são, geralmente, dependentes da dose e do tempo de uso do antibiótico. Por esse motivo, todo antibiótico potencialmente tóxico deve ter sua posologia rigorosamente calculada em mg/kg de peso e esta posologia deve obedecer a um teto. A título de exemplos, citamos o cloranfenicol, cuja posologia é de 30 a 50 mg/kg/dia, não ultrapassando, no entanto, 3 gramas diárias, gentamicina com a dose de 3 a 5 mg/kg/dia, e amicacina 15 mg/kg/dia. Lembramos que o uso prolongado aumenta a possibilidade de toxicidade.

Convém salientar que a dose normal de um antibiótico pode tornar-se tóxica, desde que a via de eliminação esteja comprometida, o que leva a acúmulo do fármaco no sangue. Considerando que quase todos os antibióticos são eliminados pelos rins, a função renal merece muita atenção na hora da prescrição. O mesmo se diga da permeabilidade das vias biliares durante o uso dos pouco antibióticos que por aí se eliminam.

Antes de passarmos ao tópico seguinte, gostaríamos de lembrar que, em situações especiais, determinado antibiótico deixa de ser eliminado, mesmo na ausência de lesão renal. É o caso do cloranfenicol que se elimina maciçamente pela via renal, conjugado com o ácido glicurônico. Uma deficiência desse ácido (em recém-nascidos) impede a secreção tubular do antibiótico.

Pensamos que os acidentes de natureza tóxica podem, na maioria das vezes, ser evitados, desde que o médico conheça a droga e o organismo que deve recebê-la.

### Alergia

Os acidentes alérgicos são qualitativos (não têm relação com a dose), via de regra, imprevisíveis e dependem de uma sensibilização prévia. Esta pode acontecer pelo uso anterior ou por meio de outros mecanismos, tais como ingestão de carne de animal tratado com aquele antibiótico, aspiração da droga em ambiente hospitalar etc. Queremos, com isso, lembrar que o fato de o paciente **nunca** ter usado formalmente o antibiótico não exclui a possibilidade do acidente. Por outro lado, aquele que usou não está isento do acidente, pois a sensibilização, às vezes, ocorre lentamente.

A alergia pode-se manifestar por uma reação cutânea (exantema, urticária), quadros respiratórios (rinite, asma), angioedema, edema de Quincke, vasculite, plaquetopenia, "doença do soro", síndrome de Stevens-Johnson, choque anafilático.

Não se pode falar sobre alergia a antibióticos sem lembrar que o mais alergizante deles é justamente o menos tóxico. Claro que estamos nos referindo à penicilina. Por esse motivo, o uso desse antibiótico deve ser norteado por uma boa indicação e precedido de boa anamnese, em que o médico vai rastrear alergias outras. Não estamos, no entanto, afirmando que a prévia existência de alergia exclui matematicamente o uso da penicilina. Queremos dizer que, naqueles pacientes cujo "terreno alérgico" desconhecemos, o antibiótico deve ser aplicado em ambiente que disponha das condições mínimas para se enfrentar o choque (adrenalina, Fenergan®, corticoides, oxigênio).

Ainda analisando a questão da compatibilidade antibiótico/paciente é necessário considerar limitações que este pode apresentar, tais como idade, gestação, aleitamento, situações que serão analisadas nos capítulos pertinentes.

## DOSE, MEIA-VIDA e CIM

Uma vez escolhido o antibiótico, este deve ter sua dose calculada em mg/kg/dia. Para que essa dose diária seja eficaz, é imprescindível conhecer a meia-vida do fármaco. Entende-se por meia-vida o tempo decorrido no qual o nível plasmático do antibiótico cai para a metade. Nessa hora, nova dose deve ser ministrada.

O desrespeito à meia-vida inutiliza a terapêutica, exceto aqueles antibióticos que, apesar da meia-vida curta, mantêm por tempo prolongado uma concentração sanguínea capaz de impedir o crescimento bacteriano. Essa concentração é chamada de inibitória mínima – CIM (imipenem-cilastatina, por exemplo, têm meia-vida de 1 hora e mantêm a CIM durante 6 horas).

Merece destaque o fato de que modernos betalactâmicos (carbapenemas) se concentram tão intensamente na parede bacteriana que o efeito supressor sobre a bactéria pode perdurar por 2 a 4 horas após o desaparecimento da CIM. Outro exemplo a ser citado é o da azitromicina que, usada durante três dias, concentra-se terapeuticamente nos tecidos durante 10 dias.

## VIA DE ADMINISTRAÇÃO, INTERAÇÕES e DURAÇÃO DA TERAPIA

A via preferencial é a oral, desde que as condições do paciente permitam e sejam observadas peculiaridades diversas. Existem antibióticos cuja absorção intestinal é prejudicada pela presença de alimentos (tetraciclinas, ampicilina, eritromicina, azitromicina), ao passo que a amoxicilina, por exemplo, não sofre tal influência.

- Sais de cálcio, magnésio e alumínio prejudicam a absorção intestinal das tetraciclinas.
- Aminoglicosídeos e polimixinas não são absorvidos quando usados pela via oral.
- Outras particularidades existem e serão citadas nos capítulos correspondentes.

A questão das interações medicamentosas, dos antibióticos entre si e com outras drogas será abordada em capítulo específico.

A duração do tratamento é cláusula irrefutável na antibioticoterapia. Para que um antibiótico **comece** a se mostrar eficaz, é preciso que seja utilizado corretamente, pelo menos durante três a quatro dias. Deve-se a todo custo evitar a ansiedade de trocar a medicação a cada dia, evitando aquilo que o Professor Hélvio Auto, em suas aulas, chamava de "a dança dos antibióticos".

Com relação à duração do tratamento, recomendamos que seja o mais curto possível, para se evitar o abandono precoce. Deixamos, então, a critério de cada um, em cada caso. Trazemos, no entanto, à lembrança que para se erradicar o estreptococo de uma garganta, são necessários 10 dias de penicilinemia (que pode ser conseguida com 10 doses de penicilina G procaína, ou duas de penicilina G benzatina).

Para finalizar, queremos lembrar que em um país de população pobre, como o nosso, a prescrição deve levar em consideração a relação custo/benefício. Ou seja: o médico deve optar pela terapêutica mais eficaz e menos onerosa.

## REFERÊNCIAS

Coura JR. Dinâmica das Doenças Infecciosas. 1ª ed. Rio de Janeiro: Guanabara Koogan; 2005.

Fuchs FD, Wannmarcher L, Ferreira MBC. Farmacologia Clínica. 3ª ed. Rio de Janeiro: Guanabara Koogan; 2004.

Focaccia R,Veronesi R. Tratado de Infectologia. 3ª ed. São Paulo: Atheneu; 2010.

Goodman L, Gilman A. As Bases Farmacológicas da Terapêutica. 9ª ed. México: McGraw-Hill, 1996.

Grahane-Smith DG, Aronson JK. Tratado de Farmacologia Clínica e Farmacoterapia. 3ª ed. Rio de Janeiro: Guanabara Koogan; 2004.

Hinrichsen SL. Doenças Infecciosas e Parasitárias. 1ª ed. Rio de Janeiro: Guanabara Koogan; 2005.

Ministério da Saúde. Plano de Ação do Comitê Nacional para Promoção do Uso Racional de Medicamentos. Brasília: Ministério da Saúde; 2008.

Penildon S. – Farmacologia. 7ª ed. Rio de Janeiro: Guanabara Koogan, 2006.

Starling LEF, Silva EU. Antimicrobianos e Síndrome Infecciosa. Guia Prático. Rio de Janeiro: Guanabara Koogan; 2004.

Tavares W. Manual de Antibióticos e Quimioterápicos Antiinfecciosos. 3ª ed. Rio de Janeiro: Atheneu; 2002.

Tavares W. Antibióticos e Quimioterápicos para o Clínico. 2ª ed. rev e atual. São Paulo: Atheneu, 2009.

Tavares W. Antibióticos e Quimioterápicos para o Clínico. 3ª ed. rev. e atual. São Paulo: Atheneu, 2014.

capítulo 2

Celso Tavares

# ACIDENTES EM ANTIBIOTICOTERAPIA

A medicalização da sociedade, com o uso nem sempre racional dos antimicrobianos, aumentou a frequência das reações adversas por essa classe de medicamentos, determinando sofrimentos, mortes e perdas econômicas. É sabido que o percentual substancial das prescrições não se justifica e, não bastassem os erros decorrentes da malformação e de exercícios profissionais sofríveis, esse tipo de evento simplesmente ocorre, independentemente das propriedades conhecidas do fármaco.

As reações adversas a medicamentos (RAM) são "uma resposta nociva e não intencional ao uso de um medicamento que ocorre em doses normalmente utilizadas em seres humanos, para profilaxia, diagnóstico ou tratamento de doenças ou para a modificação de função fisiológica". Os acidentes provocados por antimicrobianos podem ser de natureza tóxica ou alérgica. As alterações induzidas pelo medicamento, modificando a evolução do processo infeccioso, também podem ser encaradas nessa perspectiva.

## REAÇÕES ALÉRGICAS

Os dados variam de acordo com as regiões, mas se aceita que 25% das RAM decorrem de fenômenos de hipersensibilidade e que elas respondem por 3 a 6% das internações, podendo prolongá-las, pois ocorrem em 10 a 15% dos pacientes hospitalizados.

As reações alérgicas aos antimicrobianos relacionam-se à sua capacidade de se transformarem em antígenos pela união com proteínas e consequente sensibilização do organismo, constituindo os haptenos. A sensibilização decorre de contato anterior, às vezes não identificado, por uso de vacinas, pomadas, colírios, alimentos ou mesmo de transfusões.

Registre-se que as reações devem ser bem investigadas, especialmente em relação aos betalactâmicos, pois os adjuvantes podem estar envolvidos no processo, tais como os corantes (amarelo quinolina, tartrazina, azul nº 2, vermelho 40, amarelo crepúsculo, vermelho ponceau, corante amarelo FDC nº 6).

Ressalte-se que as células T podem participar de reações alérgicas que independem de resposta imune primária, ocorrendo mesmo no primeiro contato. Há interação entre fármaco, molécula de complexo principal de histocompatibilidade (CPH) e células T, denominado de *pharmacological interaction with immune receptors* (conceito p-i), na qual a estrutura do medicamento se ligará a um complexo peptídeo-CPH e ao receptor de células T. Reações ao sulfametoxazol e às quinolonas podem envolver esse mecanismo e clinicamente serão observadas desde erupção maculopapular até necrólise epidérmica tóxica.

As reações alérgicas são proteiformes e de variável gravidade: choque anafilático, urticária, edema angioneurótico, broncoespasmo, náuseas, dor abdominal são manifestações de hipersensibilidade do tipo I, mediadas por anticorpos IgE específicos associados a mastócitos e basófilos. O mastócito sensibilizado libera mediadores que determinam diversos efeitos sistêmicos. Elas ocorrem com penicilinas, cefalosporinas, sulfas e, mais raramente, com tetraciclinas, lincomicina e cloranfenicol, com a reação ocorrendo imediatamente após a administração da droga ou horas depois.

Nas reações do tipo II ou citotóxicas, mediadas por IgG ou IgM, há adesão inespecífica de medicamentos e/ou seus metabólitos à superfície de eritrócitos, plaquetas e neutrófilos, propiciando a ligação de anticorpos. Há, então, lise celular por ativação do sistema de complemento ou por citotoxicidade mediada por anticorpos e exemplos deste mecanismo são anemia hemolítica, plaquetopenia, leucopenia, agranulocitose e nefrite intersticial. As drogas mais frequentemente incriminadas são penicilinas, cefalosporinas e sulfamidas.

A hipersensibilidade do tipo III pode ocorrer após o uso de penicilinas ou cefalosporinas. Deve-se ao depósito de complexos imunes em vasos, membranas basais da pele ou dos glomérulos, com consequente ativação do sistema de complemento, aumento da permeabilidade vascular e recrutamento de neutrófilos. Os anticorpos envolvidos são da classe IgG ou IgM e resultam da exposição contínua à mesma droga ou outra droga semelhante. Quanto às manifestações clínicas, geralmente são semelhantes às da doença do soro, com exantema cutâneo, febre, linfadenopatia e artralgia, além de glomerulonefrite focal e certos casos de leucopenia e plaquetopenia. Ocorrem de uma a três semanas após a administração da droga. Os sintomas tardios decorrem do tempo necessário para produção de anticorpos e dos complexos imunes.

A hipersensibilidade do tipo IV ou tardia, atualmente subdividida em quatro grupos, é causada pela interação do antígeno com linfócitos T específicos independentemente de anticorpos. A resposta do tipo IV é mediada por células T CD4+ e CD8+ e envolve a ligação de haptenos da droga a proteínas intracelulares e extracelulares para apresentação pelas moléculas MHC às células T antígeno-específicas. A liberação subsequente de citocinas pelas células T, juntamente com a produção de outros mediadores de citotoxicidade, gera a resposta inflamatória observada nas dermatites, exantemas, síndromes de Stevens-Johnson e Lyell, eritemas nodoso e polimorfo. São citados como responsáveis penicilinas, cefalosporinas, tetraciclinas, eritromicina e aminoglicosídeos.

Um paradoxo ocorre com as penicilinas: sua capacidade alergizante contrapõe-se à sua quase atoxicidade. A associação amoxicilina com clavulanato causa mais reações gastrintestinais, hepáticas e hematológicas que a amoxicilina isoladamente. A gravidade das reações da associação justifica cuidados adicionais e o risco-benefício de seu uso deve ser bem avaliado.

Por ser um betalactâmico, a prescrição das cefalosporinas merece atenção, pois pode haver alergia cruzada entre os dois grupos – 10% dos pacientes alérgicos às penicilinas também podem apresentar sensibilidade às cefalosporinas, mas os estudos sobre a reatividade cruzada entre eles têm resultados controversos.

Pacientes alérgicos à amoxicilina deverão evitar o uso de cefalosporinas com cadeia lateral semelhante (cefadroxil, cefprozil e cefatrizina), e aqueles à ampicilina, o uso de cefalexina, cefaclor, cefradina, cefaloglicina e loracarbef.

## AÇÕES TÓXICAS

**Ação nefrotóxica** – por sua frequência, merece particular atenção e a prescrição dos antimicrobianos em nefropatas exige espaçamento das doses e adequação posológica, pois o fármaco terá a sua meia-vida aumentada.

Os aminoglicosídeos devem ser utilizados estritamente dentro dos limites posológicos determinados pelo peso do paciente, não sendo permissível seu uso por mais de duas semanas. As cefalosporinas, por sua vez, costumam ser bem toleradas, mas não devem ser associadas desnecessariamente a outras substâncias nefrotóxicas, o que implica rigoroso monitoramento dos casos tratados com essa associação.

A anfotericina B tem como uma de suas limitações a nefrotoxicidade, mormente quando é utilizada por período prolongado.

As tetraciclinas são nefrotóxicas quando estão com o prazo de validade vencido, causando a síndrome de Fanconi. Podem, também, potencializar a ação lesiva do metoxifluorano (Pentrane®).

As sulfas, por sua escassa solubilidade em meio ácido, podem determinar acidentes por precipitação na urina. Podem, então, ocorrer hematúria, oligúria e até anúria, o que pode ser evitado pela alcalinização e manutenção de um bom débito urinário. Em outras palavras, boa hidratação.

**Ação hepatotóxica** – rifamicina, tetraciclinas, estolato de eritromicina, oleandomicina, novobiocina, griseofulvina, isoniazida, sulfas, etionamida e pirazinamida podem determinar hepatite ou simples colestase.

O tratamento da tuberculose, problema de saúde pública, exige atenção, pois a rifampicina e a isoniazida podem determinar a ocorrência de hepatite tóxica. Ressalte-se que a etionamida e a pirazinamida podem causar o mesmo quadro.

O estolato de eritromicina pode causar icterícia colestática, acidente de pequena importância prática, que cede com a suspensão do medicamento, o que justifica a prescrição do estearato.

As sulfas, competindo pelas proteínas séricas, podem deslocar a bilirrubina não conjugada e provocar icterícia. Não devem ser prescritas no último trimestre da gravidez e em recém-nascidos pelo risco de kernicterus. A hepatite ocorre por ação tóxica direta ou por hipersensibilidade.

**Ação no aparelho digestivo** – intolerância gástrica com pirose e, eventualmente, náuseas e vômitos.

Diarreia aguda por disbacteriose é episódio relativamente frequente após a utilização de tetraciclinas, betalactâmicos, lincomicina e clindamicina. A disbacteriose, aliás, não se limita apenas ao meio intestinal, e sim a qualquer cavidade natural que tenha sua biota (flora) afetada por um antibiótico.

O uso prolongado de neomicina por via oral pode determinar lesões nas vilosidades intestinais, com instalação de síndrome de má absorção, interferindo na absorção de digoxina e warfarina.

**Ação neurotóxica** – a da penicilina G potássica, que se traduz por convulsões, pode ocorrer quando é utilizada em doses superiores a 60 milhões de unidades. Como o antibiótico é usado, em situações graves, na posologia de 500.000 U/kg/dia, o evento, possível em pacientes com mais de 120 kg, poderia ser considerado raro, não fosse a obesidade mórbida cada vez mais prevalente. A existência de disritmias cerebrais preexistentes favoreceria a ocorrência do acidente.

A cicloserina pode causar convulsões, mioclonias, sonolência, tremores, vertigens, além de alterações psíquicas, da excitação à depressão. A anfotericina B e a oxamniquina determinam convulsões.

Hidrazida, etionamida, nitrofurantoína, polimixina e metronidazol podem causar neurite periférica, enquanto etambutol e, mais raramente, estreptomicina e cloranfenicol foram relacionados à neurite óptica.

Os aminoglicosídeos, e mais raramente a polimixina, utilizados simultaneamente com os curarizantes ou prescritos para pacientes miastênicos podem produzir bloqueio neuromuscular com parada respiratória.

O uso intratecal de antimicrobianos deve ser bem avaliado, pois provoca irritação meníngea com alterações liquóricas.

**Ação ototóxica** – as lesões auditivas podem ocorrer em qualquer paciente, sendo, no entanto, mais frequentes naqueles que têm insuficiência renal, ou nos que já apresentem distúrbios otológicos. Nesses casos, os antibióticos potencialmente ototóxicos deverão ser usados quando absolutamente necessários e com cautela redobrada.

A ação ototóxica dos aminoglicosídeos é bem conhecida e o acometimento do VIII par craniano determina distúrbios que podem variar de discreta e insidiosa hipoacusia até quadros mais graves de surdez irreversível. Distúrbios de equilíbrio e sensação de vertigem, por labirintite, são outras manifestações observadas. Essa ação ototóxica pode ser potencializada pelo ácido etacrínico.

A minociclina, uma tetraciclina, também possui ação ototóxica.

**Cardiotoxicidade** – a anfotericina B pode causar parada diastólica e fibrilação ventricular após aplicação venosa muito rápida. Se a perfusão é demorada, surgem flebites, tromboflebites e há tendência à hipopotassemia em alguns pacientes.

Na penicilina potássica, há 1,7 mEq de potássio por milhão de unidades. Assim, a aplicação de altas doses em doentes descompensados, especialmente com insuficiência renal, levaria à hiperpotassemia com repercussões cardíacas. Tem-se o sódio em quantidades apreciáveis na carbenicilina (4,7 mEq/g) e na ticarcilina (5,2 mEq/g).

Ressalte-se a possibilidade de acidente isquêmico de membro superior, com necrose e gangrena de extremidades, quando se aplica penicilina benzatina no deltoide.

**Ação hemotóxica** – o cloranfenicol é considerado mielotóxico e esse tipo de acidente é raro e habitualmente determinado por uso inadequado – doses excessivas e prolongadas. Saliente-se que agranulocitose, anemia aplástica e púrpura por plaquetopenia ocorrem em doentes que o utilizaram corretamente, possivelmente por idiossincrasia.

Mielotoxicidade com leucopenia é observada após o uso prolongado de griseofulvina e novobiocina. Relevante é a possibilidade de aparecimento de leucopenia e a prova de Coombs falsamente positiva durante o tratamento com cefalosporinas.

Altas doses de carbenicilina e ticarcilina provocam distúrbios hemorrágicos, por interferência dos antibióticos no ADP plaquetário. Já a plaquetopenia, com possibilidade de hemorragias, foi registrada com algumas cefalosporinas de 3ª geração, como cefperazona, cefamandol, cefmenoxina e moxolactam, sendo o efeito indesejável atribuído à presença na fórmula do radical metiltiotetrazol.

**Outras manifestações** – as tetraciclinas podem determinar alterações nos dentes em formação, com modificação da cor e hipoplasia do esmalte e por isso devem ser evitadas na primeira infância. A imaturidade enzimática dos recém-nascidos ao cloranfenicol determina casos graves, inclusive a morte.

O "efeito antabuse", como taquicardia, congestão generalizada, cefaleia e vômitos, é determinado pelo acúmulo do aldeído acético por interferência de alguns antimicrobianos – metronidazol e nitroimidazólicos em geral, cefoperazona, cefotetam e moxolactam – no metabolismo do álcool.

A febre medicamentosa, relatada após o uso de penicilinas, cefalosporinas e cloranfenicol, é manifestação rara e de natureza obscura.

## MODIFICAÇÕES INDUZIDAS NO CURSO DO PROCESSO INFECCIOSO

Os antimicrobianos podem alterar o curso natural do processo infeccioso. Entre essas reações tem-se a de Jarisch-Herxheimer, que modifica o quadro clínico pela liberação maciça de toxinas decorrente da rápida lise do microrganismo.

Com a introdução da penicilina no tratamento da sífilis, observou-se que, após os primeiros dias de uso do antibiótico, pode ocorrer súbita exacerbação da sintomatologia, constatável com facilidade por meio das lesões cutâneas. Nos pacientes com comprometimentos neurológico e cardiológico, essa agudização exige monitoramento acurado da terapêutica. Acidente semelhante ocorre no tratamento da febre tifoide e o choque endotóxico e psicose toxi-infecciosa são eventos que podem ocorrer nessa circunstância.

A pirimetamina pode agudizar o processo inflamatório na toxoplasmose ocular, com agravamento das lesões retinianas, o que é evitado pela prescrição simultânea de corticosteroides.

As disbacterioses são modificações que assumem papel cada vez mais importante na rotina médica, em decorrência do uso de antibióticos de amplo espectro, pela proliferação de microrganismos que eram ou se tornaram resistentes à droga usada. O acidente ocorre após o uso prolongado do antibiótico e, frequentemente, a nova infecção é quadro mais grave que a doença inicial.

Os estudos sobre a colite pseudomembranosa proliferaram nos últimos anos pelo aumento da incidência dos acidentes causados pela toxina do *Clostridium difficile*, selecionado na flora entérica pelo antibiótico. O tratamento é feito com vancomicina ou metronidazol.

## REFERÊNCIAS

Cassiani AHB. A segurança do paciente e o paradoxo no uso de medicamentos. Rev Bras Enferm. 2005;58(1):95-9.

Cruciol-Souza JM, Thomson JC. A pharmacoepidemiologic study of drug interactions in a Brazilian teaching hospital. Clinics. 2006;61(6):515-20.

Egger SS, Drewe J, Schlienger RG. Potential drug-drug interactions in the medication of medical patients at hospital discharge. Eur J Clin Pharmacol. 2003;58(11):773-8.

Fuchs FD, Wannmarcher L, Ferreira MBC, eds. Farmacologia Clínica. 3ª ed. Rio de Janeiro: Guanabara Koogan; 2004. p.86-98.

Ministério da Saúde. Plano de Ação do Comitê Nacional para Promoção do Uso Racional de Medicamentos. Brasília: Ministério da Saúde; 2008.

Organização Pan-Americana da Saúde, Organização Mundial da Saúde, Ministério da Saúde – Brasil. Avaliação da Assistência Farmacêutica no Brasil. Brasília: Ministério da Saúde; 2005.

Vidotti CCF, Hoefler R, Silva EV, Bergsten-Mendes G. Sistema Brasileiro de Informação sobre Medicamentos – SISMED. Cadernos de Saúde Pública. 2000;16:1121-6.

World Health Organization. WHO Department of Essential Drugs and Medicines. The Uppsala Monitoring Centre. The importance of pharmacovigilance: safety monitoring of medicinal products. Genebra; 2002.

Zed PJ. Drug-related visits to the emergency department. J Pharm Pract. 2005;18:329-35.

capítulo 3

José Maria C. Constant

# MECANISMO DE AÇÃO DOS ANTIBIÓTICOS

De acordo com o mecanismo de ação, os antibióticos são divididos em bactericidas e bacteriostáticos.

Os bactericidas, agindo sobre estruturas diversas da bactéria, provocam sua morte. Já os bacteriostáticos, atuando exclusivamente sobre a síntese proteica da bactéria, não a exterminam, porém impedem sua multiplicação.

À primeira vista, os bacteriostáticos podem parecer obsoletos, já que não matam. Lembramos, no entanto, que a condição essencial para a instalação e manutenção de uma infecção é o processo logarítmico de multiplicação bacteriana.

Um antibiótico bacteriostático é eficiente, desde que a bactéria apresente sensibilidade a ele. Estão aí o *Corynebacterium diphtheriae*, a *Salmonella typhi* e o *Vibrio cholerae* – respectivamente supersensíveis a macrolídeos, cloranfenicol e tetraciclina – para atestar o que afirmamos.

Não se pode, no entanto, desconhecer que, no caso de infecções graves, com risco de morte, os bactericidas devem ser preferidos. O mesmo se diga dos imunodeprimidos, uma vez que os bacteriostáticos dependem do sistema imunológico para a solução final da infecção.

## ANTIBIÓTICOS BACTERICIDAS

Com relação ao sítio de atuação, dividem-se em duas categorias: os que atuam sobre os envoltórios (parede celular e membrana citoplasmática) da bactéria e os que agem sobre sua síntese proteica.

## AÇÃO SOBRE OS ENVOLTÓRIOS BACTERIANOS

Começaremos com os mais importantes desse grupo, ou seja, os que atuam sobre a parede celular, estrutura justaposta à membrana citoplasmática da bactéria. Lembramos que tal parede tem a função de manter o equilíbrio hídrico da bactéria, regulando a penetração de água, considerando que a pressão osmótica intrabacteriana é superior à do meio exterior. A inexistência da parede, ou uma falha na sua formação, levaria à penetração excessiva de água e consequente ruptura da célula bacteriana.

### Betalactâmicos

Impedem a formação da parede celular da bactéria durante sua fase de multiplicação. Para que tal mecanismo seja bem compreendido, é necessário rever o processo de síntese da parede celular bacteriana.

Durante a fase de multiplicação bacteriana, afloram na superfície de sua membrana citoplasmática, proteínas (*penicillin binding protein* – PBP), que têm a função de atuar enzimaticamente na produção do peptidoglicano, o mucopeptídeo formador da parede celular bacteriana. Infelizmente, para a bactéria, os betalactâmicos apresentam grande afinidade por essas PBPs e, ao fixarem-se a elas, impedem a síntese da parede celular, permitindo assim a penetração excessiva de água. A consequência é a morte bacteriana por lise osmótica.

Existem sete PBPs, sendo as mais importantes a PBP 1a, a PBP 1Bs e a PBP 3.

Os diferentes betalactâmicos apresentam afinidades específicas às PBPs. Assim, as penicilinas e cefalosporinas ligam-se preferencialmente à PBP 1a e à PBP 1Bs, ao passo que ampicilina, amoxicilina e imipenem-cilastatina preferem a PBP 2. Já os monobactâmicos preferem a PBP 3.

Lembramos que o Peptidoglicano é a camada única nos cocos e nos bacilos Gram-positivos. Nos bacilos Gram-negativos, esta camada é recoberta por mais três, de mucopolissacarídeos. Por não conseguir ultrapassar as três camadas, a penicilina G nunca atuou sobre estas bactérias.

Ampicilina/amoxicilina, primeiras penicilinas de amplo espectro, agem sobre bacilos Gram-negativos, porque logram atravessar as camadas de mucopolissacarideos, transportadas por proteínas chamadas **porinas**. Ultimamente algumas bactérias anteriormente sensíveis perderam porinas, com o que tais antibióticos não conseguem atingir a camada do peptidoglicano. É o estabelecimento da chamada "resistência porínica".

Outro sítio de atuação de antibióticos bactericidas é a membrana citoplasmática. É o caso de tirotricina e polimixinas, que, fixando-se em fosfolipídios, promovem a desorganização da membrana citoplasmática, levando à perda da capacidade seletiva quanto à entrada e à saída de substâncias essenciais ao metabolismo bacteriano.

Os antibióticos fungicidas atuam ligando-se ao ergosterol da membrana citoplasmática do fungo (anfotericina B e nistatina), ou impedindo sua síntese (azóis antifúngicos).

## AÇÃO SOBRE A SÍNTESE PROTEICA

É clássica a noção de que o DNA é a molécula responsável pela síntese das proteínas essenciais à atividade vital. No entanto, estando encerrado no núcleo, não pode ir além de organizar o código genético, necessitando de um intermediário que transporte esse código ao ribossomo, onde a síntese proteica será realizada. A função de transporte é realizada pelo RNA mensageiro.

Chegando ao ribossomo, o RNA mensageiro (ligando-se às suas unidades 30S ou 50S) "traduz" a mensagem enviada pelo DNA, criando uma espécie de "forma" o em que serão encaixados os aminoácidos essenciais ao metabolismo da bactéria. Nessa hora, entra em cena o RNA transportador, cuja função é "pescar" no citoplasma os aminoácidos adequados ao processo.

Os antibióticos bactericidas que interferem com a síntese proteica da bactéria agem bloqueando-a, ou levando à formação de proteínas estranhas ao metabolismo bacteriano.

Os aminoglicosídeos, sem dúvida os mais importantes "bactericidas de síntese proteica", agem ligando-se à subunidade 30S do ribossomo, alterando assim a tradução da mensagem genética, pelo RNA mensageiro. A consequência é a formação de proteínas anômalas para a bactéria.

### Antibióticos bacteriostáticos

Atuam igualmente sobre a síntese proteica da bactéria sem, no entanto, matá-la. Os bacteriostáticos, como o nome indica, paralisam o processo de multiplicação da bactéria (cloranfenicol, tetraciclinas, glicilciclinas, macrolídeos).

Vejamos como agem os bacteriostáticos mais usados atualmente:

- **Tetraciclinas e glicilciclinas** – bloqueiam a ligação do RNA transportador à subunidade 30S do ribossomo. A síntese proteica não acontece.
- **Macrolídeos** – fixam-se à subunidade 50S do ribossomo, impedindo a transferência dos aminoácidos mobilizados pelo RNA transportador, para a cadeia polipeptídica.

## OUTROS MECANISMOS DE AÇÃO

A associação sulfametoxasol-trimetoprima apresenta um mecanismo de ação peculiar. Atua de forma sequencial sobre a síntese de purinas, impedindo assim a produção de DNA e RNA. As duas drogas – isoladamente bacteriostáticas – formam um produto bactericida.

## Quinolonas

Drogas bactericidas que atuam sobre o processo de replicação do cromossomo bacteriano, mais especificamente sobre enzimas (DNA-girase e topoisomerase IV) que regulam esse processo. O resultado é o alongamento da cadeia de DNA, que passa a não caber na célula bacteriana, provocando sua ruptura.

## REFERÊNCIAS


Fuchs FD, Wannmarcher L, Ferreira MBC. Farmacologia Clínica. 3ª ed. Rio de Janeiro: Guanabara Koogan; 2004.

Goodman L, Gilman A. As Bases Farmacológicas da Terapêutica. 9ª ed. México: McGraw-Hill; 1996.

Goth A. Farmacologia Médica. 6ª ed. Rio de Janeiro, Guanabara Koogan; 1975.

Grahane-Smith DG, Aronson JK. Tratado de Farmacologia Clínica e Farmacoterapia. 3ª ed. Rio de Janeiro: Guanabara Koogan; 2004.

Grinzaug A. Drugs, how they act and why. Saint Louis: Mosby; 1970.

Kuschinsky G. Manual de Farmacologia. Barcelona: Marin; 1975.

Rosse M. Manual de Antibióticos. Rio de Janeiro: Médico Científica; 1990.

Tavares W. Manual de Antibióticos e Quimioterápicos Antiinfecciosos. 3ª ed. Rio de Janeiro: Atheneu; 2002.

Tavares W. Antibióticos e Quimioterápicos para o Clínico. 2ª ed. rev. ataul. São Paulo: Atheneu; 2009.

Tavares W. Antibóticos e Quimioterápicos para o Clínico. 3ª ed. rev. e atual. São Paulo: Atheneu; 2014.

Trabulsi LR, Alterthum F. Microbiologia. 5ª ed. São Paulo: Atheneu; 2008.

Zyngier FR. Mecanismo de ação e resistência bacteriana. Revista AMB. 1972;23:88.

capítulo 4

José Maria C. Constant

# RESISTÊNCIA BACTERIANA

A penicilina G foi utilizada pela primeira vez em 1940, em paciente com sepse por estafilococo. Após melhora considerável do quadro, inclusive com normalização da temperatura, o tratamento teve que ser interrompido por falta do antibiótico, cuja fabricação era artesanal. O doente infelizmente faleceu.

Nove anos depois, mais de 50% das cepas de estafilococos, em hospitais dos Estados Unidos, apresentavam resistência à penicilina. Posteriormente, o fenômeno surgiu em bactérias primitivamente sensíveis ao antibiótico, como é o caso do gonococo. Atualmente, em tese, estafilococo e gonococo devem ser considerados absolutamente resistentes à penicilina.

Resistência é, portanto, o mais grave problema da antibioticoterapia, mormente se considerarmos os Gram-negativos multirresistentes (*Proteus*, *Pseudomonas*, *Morganella*, *Providencia*, *Klebsiella*, *Acinetobacter* etc.).

É, no entanto, necessário não confundir resistência com insensibilidade. Ilustra bem essa situação o comportamento da penicilina G, que **nunca** agiu sobre bacilos Gram-negativos porque esses possuem envoltórios que protegem o sítio de ação do antibiótico (camada do peptidoglicano da parede bacteriana). Outro exemplo clássico de insensibilidade é o dos anaeróbios aos aminoglicosídeos. Ainda falando de insensibilidade, não podemos esquecer das bactérias que, por não possuírem parede (micoplasma, estreptococo na forma L), não sofrem a ação dos betalactâmicos.

Antes de entrarmos no assunto propriamente dito, daremos um pouco de atenção a um fenômeno frequente, decorrente de prescrição inadequada, que chamaremos de "falsa resistência".

A *falsa* resistência pode ser consequência de vários fatores que passaremos a enumerar e comentar.

- **Dose abaixo da necessária** – a dose deve sempre ser calculada em função do peso do paciente. Respeitando-se limites diários que certos antibióticos potencialmente tóxicos exigem, é melhor uma dose alta do que uma subdose.
- **Espaçamento incorreto entre as doses** – o espaçamento entre as doses deve obedecer à meia-vida do antibiótico, ou à sua concentração inibitória mínima (CIM). Aumentar a dose não leva ao aumento da meia-vida, salvo se o mecanismo de eliminação do antibiótico estiver afetado. Nos antibióticos de alta concentração tecidual o cuidado com o espaçamento pode ser relegado (azitromicina, por exemplo, usada em dose única diária durante três dias, atinge concentrações teciduais durante dez dias).
- **Suspensão precoce do medicamento.**
- **Desconhecimento da difusão e eliminação da droga** – a prescrição de um antibiótico exige o conhecimento de sua difusão, via e mecanismo de eliminação.
- **Existência de barreiras** (abscessos, necroses, sequestros em osteomielite, próteses) que impedem ou dificultam a penetração do antibiótico no foco da infecção.
- **Interações prejudiciais ao antibiótico** – citaremos alguns exemplos de tais situações:
  - Cloranfenicol elimina-se maciçamente por via renal, porém inativado pela conjugação com o ácido glicurônico.
  - Oxacilina (ativa contra estafilococos) não está indicada em meningites causadas por essa bactéria, porquanto não atinge níveis liquóricos úteis (sua altíssima taxa de ligação às proteínas do plasma dificulta a travessia da barreira hematoliquórica).
- **Insensibilidade** – outro conceito importante, quando se cuida de resistência. Também chamada de resistência natural, é fenômeno previsível. Para evitá-la, basta conhecer o espectro antimicrobiano do antibiótico.

Para exemplificar, voltamos a citar os bacilos Gram-negativos que nunca foram sensíveis à penicilina G, bem como os **anaeróbios** aos aminoglicosídeos que precisam penetrar na célula bacteriana, o que demanda consumo de **oxigênio**.

Apesar de preexistir aos antibióticos, a resistência bacteriana tornou-se expressiva e crescente após sua utilização diária. Como a resistência decorre de uma modificação do patrimônio genético da bactéria, pode-se ter a impressão de que os antibióticos são mutagênicos, ou seja, desencadeiam a resistência. Não é exatamente assim. Na verdade, os antibióticos selecionam cepas resistentes em determinadas populações bacterianas, dizimando as sensíveis. Não foi outra coisa que aconteceu com o bacilo de Koch, outrora tão sensível à estreptomicina.

Seleção natural é a regra. No entanto, ultimamente, vem sendo observada exceção. As cefalosporinas de 2ª e 3ª gerações são capazes de induzir bactérias à produção de enzimas que inativam outros betalactâmicos em uso no ambiente. Esse fenômeno, chamado de "indução enzimática", pode também ser desencadeado pelas carbapenemas e tem na sua raiz a desrepressão, causada pelo antibiótico indutor, de um gene que estava inativo na bactéria.

## RESISTÊNCIA

Podemos dizer que há resistência quando uma bactéria não é inibida, ou morta, ante concentração de antibiótico – *in vitro* – correspondente à que seria obtida no sangue do paciente durante o tratamento.

Se a concentração do antibiótico no disco do antibiograma for aumentada, algumas bactérias, normalmente resistentes, podem ser vencidas. Resta saber se é possível usar no paciente uma dose correspondente à do exame. *A priori,* podemos afirmar que, com os antibióticos potencialmente tóxicos, isso é impossível. No entanto, quando lidamos com antibióticos praticamente atóxicos – betalactâmicos, por exemplo – em determinado tipo de resistência (cromossômica monogênica), o aumento da dose do antibiótico pode vencer a resistência.

A resistência é, como já dissemos, fenômeno decorrente de modificação do patrimônio genético da bactéria, que pode ocorrer no cromossomo, ou nos fragmentos de DNA denominados plasmídios. Em outras palavras, a resistência pode ser cromossômica ou extracromossômica.

Independendo da origem, a alteração genética se expressa bioquimicamente.

### Tipos de resistência

#### Resistência por mutação

A resistência microbiana pode ser consequência de uma mutação, fenômeno de ocorrência rara e de pouca expressividade prática.

Para que uma bactéria se torne resistente por esse mecanismo, podem ser necessárias várias mutações atingindo o mesmo gene.

Na fase inicial dessa mutação por etapas, a resistência pode ser vencida pelo aumento da dose do antibiótico. Porém, com o passar do tempo, a necessidade de aumento de dose é crescente e chega a um ponto em que se torna impraticável. Este é o tipo de resistência apresentada pelo gonococo à penicilina G.

Existe outro tipo de resistência em que a mutação acontece em uma só etapa e não pode ser vencida pelo aumento da dose do antibiótico. Melhor exemplo dessa situação é a resistência do bacilo de Koch à estreptomicina. Daí a necessidade de se usar o esquema "multidrogas" no tratamento da tuberculose.

A resistência por mutação é cromossômica e será transferida à linhagem da bactéria mutante, podendo também ser transferida a outras linhagens bacterianas, pelos mecanismos que enfocaremos no estudo da **resistência transferível**.

## Resistência transferível

Diz-se que a resistência é transferível quando passa de uma bactéria para outra, seja esta da mesma linhagem da mutante, ou de linhagem diversa.

Este tipo de resistência, apesar de poder estar ligada ao cromossomo, é mais comumente extracromossômica.

A resistência transferível extracromossômica é mediada por **plasmídios** e **epissomos**, que são fragmentos de DNA – material genético, portanto – dispersos no citoplasma bacteriano.

Os plasmídios, como sabemos, são elementos genéticos, extracromossômicos, constituídos de DNA. De modo geral, os plasmídios são livres no citoplasma bacteriano; porém existem os integrados ao cromossomo e que são chamados de epissomos.

Os plasmídios, formados por uma cadeia dupla de DNA, não são essenciais à bactéria. Funcionam como "acessórios" que trazem vantagens específicas inerentes à sua natureza. Assim, existem plasmídios com várias funções, desde os **metabólicos** (portadores de genes que ajudam a bactéria em seus processos metabólicos), os de virulência (com genes que codificam caracteres de produção de toxinas, poder invasivo etc.), até os dois tipos que nos interessam, por estarem ligados à transmissão da resistência: **plasmídio conjugante** e **plasmídio R**, ou de resistência.

O plasmídio conjugante, existente na célula doadora (F+), estende à célula receptora (F-) uma fita da sua cadeia de DNA, ficando com a outra. Em seguida, ocorre a replicação das fitas, de modo que a dupla cadeia de DNA será reconstituída em ambas as bactérias. A partir desse momento, a bactéria que recebeu o material genético passa a ser uma nova doadora, com plena capacidade de fazer seguir o processo.

O **plasmídio R** contém genes que conferem à bactéria resistência aos antimicrobianos. Esses plasmídios R podem ser autônomos ou integrados aos plasmídios conjugantes. No primeiro caso só podem ser transmitidos à mesma linhagem bacteriana, por ação de bacteriófagos (transdução). Já os plasmídios integrados aos conjugantes, participando do processo de conjugação, transmitem-se a outras espécies bacterianas

Outros elementos importantes no mecanismo de transmissão de resistência são os **transpósons**, fragmentos de DNA capazes de transitar, dentro da mesma célula, entre plasmídio e cromossomo (nos dois sentidos), entre plasmídios, podendo ainda penetrar em bacteriófagos.

Seja cromossômica, seja extracromossômica, a resistência transferível se dá por meio dos mecanismos de **transformação, transdução, conjugação e transposição.**

## TRANSFORMAÇÃO

No mecanismo de transformação, uma bactéria – doadora – ao se desintegrar libera DNA que é incorporado ao cromossomo ou plasmídio de outra bactéria, que é chamada de receptora.

Esse fenômeno é de ocorrência rara.

## TRANSDUÇÃO

É um processo de transferência de material genético de uma bactéria para outra, através de bacteriófagos.

Os bacteriófagos invadem e parasitam bactérias, com a finalidade de utilizar o DNA bacteriano nos seus próprios processos de multiplicação. Incorporam então os bacteriófagos ao seu genoma, fragmentos de DNA da bactéria resistente a determinados antibióticos. Ao invadirem outras células bacterianas, esses bacteriófagos transmitem os genes da resistência, anteriormente captados.

Esse mecanismo de resistência – que só ocorre entre bactérias da mesma espécie – não é importante, exceto para o estafilococo. Nesta bactéria, os fagos parasitas transmitem com facilidade genes de resistência de origem plasmidial.

Vale salientar que a transmissão de genes de resistência cromossômica é muito difícil.

## CONJUGAÇÃO

É o mecanismo de resistência mais observado entre os bacilos Gram-negativos.

É o processo em que a bactéria doadora transfere para outra (receptora) parte do seu plasmídio conjugante, integrado ao qual vai o plasmídio R (de resistência).

## TRANSPOSIÇÃO

É o mecanismo já visto, em que os transpósons transitam entre plasmídios, destes para o cromossomo e vice-versa, e ainda podem penetrar em bacteriófagos.

À primeira vista, a transposição parece ser um excelente mecanismo de transferência de resistência. Felizmente não o é. Primeiro porque os transpósons não têm replicação independente. Depois porque, sendo fragmentos diminutos de DNA, transportam um número reduzido de genes, desencadeando assim processos simples de resistência a uma ou no máximo três drogas.

A movimentação dos transpósons é basicamente intracelular. No entanto, excepcionalmente, eles podem, ao se incorporarem a plasmídios conjugantes ou a bacteriófagos, ser transferidos para outras células.

## MECANISMOS BIOQUÍMICOS DA RESISTÊNCIA

### Resistência enzimática

A existência de substâncias bacterianas capazes de neutralizar ou destruir antibióticos veio à luz logo na década de 1940, quando se descobriu que cepas de estafilococos elaboravam uma enzima capaz de hidrolisar o anel betalactâmico da penicilina, transformando-a em ácido (peniciloico), destituído de ação antibiótica. A enzima recebeu o nome de penicilinase.

Logo depois, o fato foi observado com as cefalosporinas – a enzima denominada cefalosporinase – e, finalmente, com as carbapenemas, inativadas pelas carbapenemases.

Atualmente é usado o termo genérico betalactamase para nomear as enzimas bacterianas que, hidrolisando o anel betalactâmico dos antibióticos do grupo, destroem-nos.

Este é o mais importante e frequente mecanismo de resistência também para os aminoglicosídeos. Estes antibióticos podem ser atingidos por cerca de 19 enzimas, que constituem os grupos das fosfotransferases, acetiltransferases e adeniltransferases.

Outro mecanismo de resistência, conhecido mais recentemente, é o da "barreira enzimática não hidrolítica".

Este processo consiste em forte conjugação da betalactamase bacteriana com o anel betalactâmico do antibiótico, sem destruí-lo, causando, porém, uma espécie de "imobilização" do antibiótico que não atua.

### Resistência por "impermeabilização" da bactéria

Com exceção dos que agem sobre os envoltórios das bactérias (parede celular e membrana citoplasmática), os antibióticos precisam penetrar na célula bacteriana para exercerem sua ação sobre a síntese proteica (seja bactericidas, seja bacteriostáticos).

Em consequência, mais uma vez, de uma alteração genética, certas bactérias "impermeabilizam" a membrana citoplasmática, impedindo a entrada de tetraciclinas, cloranfenicol e aminoglicosídeos.

Com os betalactâmicos ocorre um fenômeno semelhante, atingindo não a membrana citoplasmática, mas a parede celular que quase todas as bactérias possuem (sobre a membrana citoplasmática).

Como sabemos, todos os betalactâmicos atuam sobre a camada do peptidoglicano que, nos Gram-positivos, é a única existente na parede celular. Já nos Gram-negativos tal camada é recoberta por três outras, que o antibiótico tem de atravessar para chegar ao seu sítio de ação.

Mediante uma das alterações genéticas já estudadas, os bacilos Gram-negativos têm conseguido impedir a passagem de ampicilina/amoxicilina e outros betalactâmicos.

## Resistência por retirada do antibiótico

Este mecanismo de resistência contempla especialmente as tetraciclinas, que são retiradas da célula bacteriana (bacilos Gram-negativos) por proteínas especialmente elaboradas para isso. Tal mecanismo é também chamado de resistência por bomba de efluxo.

## Resistência ligada ao receptor do antibiótico

Os antimicrobianos exercem sua atividade ligando-se a receptores específicos a cada um, na célula bacteriana. Fica então implícito que a ausência do receptor adequado a determinado antibiótico leva à insensibilidade da bactéria à droga. É o caso do micoplasma, que, por não possuir parede celular, é insensível aos betalactâmicos.

Por outro lado, uma alteração na estrutura de um receptor, ao dificultar a ação do antibiótico, gera resistência.

Os exemplos são inúmeros. Citaremos apenas os mais importantes.

Os betalactâmicos exercem sua ação bactericida ligando-se a receptores de natureza proteica, as PBPs (*penicillin binding proteins*), existentes na superfície da membrana citoplasmática e imprescindíveis na formação da parede celular bacteriana.

A oxacilina, isoxazolil penicilina muito ativa contra estafilococo, por ser resistente à ação da betalactamase, normalmente liga-se à PBP 2 e à PBP 3. Não podendo hidrolisar enzimaticamente o antibiótico, certas cepas de estafilococos passaram a elaborar uma PBP alternativa (a **PBP 2'**) sem função na formação da parede celular, cuja finalidade é atrair o antibiótico, deixando livre a verdadeira PBP 2. Com isso, o antibiótico deixa de agir sobre a PBP formadora da parede e a bactéria é poupada.

## REFERÊNCIAS


Campos EP et al. Aspectos genéticos e clínicos da resistência bacteriana a drogas. Ars Curandi. 1976;9:6.

Focaccia R, Veronesi R. Tratado de Infectologia. 3ª ed. São Paulo: Atheneu; 2010.

Fuchs FD, Wannmarcher L, Ferreira MBC. Farmacologia Clínica. 3ª ed. Rio de Janeiro: Guanabara Koogan; 2004.

Godman L, Gilman A. As Bases Farmacológicas da Terapêutica. 9ª ed, México: McGraw-Hill; 1996.

Grahane-Smith DG, Aronson JK. Tratado de Farmacologia Clínica e Farmacoterapia. 3ª ed. Rio de Janeiro: Guanabara Koogan; 2004.

Parada JL. Enfoque bioquímico e genético da resistência aos antibioticos. Ars Curandi. 1980;13(9):58-68.

Penildon S. Farmacologia. 7ª ed. Rio de Janeiro: Guanabara Koogan; 2006.

Pitton JS. Aspectos moleculares da herança extra-cromossômica. Resegna Médica (caderno monográfico). 1973;1:71.

Tavares W. Manual de Antibióticos e Quimioterápicos Antiinfecciosos. 3ª ed. Rio de Janeiro: Atheneu; 2002.

Tavares W. Antibióticos e Quimioterápicos para o Clínico. 2ª ed. rev. atual. São Paulo: Atheneu; 2009.

Tavares W. Antibióticos e Quimioterápicos para o Clinico. 3ª ed. rev. e atual. São Paulo: Atheneu; 2014.

Trabulsi LR, Alterthum F. Microbiologia. 3ª ed. São Paulo: Atheneu; 2008.

capítulo 5

José Maria C. Constant

# INTERAÇÕES DE DROGAS – ASSOCIAÇÕES DE ANTIBIÓTICOS

Neste capítulo faremos uma análise sucinta do comportamento farmacodinâmico dos antibióticos associados entre si, ou com outras drogas. Esta análise torna-se necessária à medida que sabemos não haver sempre indiferença entre duas ou mais drogas ministradas simultaneamente. A interação de drogas no organismo é fenômeno frequente, manifestando-se sob as mais variadas formas, desde um antagonismo prejudicial à terapêutica, até uma potencialização que pode ser desejável ou não. Há que considerar ainda a somação de efeitos terapêuticos, de pouca utilidade.

## ASSOCIAÇÕES DE ANTIBIÓTICOS

Atualmente vários fatores fazem com que o médico se sinta tentado a usar simultaneamente dois ou mais antibióticos. Podemos citar, entre outros, o problema dos processos infecciosos de etiologia desconhecida, onde os dados clínicos e os exames complementares são inconcludentes. Ressaltamos, porém, que, às vezes, a etiologia de uma infecção deixa de ser conhecida por falta de um exame acurado, ou pela não valorização dos elementos colhidos ao exame. Lembramos ainda que a febre não é manifestação exclusiva de infecções bacterianas, podendo também surgir em consequência de processos virais, parasitários (esquistossomose toxêmica, por exemplo), distúrbios metabólicos e psíquicos, situações em que a terapêutica antibiótica é inútil.

A resistência bacteriana crescente é outro fator com que se justifica, amiúde, a associação de antibióticos.

E como se não bastasse, temos ainda que contar com a tendência da indústria farmacêutica de associar em um mesmo preparado comercial antibióticos entre si, ou com outras substâncias. Encaramos com reserva essas associações adrede preparadas, em virtude de as substâncias associadas nem sempre guardarem entre si proporções ideais de doses. Além disso, na tentativa de respeitar a posologia de um dos componentes, frequentemente ferimos a do outro. Exemplifica essa situação a associação de ampicilina (de posologia elástica), com gentamicina, cuja posologia é rigorosamente limitada. Outro exemplo que não pode deixar de ser citado é o da associação de trimetoprima (meia-vida de 12 horas), com **sulfadiazina**, cuja meia-vida é de 6 horas. Felizmente essas associações esdrúxulas vêm sido coibidas pela Agência Nacional de Vigilância Sanitária (ANVISA).

Passaremos em revista as principais associações existentes no mercado e diremos algumas palavras sobre as que o médico pode e deve preparar.

Antes de nos decidirmos por uma associação antibiótica, é necessário que levemos em consideração o mecanismo de ação dos antibióticos em questão e a sensibilidade da bactéria diante deles.

De acordo com o mecanismo de ação, os antibióticos podem ser separados em dois grandes grupos: o dos bacteriostáticos e o dos bactericidas.

Os bacteriostáticos, agindo sobre a síntese proteica da bactéria, conseguem paralisar seu processo de multiplicação. São os seguintes os baceriostáticos mais utilizados: tetraciclinas, glicilciclinas (tigeciclina), macrolídeos, cloranfenicol e tianfenicol, lincomicina e clindamicina.

Já os antibióticos bactericidas, como o nome indica, matam a bactéria, agindo em locais diversos, ou por processos diferentes.

Existem bactericidas que penetram no interior da célula bacteriana e interferem com a síntese proteica (aminoglicosídeos, quinolonas, rifampicina, por exemplo). Outro grupo muito importante (betalactâmicos) age no exterior da bactéria, inibindo a síntese de sua parede celular, durante a fase de multiplicação. Vancomicina e teicoplanina agem de forma semelhante. Há ainda antibióticos que atuam sobre a membrana citoplasmática (polimixinas), interferindo com sua permeabilidade seletiva à entrada e saída de substâncias essenciais.

Levando em consideração o que foi exposto, vejamos as normas que devem nortear as associações.

## BACTERIOSTÁTICO/BACTERIOSTÁTICO

Exemplo típico dessa associação é a da tetraciclina com o cloranfenicol, da qual resulta apenas uma **somação** de efeitos terapêuticos. Assim, para exemplificar, o efeito da junção de 125 mg de tetraciclina e 125 mg de cloranfenicol é igual ao de 250 mg de qualquer um dos antibióticos, usado isoladamente. Há ainda a possibilidade de que dois bacteriostáticos, competindo pelo mesmo sítio ribossômico de ligação, sejam antagônicos.

Concluímos então, com base no exemplo, que a associação de bacteriostáticos não é recomendável.

## BACTERIOSTÁTICO/BACTERICIDA "DE PAREDE"

Não devem ser associados, uma vez que seus mecanismos de ação são **antagônicos**. O bacteriostático, inibindo o processo de multiplicação da bactéria, tira do "bactericida de parede" (que só age durante a multiplicação bacteriana) a possibilidade de atuar.

Partindo dessa assertiva, críticas poderiam ser feitas à abordagem terapêutica das meningites por *Haemophilus*, que constava da utilização simultânea de ampicilina e cloranfenicol. Salientamos, porém, que tal esquema era utilizado porque a sensibilidade do *Haemophilus influenzae* é variável em relação aos dois antibióticos. Assim, o que se esperava era que apenas um dos antibióticos atuasse. Hoje, tal associação foi substituída pelo uso isolado de cefalosporinas de 3ª geração (ceftriaxona, cefotaxima).

## BACTERIOSTÁTICO/BACTERICIDA DE SÍNTESE PROTEICA

Como a ação do bactericida de síntese proteica independe da multiplicação bacteriana, sua associação com o bacteriostático, pelo menos, não causa antagonismo. Salvo se eles competirem pela mesma subunidade (30S ou 50S) do ribossomo.

## BACTERICIDA/BACTERICIDA

Essa associação leva, geralmente, a um efeito **sinérgico**, mormente se os antibióticos atuam em sítios diferentes (parede celular/síntese proteica). Isso significa que, se associarmos 100 mg de um bactericida a 100 mg de outro, o resultado é superior ao que seria obtido com 200 mg de qualquer um dos antibióticos separadamente.

Associação desse tipo torna-se particularmente eficaz quando os antibióticos apresentam espectros antimicrobianos que se complementam. Outras boas indicações são as infecções de etiologia desconhecida.

O melhor exemplo de sinergismo é dado pela associação de betalactâmicos e aminoglicosídeos, que ainda apresenta uma vantagem adicional: desorganizando a parede celular da bactéria, o betalactâmico facilita a entrada do aminoglicosídeo.

## ASSOCIAÇÕES NÃO RECOMENDÁVEIS

Além do que já foi visto sobre o assunto, fazemos restrições às seguintes situações:

### Associações de antibióticos do mesmo grupo

A observação, relativamente frequente, de resistência cruzada entre antibióticos que pertencem ao mesmo grupo químico torna desaconselhável esse tipo de associação. A título de exemplo, podemos citar a notória resistência cruzada entre as tetraciclinas. Fenômeno igual atinge o grupo dos macrolídeos.

Ainda que não fosse inútil, associação desse tipo pode tornar-se perigosa, pois antibióticos do mesmo grupo tendem a **somar seus efeitos colaterais.** Os aminoglicosídeos, por exemplo, não apresentam sempre resistência cruzada, porém, quando associados, tornam mais próximas as possibilidades de nefro e/ou ototoxicidade.

### Associações de antibióticos que têm os mesmos efeitos colaterais

Deve também ser vista com cautela a associação de antibióticos que, apesar de pertencerem a grupos diferentes, apresentam o mesmo tipo de efeitos colaterais (ex.: aminoglicosídeos e cefalosporinas, ambos potencialmente nefrotóxicos).

- Antibióticos que interferem com a síntese proteica, seja bacteriostáticos, seja bactericidas, precisam se ligar a uma das subunidades (30S ou 50S) do ribossomo. Aqueles que se ligam à mesma subunidade são antagônicos e, portanto, não devem ser associados. Macrolídeos, lincosaminas e cloranfenicol, por exemplo, ligam-se à subunidade 50S do ribossomo.
- Não é aconselhável associar drogas que utilizam a mesma via de metabolização, sob pena de uma delas, por não ser metabolizada, sofrer acúmulo e ter seus efeitos terapêuticos exacerbados. Temos, como exemplo, a eritromicina, que compartilha com outras drogas (carbamazepina, digoxina, teofilina, vardenafila - Levitra®) a metabolização intermediada pelo sistema citocromo P450.

## ASSOCIAÇÕES DE ANTIBIÓTICOS COM OUTRAS DROGAS

A interação de drogas no organismo, ou fora dele, é um fator que não pode ser ignorado pelo médico, em face da necessidade frequente da prescrição de vários fármacos para um mesmo doente.

Os antibióticos, que não constituem exceção, podem ter seu comportamento farmacodinâmico modificado na presença de certas drogas. Os exemplos são vários. Citaremos apenas alguns, começando com o da penicilina G potássica, que, colocada em solução salina, sofre, por meio de mecanismo de hidrólise, perda parcial de sua atividade. Por sua vez, a penicilina V pode ter sua absorção entérica prejudicada pela presença da neomicina, o que desaconselha o uso simultâneo dos dois antibióticos.

## Interações das tetraciclinas

As tetraciclinas, cuja absorção entérica é favorecida por substâncias ácidas, sofrem processo de quelação na presença de sais de cálcio, magnésio e alumínio, fato que determina dificuldade na absorção do antibiótico. Portanto, em vigência de pirose durante o uso de tetraciclinas, o médico não deve prescrever antiácidos que contenham os sais acima citados. Pela mesma razão, não se recomenda o uso de tetraciclinas com leite.

Ainda em relação às tetraciclinas, registra-se a interação da doxiciclina (vibramicina) com o fenobarbital. Pacientes que tomaram as duas drogas apresentaram diminuição da meia-vida do antibiótico, provavelmente por aceleração do seu metabolismo hepático. Fenômeno idêntico foi observado após o uso de doxiciclina e carbamazepina (Tegretol®).

Pacientes que receberam metoxifluorano (Pentrane®) apresentaram fenômenos de nefrotoxicidade com tetraciclinas em doses inferiores às normalmente tóxicas.

Os sais de ferro, notadamente o sulfato ferroso, dificultam a absorção entérica das tetraciclinas, possivelmente por mecanismo de quelação.

## Interações da rifampicina

A rifampicina parece causar hepatotoxicidade quando usada com o halotano. Além disso, induz a produção hepática de enzimas que inativam corticosteroides, hipoglicemiantes orais, anticoagulantes etc. Acelera o metabolismo hepático dos estrogênicos, comprometendo a eficácia dos contraceptivos orais.

O uso concomitante de rifampicina e isoniazida pode facilitar o aparecimento de hepatotoxicidade, um problema durante o tratamento da tuberculose.

## Interações do cloranfenicol

O cloranfenicol inibe a atividade de enzimas microssomiais hepáticas, levando a uma alteração do metabolismo da tolbutamida e clorpropamida (hipoglicemiantes orais), que se traduz pelo prolongamento da meia-vida das duas drogas. O resultado prático de tal interação é o aumento da atividade terapêutica do hipoglicemiante, que poderá levar à hipoglicemia inesperada.

## Interações dos aminoglicosídeos

Gentamicina e carbenicilina, antibióticos bactericidas que atuam conforme mecanismos diferentes, usados simultaneamente determinam efeito sinérgico, o que, conforme já foi visto, é interessante. Recomenda-se, no entanto, que os dois antibióticos não sejam misturados e sim aplicados separadamente, porquanto foi observada, *in vitro*, inativação da gentamicina pela carbenicilina.

Neomicina parece inibir a absorção entérica de penicilina V, digoxina, vitamina $B_{12}$ e warfarina.

## Interações das cefalosporinas

As cefalosporinas, como todos os betalactâmicos, agem interferindo na síntese da parede celular bacteriana. Por esse motivo, sua associação com aminoglicosídeos (que agem sobre a síntese proteica da bactéria) é bem vista, devido ao sinergismo que advém, além da ampliação do espectro antimicrobiano que acontece. No entanto, tal associação deve ser feita com cautela, tendo em vista que ambas as drogas são potencialmente nefrotóxicas. A propósito, vale salientar que diuréticos, como o ácido etacrínico, podem potencializar os efeitos nefrotóxicos das cefalosporinas.

## Interações da anfotericina B

Entre os inúmeros efeitos colaterais da anfotericina B, registra-se a possibilidade de hipopotassemia, que por si só leva ao aparecimento de danos cardíacos graves. Devido à depressão de potássio, pacientes tratados com anfotericina B mais facilmente apresentam intoxicação por digital e, quando submetidos à anestesia geral, terão os efeitos das drogas curarizantes potencializados.

Pelo mesmo motivo – hipocalemia –, anfotericina B deve ser usada com cautela juntamente com outras drogas que provocam depleção de potássio (diuréticos, corticosteroides etc.).

## Clindamicina/eritromicina

São antagônicos por competirem pelo mesmo sítio de ação na célula bacteriana.

## Álcool e antimicrobianos

A despeito de não interferir com a ação da maioria dos antibióticos, quando ingerido moderadamente, o álcool etílico, conjugado com alguns antimicrobianos, pode produzir efeitos desagradáveis e até desastrosos. Exemplo disso é a reprodução do efeito "antabuse" (álcool + dissulfiram), obtido pela ministração de álcool e furazolidona ou metronidazol. Através da inibição da desidrogenase aldeídica, ocorre o acúmulo de acetilaldeído, do que resulta a síndrome semelhante à apresentada por alcoólatra a quem é ministrado o dissulfiram.

O monossulfiram, droga usada topicamente no tratamento da escabiose, é absorvida e sofre interação semelhante com o álcool.

Muitos fármacos devem sua meia-vida prolongada à alta capacidade de conjugação com as proteínas plasmáticas. Por sua vez, esta alta capacidade pode decorrer de uma grande concentração da droga no meio circulante ou da avidez por ligações proteicas que certas substâncias apresentam. Essas drogas "ávidas", das quais a fenilbutazona (antigo e ainda usado anti-inflamatório) é exemplo marcante, podem deslocar outras substâncias (tais como penicilina, hipoglicemiantes orais, corticosteroides) de ligações anteriormente estabelecidas. Resulta disso uma liberação inesperada da droga deslocada, com consequente aumento de seu nível plasmático livre.

Tal interação deve ser considerada porque, se não há risco na elevação do teor de penicilina no sangue, o mesmo não se pode dizer do aumento súbito dos níveis sanguíneos de um hipoglicemiante.

Outros exemplos de interações, estes fugindo completamente aos propósitos do nosso estudo, são dados pela piperazina (anti-helmíntico), que parece exacerbar os efeitos extrapiramidais da fenotiazina e pelos barbitúricos, cuja capacidade de acelerar o processo metabólico dos esteroides pode induzir uma perda de eficácia dos contraceptivos.

## REFERÊNCIAS

Fuchs fd, WannmarcheR L, Ferreira MBC. Farmacologia Clínica. 3ª ed. Rio de Janeiro: Guanabara Koogan; 2004.

Goodman L, Gilman A. As Bases Farmacológicas da Terapêutica. 9ª ed. México: McGraw-Hill; 1996.

Hansten PD. Interações Medicamentosas. Rio de Janeiro: Atheneu; 1978.

Lopes HV. Quando associar antibióticos. Atualidades Médicas. 1974;X(1)(Supl.):43.

Meira DA. Uso combinado de antibióticos. Conduta nas infecções graves de etiologia não determinada. Reveista Médica. 1970;54(4):94.

Mendes RP. Farmacocinética dos antibioticos. Ars Curandi. 1976;12(9): 36.

Penildon S. Farmacologia. 7ª ed. Rio de Janeiro: Guanabaran Koogan; 2006.

Starling CEF, Silva EU. Antimicrobianos & síndromes infeciosas.2ª ed. Guanabara Koogan; 2004.

Tavares W. Manual de antibióticos e quimioterápicos antiinfecciosos. 3ª ed. Rio de Janeiro: Atheneu; 2002.

Tavares W. Antibióticos e quimioterápicos para o clínico. 2ª ed. rev. atual. São Paulo: Atheneu; 2009.

Tavares W. Antibióticos e quimioterápicos para o clínico. 3ª ed. rev. e atual. São Paulo: Atheneu; 2014.

capítulo 6

José Maria C. Constant

# PENICILINAS NATURAIS E BIOSSINTÉTICAS

## NOTAS HISTÓRICAS

Em 1928, Alexander Fleming, bacteriologista de um hospital inglês, observou um fenômeno curioso: culturas mofadas, ou seja, contaminadas por fungos, às vezes apresentavam halos de rarefação em torno das colônias bacterianas. Chegando à conclusão de que essa rarefação correspondia a uma lise bacteriana, tratou o notável cientista de verificar que um fungo do gênero *Penicillium*, espécie *notatum*, era o responsável pelo fenômeno.

O *Penicillium* teve então seus esporos cultivados e, da cultura, Fleming obteve um filtrado que reproduzia o achado original – morte bacteriana – e que recebeu o nome de *Penicillin*.

Essa descoberta, ocorrida em 1928, precisou de 12 anos para despertar interesse. Em 1940, Ernst Chaim e Howard Florey deram o impulso para a produção da penicilina e utilização dela como medicamento.

Posteriormente, chegaram os pesquisadores à conclusão de que outros fungos do gênero *Penicillium* e alguns *Aspergillus* eram também capazes de produzir **penicilina**.

Mais recentemente, a obtenção do ácido 6-amino penicilânico possibilitou a síntese de novas penicilinas, as chamadas de amplo espectro.

## CONCEITO E OBTENÇÃO

Penicilina é uma substância de natureza ácida, produzida principalmente por fungos do gênero *Penicillium,* e que exibe atividade antimicrobiana.

O *Penicillium notatum* (atualmente denominado *Penicillium chrysogenum)* é o produtor do antibiótico com melhor rendimento industrial.

A obtenção da penicilina se faz através de culturas submersas de esporos do *Penicillium* em fermentadores. A fim de aumentar o rendimento industrial e "orientar" o *Penicillium* para a produção de determinados tipos de penicilinas, devem-se colocar no meio de cultura certas substâncias que são chamadas de **precursores**. Os tipos obtidos são chamados de **frações**, designadas por letras (F, G, X, K etc.).

Das frações conhecidas, a **G** foi escolhida por reunir duas qualidades não encontradas simultaneamente nas outras: produção fácil e viabilidade para o uso humano.

Os precursores da fração G são o ácido fenilacético e a fenilacetamida.

## PENICILINA G

### Natureza química

A penicilina G é um ácido orgânico termolábil. Sua molécula consta de um anel de tiazolidina, ligado a um anel betalactâmico, no qual se acha preso um radical benzílico. Daí a penicilina G poder também ser chamada de benzilpenicilina.

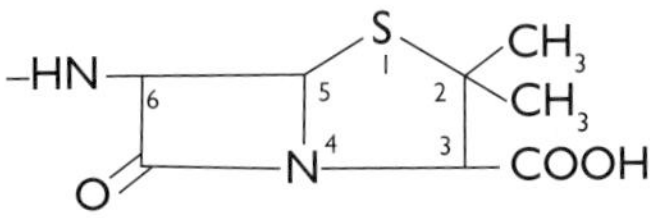

Penicilina

### Espectro antimicrobiano

Penicilina é considerada um antibiótico de espectro "estreito", uma vez que atua apenas sobre: cocos Gram-positivos e Gram-negativos, bacilos Gram-positivos, espiroquetas e actinomicetos.

Como vemos, escapa à ação do antibiótico o grande contingente de bacilos Gram-negativos, bem como rickettsias e clamídia. Por outro lado, alguns germes primitivamente sensíveis passaram a apresentar resistência, exigindo do médico a adoção de medidas especiais. O melhor exemplo de tal situação é dado pelo estafilococo. A colônia bacteriana em que Fleming observou primeiramente o fenômeno da lise bacteriana era de estafilococos. O primeiro paciente tratado com penicilina foi um londrino, portador de sepse estafilocócica, cujo quadro clínico chegou a ser controlado. Como a produção da penicilina ainda era artesanal, o paciente veio a falecer por falta do antibiótico.

Atualmente o estafilococo, por conta da elaboração de mutantes resistentes (resistência cromossômica) e da capacidade de fabricar enzimas inativadoras da penicilina, chamadas de betalactamases (resistência extracromossômica), deve ser considerado absolutamente resistente ao antibiótico. Igual caminho vem sendo trilhado pelo gonococo, também capaz de produzir betalactamase. O pneumococo, ultimamente, tem-se mostrado resistente à penicilina.

## Indicações

A penicilina encontra boa indicação no tratamento de difteria, carbúnculo hemático (Antrax®) e do tétano, sendo também utilizada na profilaxia dessa última doença. Está ainda indicada no tratamento da sífilis, actinomicose e infecções diversas pelo estreptococo, bactéria que lhe é particularmente sensível.

Certos tipos de estreptococos (enterococos, por exemplo) podem apresentar resistência à penicilina. Afortunadamente, infecções por tais bactérias ocorrem pouco na espécie humana. O estreptococo na forma **L** (destituído de parede celular) é absolutamente resistente à penicilina.

Atualmente, como já foi visto, estafilococos, gonococos e pneumococos devem ser considerados fora do alcance da penicilina G.

Outras indicações para a penicilina G são as infecções meningocócicas e por anaeróbios.

## Mecanismo de ação

De modo geral, as bactérias, além dos elementos comuns à estrutura de quase todas as células, possuem uma parede celular externa, justaposta à membrana citoplasmática, cuja função é manter seu equilíbrio osmótico. Como a pressão osmótica intracelular é superior à do meio externo, a parede celular tem a função de impedir a entrada de água para o interior da bactéria.

Nas bactérias Gram-positivas, a parede celular é formada por apenas uma camada, que é chamada de "camada basal" ou do **peptidoglicano**. Nas bactérias Gram-negativas, sobre a do peptidoglicano ficam outras camadas, compostas de lipopolissacarídeos, fosfolipídios e proteínas.

A penicilina, como os demais betalactâmicos, liga-se às **proteínas fixadoras de penicilinas** (PBPs – *penicillin binding proteins*) existentes na face externa da membrana citoplasmática. Dessa forma, atua sobre a síntese da camada do peptidoglicano (camada basal), na **fase de multiplicação da bactéria**, impedindo que tal camada se complete. Incompleta a camada basal da parede celular, ocorre a penetração de água e a bactéria morre por plasmoptise.

Insistimos que a penicilina é um antibiótico bactericida, que atua sobre a síntese da camada basal da parede celular, na fase de multiplicação da bactéria. Por outro lado, é importante lembrar que ela não é capaz de alterar a estrutura da parede celular já formada. Isso explica o antagonismo existente entre os betalactâmicos e os antibióticos bacteriostáticos (que agem paralisando o processo de multiplicação da bactéria).

As bactérias não sensíveis à penicilina G (bacilos Gram-negativos) devem, em parte, essa insensibilidade às camadas exteriores da parede celular, que não permitem o acesso à camada onde o antibiótico atua. As penicilinas semissintéticas que agem sobre os Gram-negativos o fazem porque conseguem atravessar as camadas sobrepostas à do peptidoglicano (basal).

Esse mecanismo de ação explica a inoperância das penicilinas ante microrganismos destituídos de parede celular, tais como micoplasma e estreptococo L (sem parede porque é cultivado em meio isotônico). Explica também a inocuidade do antibiótico diante de células dos seres superiores, inclusive humanas, que não possuem parede celular.

## Padronização

As penicilinas naturais são padronizadas em **unidades**. Entende-se por **unidade internacional** (UI) a atividade de 0,6 micrograma de um padrão puro de penicilina G. Um miligrama de padrão puro de penicilina G potássica contém 1.595 UI.

## Distribuição

A penicilina distribui-se bem por quase todos os segmentos corporais. Maiores concentrações são encontradas no plasma, onde se conjuga com as proteínas. Em seguida vêm fígado, rins e intestinos. Nos líquidos pleural, sinovial e pericárdico, bem como no humor vítreo, os níveis são desprezíveis.

Em condições normais, o antibiótico não atravessa a barreira meníngea, pelo menos ao ponto de determinar níveis terapêuticos no líquido cefalorraquidiano. Porém, sempre que haja inflamação das meninges, os níveis liquóricos úteis acontecem.

A penicilina transita pela placenta, atingindo no concepto, sem lhe causar dano, níveis proporcionais aos maternos.

## Eliminação

É eminentemente renal e maciçamente por secreção tubular (80%). Os restantes 20% são eliminados por filtração glomerular.

Cerca de 40 a 70% da penicilina é eliminada sob forma ativa. Daí a prática, há muito abandonada, de se obter o antibiótico a partir da urina dos doentes que o estavam tomando.

## Efeitos indesejáveis

**Tóxicos** – como já ficou demonstrado, a penicilina atua sobre a bactéria, acometendo uma estrutura (parede celular) inexistente na célula humana. Por isso, pode-se dizer que, quando usada nas doses habituais, é praticamente isenta de efeitos tóxicos. Têm sido registrados fenômenos neurotóxicos com penicilina G potássica (cristalina) em doses diárias superiores a 50 milhões de unidades. Os efeitos tóxicos observados constam de convulsões e modificações do eletroencefalograma.

O limiar de toxicidade pode baixar quando a função renal não estiver íntegra. A má eliminação, além de elevar a concentração interna do antibiótico, causará hiperpotassemia, com as consequências conhecidas.

Vale salientar que, em cada milhão de unidades de penicilina potássica, existe cerca de 1,7 mEq de potássio.

**Alérgicos** – praticamente atóxica, a penicilina é, entre os antibióticos, a maior responsável pelas manifestações alérgicas. Estas acontecem porque o antibiótico, seus metabólitos e os produtos de degradação são haptenos, isto é, antígenos que se completam ligando-se às proteínas do plasma.

Os metabólitos e os produtos de degradação da penicilina, maiores responsáveis pelas reações alérgicas advindas do uso do antibiótico, dividem-se em dois grupos principais.

### 1. Determinante antigênico maior

Assim chamado porque representa 95% dos antígenos penicilínicos. É responsável pelas reações tardias e só raramente determina choque anafilático. O grupo benzilpeniciloil (ácido benzilpenicilênico + proteínas do plasma) constitui praticamente todo determinante antigênico maior.

### 2. Determinante antigênico menor

Corresponde a apenas 5% dos antígenos derivados da penicilina e é representado pela benzilpenicilina e cerca de dez produtos de degradação que podem ocorrer durante a obtenção do antibiótico. Escassos metabólitos também compõem o grupo.

Existindo em menor quantidade são, no entanto, mais importantes porque desencadeiam reações do tipo I, que se traduzem por choque anafilático e pelas reações tardias de urticária e artralgias (reação tipo doença do soro).

A sensibilização à penicilina, necessária ao desencadeamento da reação alérgica, pode ocorrer por conta de administração por via oral, parenteral ou tópica. A ingestão de carne ou leite de animais tratados com penicilina, bem como a aspiração do antibiótico (em hospitais, por exemplo), podem ser responsáveis pela sensibilização.

As reações mais frequentes atualmente são do tipo tardio e benigno. O choque anafilático, com o aprimoramento da produção do antibiótico, tornou-se pouco frequente.

Com relação aos mediadores, as reações alérgicas às penicilinas podem ser divididas em quatro tipos:

- **Tipo I:** urticária, edema de Quincke, asma, rinite e choque – mediado pela IgE.
- **Tipo II:** hemólise e plaquetopenia – mediado por anticorpos citotóxicos e pelo sistema de complemento.

- **Tipo III:** doença do soro, eritema polimorfo e vasculite – mediado por imunocomplexos.
- **Tipo IV:** dermatite de contato e síndrome de Stevens-Johnson – mediado por linfócitos T sensibilizados.

Tem sido descrita hipersensibilidade retardada, com quadro de nefropatia intersticial aguda, reversível com a suspensão da droga.

Em virtude da possibilidade de acidentes graves, a penicilina não deve ser prescrita para pacientes que refiram reações anteriores de sensibilidade. Deve ser usada com cautela em pessoas que apresentam antecedentes de afecções alérgicas, especialmente asma brônquica.

Atualmente, nenhum antibiótico é insubstituível. Penicilina, por seu potencial alergizante, só deve ser usada quando a indicação é formal e uma boa anamnese não revela possibilidades evidentes de risco. Os testes oculares e cutâneos, por não serem confiáveis, não devem ser utilizados.

No caso do teste ocular, irritação química da conjuntiva pode ser erroneamente interpretada como alergia ao antibiótico. O teste subcutâneo, em que se injeta uma diluição de penicilina, tem pouco valor, uma vez que o choque anafilático é, quase sempre, desencadeado pelos determinantes antigênicos menores, metabólitos e produtos de degradação, não disponíveis no mercado para a execução do teste.

Nos raros casos em que o paciente é alérgico à própria benzilpenicilina (um dos antígenos que compõem o determinante antigênico menor), a quantidade de penicilina utilizada no teste pode representar risco, uma vez que o choque anafilático é uma reação qualitativa.

Em resumo: o uso de penicilina está condicionado a uma boa indicação e deve ser precedido, insistimos, de rigorosa anamnese.

Os pacientes que nunca usaram penicilina não estão isentos de reações adversas, já que a sensibilização pode ocorrer, como foi visto, por outros meios. Os que receberam apenas uma dose injetável do antibiótico e nada apresentaram podem ter sido sensibilizados com esta dose e apresentar choque com a segunda.

Deve ser evitada a penicilina procaína nos pacientes que referem reações alérgicas aos anestésicos locais derivados da procaína.

## PREPARAÇÕES DE PENICILINA G

### Penicilina G sódica ou potássica

Conhecida pelo nome de "cristalina", foi a primeira penicilina a ser usada. Resulta da combinação do antibiótico com um dos sais (sódio ou potássio). Atualmente, usa-se apenas a forma potássica.

Em virtude de sua instabilidade em meio ácido, não pode ser utilizada pela via oral; seria destruída pela secreção clorídrica do estômago.

Da administração intramuscular resulta penicilinemia cerca de 20 minutos após. Os níveis máximos são alcançados ao cabo de 2 horas. Três horas após a aplicação o nível hemático cai bruscamente para a metade. Assim a meia-vida da penicilina cristalina é de 3 horas.

A administração venosa determina níveis mais altos e imediatos, porém condiciona eliminação mais rápida. Em solução salina, devido a fenômeno de hidrólise, o antibiótico perde parte de sua ação, mormente quando a perfusão é prolongada.

### Indicações

Atualmente, a penicilina potássica é usada no tratamento de infecções graves, onde o risco de morte justifica a utilização de altas doses e o inconveniente das aplicações a cada 3 horas. As principais indicações são: sepse, endocardite bacteriana, meningites por germes sensíveis, gangrena gasosa, carbúnculo hemático (Antrax®), tétano (tratamento), infecções por anaeróbios, sífilis congênita.

### Doses

Variam de acordo com a gravidade do processo a tratar. Apesar da ressalva de que doses superiores a 50 milhões de unidades podem determinar neurotoxicidade, a tendência atual é usar doses até superiores a essa, quando do tratamento da endocardite bacteriana (*Streptococcus viridans*).

De modo geral, a posologia recomendada é de 500.000 U/kg/dia. Naturalmente, esta dose deve ser dividida em frações que serão ministradas a cada 3 horas.

As primeiras tentativas de contornar o problema da aplicação repetida da penicilina cristalina foram muito rudimentares. Os laboratórios farmacêuticos passaram a veicular a penicilina em substâncias que, por dificuldade de absorção, retinham o antibiótico no sítio da aplicação (óleo de amendoim, cera de abelha etc.). Tal procedimento foi logo abandonado em face das propriedades irritativas de tais substâncias, que tornavam as injeções muito dolorosas e davam lugar à formação de abscessos.

Em seguida teve ensejo a tentativa de aumentar a meia-vida do antibiótico, por meio de mecanismo inibidor de sua eliminação. Isso foi conseguido graças à administração concomitante de uma substância – PROBENECID – que inibe a secreção tubular dos compostos orgânicos. Lembramos que a penicilina é um ácido orgânico.

Nomes comerciais:

- Benzilpenicilina Potássica®, Aricilina® e Cristacilina®.
- Fasco-ampola com 5 milhões de unidades internacionais (UI)

## Penicilina G procaina

Após as tentativas já referidas de aumentar a meia-vida da penicilina, os pesquisadores chegaram a uma solução racional. Da combinação equimolecular de penicilina e procaína resulta um retardamento, sem consequências danosas, da absorção do antibiótico no foco da aplicação. Pela mesma razão, a eliminação renal é relativamente lenta.

Em virtude de sua baixa solubilidade e instabilidade em meio ácido, não pode ser utilizada pelas vias venosa e oral.

Os níveis hemáticos começam a surgir, aproximadamente, 2 a 3 horas após a aplicação e perduram até durante 24 horas.

- **Usos:** a forma procainada é a mais frequentemente usada, pelo menos em hospitais, no tratamento de infecções por germes sensíveis à penicilina. Devido à incapacidade de produzir níveis hemáticos rápidos e maciços (como o faz a potássica), não é utilizada em processos infecciosos graves, onde tais requisitos são imprescindíveis.
- **Doses:** em média 400.000 U (um frasco-ampola) a cada 12 horas, ou em intervalos de 24 horas, quando a infecção não é grave.
- **Precauções:** com a utilização desse tipo de penicilina, as possibilidades de choque anafilático aumentam, pois a procaína, também um hapteno, pode desencadeá-lo.

Os produtos comerciais de penicilina procaína, na verdade, têm na sua fórmula 300.000 U dessa penicilina, associadas a 100.000 U de penicilina G potássica (cristalina). Assim, com uma dose 400.000 U (um frasco-ampola), a penicilinemia acontece 20 minutos após, devido à penicilina potássica, e mantém-se durante 3 horas, findas as quais começa a surgir no sangue a forma procainada.

**Nomes comerciais**

- Despacilina® 400.000 U.
- Penicilina Procaína® 400.000 U.

## Penicilina G benzatina

É um produto pouco solúvel, por ser resultante da combinação de uma base de amônia com penicilina G.

Esta é uma penicilina de absorção extremamente lenta. Consequentemente, seus níveis hemáticos se estabelecem vagarosamente (8 horas após a aplicação). Como a eliminação é também lenta (pouca solubilidade e alta taxa de ligação proteica), sua meia-vida é prolongada. Uma dose de 1.200.000 U leva sete dias para ser totalmente absorvida e determina níveis profiláticos durante 21 dias.

Não pode ser utilizada pelas vias venosa e oral, por motivos já expostos, com relação à penicilina procaína. A ministração é por via **intramuscular exclusiva** e obrigatoriamente na **região glútea**.

A injeção de penicilina benzatina no deltoide já deu lugar ao aparecimento de lesões necróticas locais e isquêmicas com gangrena de extremidades. Acredita-se que os cristais de penicilina benzatina, ao se depositarem prolongadamente em um músculo exíguo, como o deltoide, possam levar à irritação simpática e daí ao espasmo vascular da extremidade.

O professor Rodrigo Ramalho (*in memoriam*), do Departamento de Cirurgia da Faculdade de Medicina da UFAL, relata três casos, um dos quais com amputação de falanges. Testemunhamos um caso em que foi amputada a mão do paciente.

### Indicações

Pelas suas características farmacocinéticas, a penicilina benzatina é usada em situações em que, ao lado de não haver urgência, necessita-se de níveis hemáticos prolongados. As principais indicações são: sífilis, tratamento e profilaxia da febre reumática, profilaxia do tétano (juntamente com a penicilina procaína[1]) e continuação de tratamento iniciado com outras formas do antibiótico (Pen G Potássic® e Pen G Procaína®).

**Nomes comerciais**

- Benzetacil® 600.000 U, 1.200.000 U e 2.400.000 U.
- Benzilpenicilina Benzatina® (de vários laboratórios), com apresentações de 1.200.000 e 2.400.000 UI.

## Interações das penicilinas da fração G

Penicilina G potássica sofre hidrólise e consequente perda de potência antibiótica, quando colocada em solução salina, ou em solução glicosada juntamente com as seguintes substâncias: bicarbonato, vitaminas do complexo B, vitamina C.

Probenecid inibe a secreção tubular da penicilina G.

A associação de penicilina G com aminoglicosídeos resulta em sinergismo. Por outro lado, a associação com bacteriostáticos (cloranfenicol, tetraciclinas, macrolídeos) leva ao antagonismo.

## Penicilinas biossintéticas

Culturas de fungos do gênero *Penicillium*, orientadas por precursores específicos, podem produzir tipos de penicilinas que alguns autores chamam de biossintéticas. Partindo do princípio de que para haver produção de penicilina G é necessário que se coloque na cultura de fungos um precursor específico (ácido fenilacético), consideramos que as penicilinas (obtidas sob "orientação" de precursores específicos) são apenas penicilinas naturais não pertencentes à fração G.

Esse método permitiu o isolamento de aproximadamente 29 frações, das quais apenas uma é atualmente utilizada. Trata-se da fenoxmetil-penicilina, ou penicilina V, cuja grande diferença das anteriores é a estabilidade em meio ácido, que permite sua utilização pela via oral. Acresça-se que seus efeitos colaterais são mais raros e menos intensos.

1 Quando ocorre um ferimento, o esporo do *Clostridium tetani* leva cerca de 6 horas para passar à forma vegetativa, produtora de toxina. Por sua vez, a penicilina benzatina aparece no sangue 8 horas após a injeção.

## Fenoxmetil penicilina ou penicilina V

Com boa absorção duodenal, apresenta concentração sérica 1 hora após a ingestão. Seus níveis hemáticos perduram, em média, durante 6 horas.

Padronizada ainda em unidades, deve ser utilizada, para o adulto, em doses de 500.000 U a cada 6 horas. Para crianças preconiza-se metade dessa dose.

A penicilina V tem como precursor específico o hidroxmetil-fenoxiacetamida.

### Usos

Infecções por germes sensíveis, destituídas de gravidade (amidalites, piodermites etc.).

**Nome comercial**

- **Pen-ve oral®:** comprimidos – 500.000 UI, suspensão: 400.000 UI em 5 ml.

## REFERÊNCIAS


Coura JR. Dinâmica das Doenças Infecciosas. 1ª ed. Rio de Janeiro: Guanabara Koogan; 2001.

Focaccia R, Veronesi R. Tratado de Infectologia. 3ª ed. São Paulo: Atheneu; 2010.

Fuchs FD, Wannmarcher L, Ferreira, MBC. Farmacologia Clínica. 3ª ed. Rio de Janeiro: Guanabara Koogan; 2004.

Goodman L, Gilman A. As Bases Farmacológicas da Terapêutica. Rio de Janeiro: Guanabara Koogan; 1983.

Grahame-Smith DG, Aronson JK. Tratado de Fermacologia Clínica e Farmacoterapia. 3ª ed. Rio de Janeiro: Guanabara Koogan; 2004.

Hewitt WC, Fischman S. Penicilinas Naturais. Clínica Médica Norte-Americana; 1970. p. 1071.

Miller O et al. Terapêutica. Rio de Janeiro: Atheneu; 1982.

Penildon S. Farmacologia. 7ª ed. Rio de Janeiro: Guanabara Koogan; 2006.

Richmond M. B-Lactam antibiotics. Frankfurth: Hoerst Aktien Sesselschat; 1981.

Tavares W. Manual de Antibióticos e Quimioterápicos Antiinfecciosos. 2ª ed. Rio de Janeiro: Atheneu; 1996.

Tavares W. Antibióticos e Quimioterápicos para o Clínico. 2ª ed. rev. atual. São Paulo: Atheneu; 2009.

Tavares W. Antibióticos e Quimioterápicos para o Clínico. 3ª ed. rev. e atual. São Paulo: Atheneu; 2014.

capítulo 7

José Maria C. Constant

# PENICILINAS SEMISSINTÉTICAS

O ácido 6-aminopenicilânico (6-APA) é uma substância elaborada normalmente durante processo fermentativo de obtenção das penicilinas naturais. Para isolá-lo basta interromper o processo de fermentação nessa fase.

Substância desprovida de ação antibiótica é, no entanto, o ponto de partida para a obtenção de novas penicilinas, bastando que se lhe adicione, por processo sintético, cadeias laterais diversas.

O ácido 6-aminopenicilânico pode ainda ser obtido pela ação de enzimas – amidases – sobre o anel betalactâmico da penicilina G.

Sendo a estrutura básica de todas as penicilinas, o 6-APA é composto por um anel de tiazolidina, ligado a um anel **betalactâmico**.

As penicilinas semissintéticas são antibióticos que podem ser utilizados por via oral e parenteral. Quase todas apresentam amplo espectro e algumas "especializaram-se" no combate a infecções por "germes-problema", tais como **estafilococos,** *Pseudomonas aeruginosa*, *Proteus vulgaris*, *Morganella*, *Providencia rettgeri* etc.

São padronizadas em miligramas. Dividimo-las em grupos, com a finalidade de tornar didática a exposição do assunto.

## ISOXAZOLIL PENICILINAS

Inicialmente este grupo era constituído de três antibióticos, dos quais remanesce apenas um, a oxacilina. Os dois outros, cloxacilina e dicloxacilina, deixaram de ser fabricados.

### Oxacilina

A oxacilina tem na sua estrutura o ácido 6-aminopenicilânico, característico de todas as penicilinas, com uma cadeia lateral isoxazolil e um radical fenil preso a esta cadeia. O radical fenil-isoxazolil, bloqueando o ponto de união da betalactamase com a penicilina, é o responsável pela resistência da oxacilina à enzima bacteriana. Em outras palavras, a oxacilina resiste à ação da betalactamase.

No entanto, tem sido observada ultimamente resistência **não enzimática** de estafilococos à oxacilina. O fenômeno é explicado pela capacidade demonstrada por algumas cepas de produzirem uma PBP 3 alternativa, não utilizada na síntese da parede celular, e cuja única função é atrair a oxacilina. Com isso, a PBP 3, a quem cabe captar o ácido N-acetilmurâmico, realiza a síntese da parede, permitindo a sobrevida da bactéria. Para melhor compreensão do fenômeno, aconselhamos a leitura do capítulo 3 "Mecanismo de Ação dos Antibióticos".

A oxacilina age também sobre outras bactérias (estreptococos, pneumococos, bacilos Gram-positivos), porém de maneira muito menos efetiva do que a penicilina G.

Sua meia-vida é de 6 horas, e sua utilização, atualmente, exclusivamente pela via parenteral.

Em virtude de sua alta taxa de ligação proteica, a oxacilina não determina níveis liquóricos apreciáveis, razão por que deve ser excluída da terapêutica da meningite estafilocócica.

#### Efeitos indesejáveis

Nos indivíduos suscetíveis pode determinar o aparecimento de manifestações alérgicas. As possibilidades de desencadear choque anafilático são menores do que as da penicilina G.

#### Doses

Em crianças e adultos, 50 a 100 mg/kg/dia. A ausência de efeitos tóxicos permite que, em casos graves, essa dose seja aumentada tranquilamente.

#### Nomes comerciais

Oxacilil®, Oxacilina Sódica® e Oxanon® – frasco-ampola com 500 mg.

## AMINOPENICILINAS

As aminopenicilinas são antibióticos que apresentam propriedades marcadamente diferentes das demais penicilinas. Ao lado de um espectro em que bacilos Gram-negativos estão incluídos, atingem altas concentrações biliares. Seus efeitos colaterais, além de mais raros, não se revestem, habitualmente, da dramaticidade do choque anafilático.

Começando com a ampicilina, o grupo das aminopenicilinas cresceu rapidamente, com o surgimento de vários derivados (hetacilina, epicilina, pivampicilina, metampicilina, ciclacilina, bacampicilina etc.). Atualmente perduram apenas **ampicilina** e **amoxicilina**.

### Ampicilina

Seu espectro antimicrobiano inclui, além dos germes sensíveis à penicilina G, bacilos Gram-negativos, tais como *Salmonella* (inclusive *S. typhi), Shigella, E. coli, Haemophilus, Proteus mirabilis* etc. *Proteus vulgaris, Morganella morganii, Providencia rettgeri* e *Pseudomonas aeruginosa* são insensíveis à ampicilina.

O antibiótico é ácido estável, podendo, portanto, ser utilizado pela via oral, apesar de sua absorção intestinal ser parcial (40%) e prejudicada pela presença de alimentos.

É sensível à betalactamase, o que a exclui da terapêutica das infecções por estafilococos e demais bactérias produtoras da enzima.

A difusão da ampicilina no organismo seria idêntica à da penicilina G, se não fosse a capacidade de alcançar altos níveis biliares, o que permite sua indicação no tratamento de colecistites, colangites etc. A alta concentração biliar, aliada à atividade contra *Salmonella typhi*, faz da ampicilina uma arma eficaz na erradicação do estado de portador são na febre tifoide (situação em que a *Salmonella typhi* se aloja na vesícula biliar, sítio inacessível ao cloranfenicol). Outra boa indicação é a shiguelose, exatamente por conta da deficiente absorção intestinal. Vale lembrar que o *habitat* da *Shigella* é o intestino grosso.

Na falta de antibióticos mais eficazes, a ampicilina pode ser indicada em situações diversas, tais como infecções urinárias, respiratórias etc. Continua, por outro lado, a ser excelente indicação na meningite meningocócica.

Associada a um inibidor de betalactamase (sulbactam), a ampicilina encontra boa indicação no tratamento de infecções por anaeróbios e Gram-negativos produtores de betalactamases, inclusive o *Acinetobacter baumannii.* Tal associação tem sido usada, com bons resultados, em várias infecções intra-abdominais, inclusive na esfera ginecológica, pneumonias hospitalares, endocardite etc.

Após meia-vida de 6 horas, a ampicilina é eliminada, em atividade, pela via urinária. Apesar de sua difusão no meio biliar, a eliminação fecal é quase nula (reabsorção através do circuito êntero-hepático).

### Doses

Variam de acordo com a natureza do agente etiológico e a localização do processo infeccioso. Quando o germe é Gram-positivo, as doses oscilam entre 30 e 50 mg/kg/dia. Em infecções por Gram-negativos, a dose não deve ser inferior a 100 mg/kg/dia. Em meningite meningocócica, deve-se usar de 200 a 400 mg/kg/dia.

### Efeitos indesejáveis

Além dos comuns a todas as penicilinas, o uso prolongado da ampicilina por via intramuscular pode elevar os níveis séricos das aminotransferases – AST (TGO) e ALT (TGP). Pacientes com mononucleose infecciosa podem apresentar *rash* cutâneo com o uso da ampicilina. Tal manifestação de sensibilidade coincide com a doença e desaparece após a cura. Em virtude da ação sobre Gram-negativos, pode provocar depressão da biota (flora) intestinal, dando lugar ao aparecimento de infecções supervenientes, por estafilococos, *Candida* etc.

Choque anafilático é ocorrência rara.

É segura para o uso em gestantes, exceto quando associada ao inibidor de betalactamase.

**Nomes comerciais**

- Amplacilina®, Binotal® e vários produtos, com o nome genérico de ampicilina, em frasco-ampolas de 500 mg e 1 g.
- Ampicilina + sulbactam – Unasyn® (injetável, comprimidos e suspensão).

## Amoxicilina

O tri-hidrato de D-(-)2-amino p-hidroxibenzilpenicilina, ou amoxicilina, é uma penicilina semissintética, derivada da ampicilina, bem absorvida quando utilizada por via oral, inclusive em presença de alimentos.

Com o espectro antimicrobiano idêntico ao da ampicilina, apresenta sobre este antibiótico a vantagem de determinar níveis séricos mais altos e mais duradouros (8 horas) e não ter a absorção intestinal prejudicada por alimentos. As concentrações teciduais são proporcionais aos níveis plasmáticos.

Amoxicilina é usada preferencialmente por via oral, podendo também o ser por via parenteral. As indicações e as doses são as mesmas da ampicilina.

Em infecções por produtores de betalactamase é possível prescrever amoxicilina associada a inibidores de betalactamases.

- **Amoxicilina + ácido clavulânico**: associação usada no enfrentamento de Gram-positivos produtores de betalactamases plasmidiais (estafilococos, por exemplo).
- **Amoxicilina + sulbactam**: temos aqui um inibidor com afinidade a betalactamases cromossômicas, comumente produzidas por Gram-negativos.

Os efeitos indesejáveis são idênticos aos da ampicilina. Vale aqui a mesma observação feita em relação à ampicilina e gestação: não usar quando associada a inibidores de betalactamases.

## Interações de ampicilina/amoxicilina

Secreção tubular inibida pelo probenecid.

Efeito sinérgico quando associadas aos aminoglicosídeos e antagônico quando associadas aos antibióticos bacteriostáticos.

Ampicilina é inativada quando colocada em solução (para infusão venosa), contendo succinato de hidrocortisona.

## Resistência

Ampicilina e amoxicilina, como todos os betalactâmicos, impedem a síntese da parede celular da bactéria, atuando precisamente sobre a camada do **peptidoglicano**, que, nos cocos e nos bacilos Gram-positivos, é a única existente. Já nos bacilos Gram-negativos, esta estrutura é recoberta por mais três camadas de mucopolissacarídeos, que precisam ser atravessadas pelo antibiótico que pretenda atuar sobre a mais íntima (camada do peptidoglicano). Nesta travessia, o antibiótico é transportado ativamente por proteínas chamadas *porinas*, que funcionam como verdadeiros "canais". A perda de porinas, "fechando canais", levou as bactérias a se tornarem resistentes aos dois antibióticos. É a chamada **resistência porínica**.

**Nomes comerciais**

- Amoxadene®, Amoxicap®, Amoxil®, Amoxina®, Amoxitan® e inúmeros produtos com o nome genérico de amoxicilina.
- Cápsulas com 500 mg.
- Suspensão – 125 mg/5 ml.<br>250 mg/5 ml.
- Amoxicilina + ácido clavulânico: Clavulin®, Sinot-Clav® etc.
- Amoxicilina + sulbactam: Sulbamox®, Trifamox®.

# CARBOXIPENICILINAS

## Carbenicilina, indanilcarbenicilina, carfecilina e ticarcilina

Apesar do amplo espectro, as carboxipenicilinas foram colocadas em grupo especial, devido sua atuação contra bactérias que habitualmente escapam à ação do grupo anterior.

São penicilinas que apresentam boa atuação sobre Gram-negativos multirresistentes, como *Proteus vulgaris, Morganella morganii, E. coli, Pseudomonas aeruginosa, Acinetobacter baumannii, Stenotrophomonas maltophilia, Bacteroides fragilis* etc.

## Carbenicilina

Primeira carboxipenicilina usada no Brasil, a carbenicilina apresentava limitações (alta posologia, alto custo, meia-vida curta) e graves defeitos, tais como alto teor de sódio e grande afinidade pela adenosina fosfato (ADP) das plaquetas, diminuindo sua agregação. Tanto que um dos seus efeitos indesejáveis era hemorragia.

Em virtude de tais inconvenientes, do surgimento de resistência crescente (porínica e enzimática) e com a obtenção das ureidopenicilinas, a carbenicilina deixou de ser utilizada pelo menos por enquanto.

## Indanilcarbenicilina e carfecilina

Ésteres da carbenicilina para uso oral. Nunca foram comercializadas no Brasil.

## Ticarcilina

Carboxibenzilpenicilina ainda em uso, por ser mais ativa e menos lesiva que a carbenicilina.

Seu espectro é amplo, incluindo *Pseudomonas, Enterobacter, Morganella, Proteus vulgaris, Providencia, Acinetobacter, Klebsiella*, anaeróbios e *Clostridium*. Por ser sensível às betalactamases, é comercializada em associação com o clavulanato de potássio. Age com a mesma potência da ampicilina sobre *E. coli, Proteus mirabilis*, salmonella, *Shigella* e meningococo.

Tem boa distibuição nos diversos compartimentos orgânicos, porém sua concentração liquórica não é considerada terapêutica para as meningites por *Pseudomonas.*

### Indicações

Infecções por *Pseudomonas.* Infecções respiratórias, urinárias e osteomusculares por germes que lhe são sensíveis.

### Efeitos indesejáveis

Além das alergias peculiares aos betalactâmicos, podem ocorrer alterações da coagulação sanguínea (aumento do tempo de sangria), plaquetopenia e hipopotassemia.

Está contraindicada em crianças com menos de 12 anos de idade.

### Posologia

Usada por via venosa. Nas infecções por *Pseudomonas*, a dose para adultos é, em média, de 18 a 24 gramas diárias (em 3 ou 4 aplicações). Em outras situações, a dose cai para 6 a 12 gramas por dia. Em crianças com mais de 12 anos, a dose é de 80 mg/kg, de 6/6 ou de 8/8 horas.

É comercializada com o nome de Timentin® (ampola com 3 g de ticarcilina + 0,1 g de clavulanato de potássio).

## UREIDOPENICILINAS

Penicilinas semissintéticas, derivadas da ampicilina, caracterizadas quimicamente pela presença, na fórmula, de uma molécula de ureia.

Apresentam grande atividade sobre os "Gram-negativos problema", inclusive *Pseudomonas aeruginosa*, sendo, porém, sensíveis às betalactamases.

Atualmente, encontram-se terapeuticamente representadas pela **piperacilina.**

### Piperacilina

Penicilina semissintética derivada da ampicilina, pertencente ao grupo das ureidopenicilinas, caracterizada, como já foi visto, pelo amplo espectro e particular ação sobre enterobactérias, inclusive *P. aeruginosa*. É, no entanto, sensível às betalactamases, razão por que é usada associada a um **inibidor** de **betalactamase**, no caso o **tazobactam**.

Apresenta as seguintes vantagens sobre a carbenicilina:

- 4 a 16 vezes mais ativa sobre enterobactérias.
- 16 a 32 vezes mais ativa sobre *Pseudomonas aeruginosa.*
- Menor teor de sódio.
- Menor afinidade sobre o difosfato de adenosina (ADP) plaquetário.

#### Espectro

- Cocos G+ e G– (aeróbios e anaeróbios).
- Bacilos G - *H. influenzae, E. coli, Salmonella, Shigella, Proteus mirabilis, Proteus vulgaris.*
- *Pseudomonas aeruginosa, Providencia rettgeri.*
- *Morganella morganii.*

#### Farmacocinética

Usada por via parenteral, difunde-se bem no plasma, porém não atravessa de forma eficiente a barreira hematoliquórica. Por outro lado, alcança altas concentrações biliares.

- Eliminação: renal – por filtração glomerular e secreção tubular.
- Biliar.

#### Indicações

- Infecções por *Pseudomonas aeruginosa, Proteus vulgaris, Morganella, Providencia, Klebsiella.*

##### Efeitos indesejáveis

Os mesmos de todas as penicilinas, acrescidos de disbacteriose, flebites etc.

### Doses

- 200 a 300 mg/kg/dia, em aplicações de 4/4 ou 6/6 horas.
- Recém-nascidos: 75 a 100 mg/kg/dia – 12/12 horas.
- Aplicar em infusão lenta, durante 5 minutos.

### Resistência

- Enzimática (betalactamase), mediada por plasmídio.

### Nomes comerciais

- Tazocin®, Tazoxil®, Piperacilina-Tazobactam®.

## REFERÊNCIAS

Coura JR. Dinâmica das Doenças Infecciosas. 1ª ed. Rio de Janeiro; 2001.

Fuchs FD, Wannmarcher L, Ferreira MBC. Farmacologia Clínica. 3ª ed. Rio de Janeiro: Guanabara Koogan; 2004.

Focaccia R, Veronesi R. Tratado de Infectologia. 3ª ed. São Paulo: Atheneu; 2010.

Goodman L, Gilman A. As Bases Farmacológicas da Terapêutica. 9ª ed. México: McGraw-Hill; 1996.

Grahame-Smith DG, Aronson JK. Tratado de Farmacologia Clínica e Farmacoterapia. 3ª ed. Guanabara Koogan; 2004.

Penildon S. *Farmacologia.* 7ª ed. Guanabara Koogan; 2006.

Starling CEF, Silva EU. Antimicrobianos & Síndromes Infecciosas – Guia Prático. 2ª ed. Guanabara Koogan; 2004.

Tavares W. Manual de Antibióticos e Quimioterápicos Antiinfecciosos. 3ª ed. Rio de Janeiro: Atheneu; 2002.

Tavares W. Antibióticos e Quimioterápicos para o Clínico. 2ª ed. rev. atual. São Paulo: Atheneu, 2009.

TAVARES W. Antibióticos e Quimioterápicos para o Clínico. 3ª ed. rev. atual. São Paulo: Atheneu; 2014.

capítulo 8

José Maria C. Constant

# CARBAPENEMAS E PENEMAS

## CONCEITO E OBTENÇÃO

As carbapenemas são antibióticos formados por duas cadeias cíclicas (anel betalactâmico e anel carbapenema) e uma cadeia lateral hidroxietil, configurando assim uma estrutura semelhante à das penicilinas.

O anel carbapenema corresponde ao anel tiazolidina das penicilinas, diferindo deste pela substituição do átomo de enxofre (S) por um átomo de carbono (C). Tal modificação, aparentemente insignificante, confere às carbapenemas uma potência antibiótica superior à das penicilinas. Por sua vez, a cadeia hidroxietil (em lugar da cadeia acilamina das penicilinas) torna as carbapenemas resistentes às betalactamases.

As primeiras carbapenemas foram os ácidos olivânicos, inibidores de betalactamases, assim chamados porque foram obtidos de culturas de *Streptomyces olivaceus*.

Em 1976 foi obtida uma nova carbapenema, a partir de culturas de *S. cattleya* e chamada de **tienamicina**. Com propriedades antibiótica e inibidora da betalactamase, apresentava, no entanto, instabilidade química que tornava impraticável sua obtenção e impossível o seu uso. Para contornar o problema foi obtido um derivado da tienamicina, a N-formimidoiltienamicina, conhecido como **imipenem**.

O imipenem é, portanto, um antibiótico derivado da tienamicina e que, atualmente, é obtido pela via sintética. Com excelente ação bactericida sobre Gram-positivos e Gram-negativos e estabilidade ante as betalactamases, apresenta, porém, a desvantagem de ser hidrolisado por uma enzima produzida no túbulo renal. Essa enzima, a **di-hidropeptidase** *1*, inerte ante os demais betalactâmicos, é, porém, capaz de inativar as carbapenemas. Por esse motivo o imipenem seria inadequado para o tratamento das infecções urinárias. Além do mais, notou-se que o imipenem hidrolisado se torna uma substância nefrotóxica.

A solução para tais problemas foi a utilização do imipenem juntamente com uma substância inibidora da di-hidropeptidase 1 e que não apresentasse efeitos indesejáveis para o organismo humano. Foi escolhida a **cilastatina**, que é usada com o imipenem, na proporção de 1:1. Cilastatina não tem ação antibiótica, nem inibidora de betalactamase.

## IMIPENEM/CILASTATINA

### Espectro

Seu espectro antimicrobiano é amplo, incluindo quase todos os cocos e bacilos Gram-positivos e Gram-negativos. Os anaeróbios também são sensíveis.

Tem sido, no entanto, registrada resistência por parte de *Stenotrophomonas maltophilia, Burkholderia cepacia, Mycobacterium*, algumas cepas de estafilococos e *Corynebacterium*.

Em virtude do mecanismo de ação, não atua sobre bactérias que não têm parede celular, tais como *Chlamydia* e *Mycoplasma*.

### Mecanismo de ação

Imipenem/cilastatina, à maneira dos demais betalactâmicos, age sobre a síntese da parede celular da bactéria, ligando-se a todas as proteínas fixadoras de penicilina (PBPs) da parede bacteriana, com especial afinidade para PBP 1 e PBP 2.

### Difusão

Por ser ácido instável, imipenem/cilastatina não é usada por via oral. Sua utilização é por via parenteral (IM ou IV).

A meia-vida é de apenas 1 hora, porém a concentração inibitória mínima garante ação antimicrobiana durante 4 a 6 horas. Sua concentração na parede bacteriana é tão intensa que o efeito supressor sobre a bactéria pode perdurar por 2 a 4 horas após a queda da CIM (concentração inibitória mínima). Esse fenômeno é chamado de "efeito pós-antibiótico".

A difusão no plasma é excelente, com baixa taxa de ligação proteica (15 a 25%).

Concentra-se bem em vários tecidos (pulmões, pele, músculos) e determina níveis biliares. Como todo betalactâmico, atravessa muito bem as meninges se estas estiverem lesadas.

### Eliminação

Renal por filtração glomerular e secreção tubular, em atividade. Probenecid inibe a secreção tubular do antibiótico.

### Efeitos indesejáveis

Muito raramente imipenem/cilastatina pode afetar a crase sanguínea, determinando leucopenia e plaquetopenia. As reações alérgicas, pouco frequentes, não são graves. Os efeitos indesejáveis mais importantes são náuseas e vômitos, observados principalmente durante a infusão rápida do antibiótico.

Imipenem/cilastatina é indutor enzimático, ou seja, é capaz de induzir bactérias Gram-negativas a produzirem betalactamases do tipo cefalosporinases. Curiosamente, a betalactamase produzida não é capaz de inativar o imipenem/cilastatina, porém pode afetar outros betalactâmicos, não tendo, inclusive, afinidade com o ácido clavulânico.

### Indicações e doses

A grande potência antibiótica, o alto custo e, sobretudo, a capacidade de induzir a produção de enzimas que podem afetar outros betalactâmicos fazem do imipenem/cilastatina um antibiótico de uso restrito a infecções graves por bactérias multirresistentes. É, portanto, um "antibiótico hospitalar", usado em adultos, na dose de 500 mg. a cada 6 horas (IV em infusão lenta). Em crianças, a dose é de 50 mg/kg dia.

**Nomes comerciais**

- Tienam® – frasco-ampola com 500 mg de imipenem e 500 mg de cilastatina.
- Tiepen®.

## MEROPENEM

Por apresentar diferenças marcantes em relação ao imipenem, o meropenem pode ser considerado uma carbapenema de segunda geração. A principal delas é **não ser inativado pela di-hidropeptidase 1**, o que torna dispensável o uso da cilastatina.

Outra diferença diz respeito ao espectro antimicrobiano, idêntico ao do imipenem, porém com ação mais intensa sobre Gram-negativos e anaeróbios. É usado pela via venosa. Sua difusão e eliminação são iguais às do imipenem. A meia-vida é também de 1 hora, porém sua concentração inibitória mínima chega a 8 horas.

As indicações são as mesmas do imipenem.

### Doses

- **Adultos:** 1 grama a cada 8 horas.
- **Crianças:** 10 a 20 mg/kg/dia.

### Efeitos indesejáveis

Os mesmos do imipenem, inclusive indução enzimática.

- Meropenem apresenta resistência cruzada com o imipenem.
- **Nomes comerciais:** Meronem®, Meromax®, Mepenox®, Meropenem® frasco-ampola com 500 mg.

## ERTAPENEM

É uma carbapenema que apresenta semelhanças com o meropenem, uma vez que não é inativada pelas di-hidropeptidases renais e é estável ante as betalactamases. Sua grande diferença reside na estrutura química, que proporciona alta taxa de ligação às proteínas do plasma (em torno de 95%), com o que a meia-vida é prolongada.

### Espectro antimicrobiano

É amplo, contemplando bacilos Gram-negativos entéricos, inclusive produtores de betalactamases. É particularmente ativo contra *Haemophilus, Moraxella catarrhalis,* estafilococos, *S. pneumoniae* e anaeróbios, tais como *Bacteroides* spp., *Prevotella* spp., *Peptostreptococcus* spp. e *Clostridium* spp.

### Indicações

Infecções intra-abdominais, de pele e tecidos moles e infecções urinárias complicadas, infecções pélvicas agudas, pneumonias adquiridas na comunidade.

### Efeitos indesejáveis

- Os mais frequentes são: cefaleia, diarreia, náuseas, vômitos e erupção cutânea.
- Limitações.
- Só deve ser usado na gestação se houver absoluta indicação.
- Por ser parcialmente eliminado através do leite materno, não deve ser usado em nutrizes.
- Apresenta possibilidade de alergia cruzada com penicilinas e cefalosporinas.

### Posologia e uso

- **Doses:** adultos – 1 g/dia, em aplicação única.
  crianças – 15 mg/kg/dia, em duas aplicações.
- **Ertapenem** é comercializado com o nome de **Invanz**® e apresentado sob forma de frasco-ampola com 1 g, uso por via IM ou IV.

## DORIPENEM

Nova carbapenema, seu espectro antimicrobiano, semelhante ao das duas primeiras carbapenemas, não mereceria atenção se não fosse uma particularidade: doripenem assemelha-se ao imipenem na ação contra Gram-positivos e ao meropenem no combate aos Gram-negativos.

**Nome comercial:** Doriprex®.

## TIBIPENEM PIVOXIL

Carbapenêmico usado por via oral, no momento apenas no Japão, para o tratamento de otite média e pneumonias.

## Penemas

Novo grupo de antibióticos sintéticos, derivados das carbapenemas, diferindo destas pela substituição na sua estrutura química, de um átomo de carbono (C) por outro de enxofre (S). Até o momento dois representantes do grupo estão em fase terminal dos testes "pré-lançamento".

### Faropenem

Usado por via oral, apresenta intensa atividade contra anaeróbios. Tem sido testado com sucesso em infecções por bactérias periodontais e da biota (flora) oral.

*Porphyromonas gingivalis, Prevotella* spp., *Prevotella melaninogenica, Prevotella intermedia, Actinomyces* spp., *Fusobacterium nucleatum, Peptostreptococcus* spp., *Bacteroides ureolyticus* e *Bacteroides forsythus* apresentaram grande sensibilidade ao faropenem.

### Sulopenem

É uma penema para uso oral e parenteral.

Tem amplo espectro, porém não exibe atividade sobre *Enterococcus* spp., *Pseudomonas aeruginosa* e *Stenotrophomonas maltophilia.*

## REFERÊNCIAS

Hinrichsen SL. Doenças Infecciosas e Parasitárias. 1ª ed. Guanabara Koogan; 2005.

Jones RN, Huynh H, Biedenbach D, Fritsche T, Sader HS. Doripenem (s-4661), novel carbapenem: comparative activity against contemporary patogens including bactericidal action and preliminary *in vitro* melhads evoluations. J Antimicrobiol Chemother. 2004;54:144-54.

Penildon S. Farmacologia. 7ª ed. Rio de Janeiro: Guanabara Koogan; 2006.

Prado FC, Ramos J, Valle JR. Atualização Terapêutica. 21ª Ed. Artes Médicas; 2003.

Garcia-Sánchez JEG, Garcia-Merino E, Garcia-Martin del-Rey A, Garcia-Sánchez E. Antibiotherapy in the 21 st century, antibacterials for the second decade. Posibilities or realities in the future? Rev Esp Quimioter. 2012;25(2):100-21.

Trabulsi LR, Alterthum F. Microbiologia. 5ª ed. São Paulo: Atheneu; 2008.

Starling CEF, Silva EU. Antimicrobianos & Síndromes Infecciosas. 2ª ed. Guanabara Koogan, 2004.

Tavares W. Antibióticos e Quimioterápicos para o Clínico. 3ª ed. São Paulo: Atheneu; 2014.

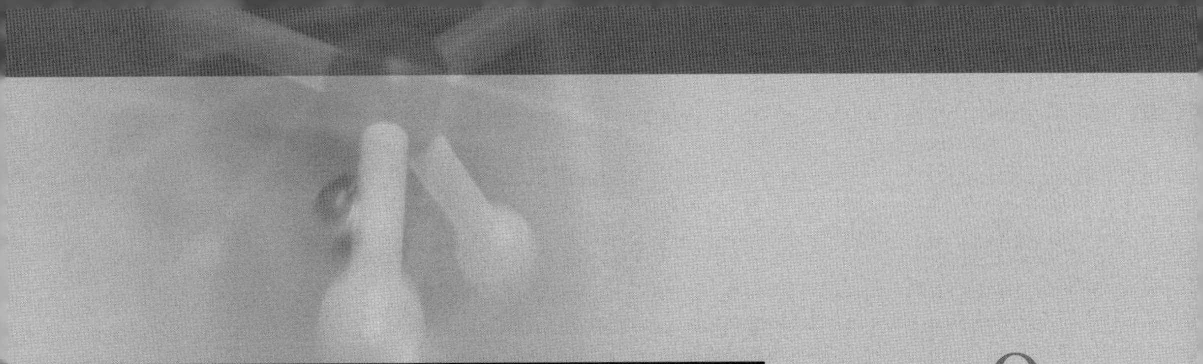

capítulo 9

José Maria C. Constant

# MONOBACTÂMICOS

## INTRODUÇÃO

Quando, em 1929, Alexander Fleming descobriu acidentalmente a penicilina, estava não só descobrindo o primeiro antibiótico, mas, principalmente, a fonte de obtenção dos que surgiriam posteriormente. Assim, fungos de gêneros diversos foram pesquisados, tendo como resultado o aparecimento de tetraciclinas, cloranfenicol, estreptomicina etc. A síntese do cloranfenicol em 1949 e a obtenção das cefalosporinas a partir de algas apontaram novos caminhos para a elaboração de antimicrobianos.

Após a euforia a cada descoberta, seguia-se a apreensão gerada pelo aparecimento de cepas bacterianas resistentes ao novo antibiótico. Dessa maneira, a terapia antimicrobiana tornou-se uma corrida, em que a pesquisa tem tentado manter-se à frente.

Foi assim que surgiram novos aminoglicosídeos, novas penicilinas, as cefalosporinas de 3ª e 4ª gerações, as carbapenemas e, mais recentemente, os **monobactâmicos**.

## CONCEITO

Monobactâmicos são antibióticos **betalactâmicos**, obtidos inicialmente de culturas bacterianas e que, diferentemente dos demais componentes do grupo, apresentam apenas uma estrutura cíclica (anel betalactâmico) e uma cadeia lateral.

Vale a pena salientar, para que se faça a diferença, que os demais betalactâmicos possuem duas estruturas cíclicas e uma cadeia lateral.

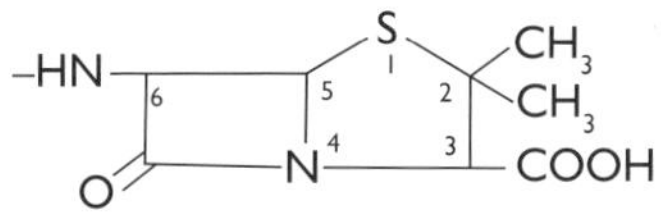


Penicilina

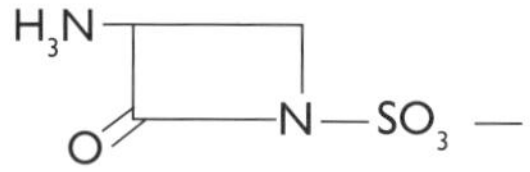


Monobactâmico
(aztreonam)

Atualmente, os monobactâmicos (de *monocyclic bacterial beta-lactam*) são obtidos pela via sintética.

## AZTREONAM

É um antibiótico de síntese, cujas principais características são a sua ação exclusiva sobre Gram-negativos e uma grande resistência à inativação por betalactamase.

### Espectro

Aztreonam tem ação intensa contra bactérias Gram-negativas e enorme resistência à ação de betalactamases de origem cromossômica e plasmidial. Como não age sobre Gram-positivos, não se pode utilizá-lo em infeccções estafilocócicas. Também não age sobre anaeróbios.

### Mecanismo de ação

O aztreonam tem grande afinidade pela proteína fixadora de penicilina de número 3 (PBP 3), das bactérias Gram-negativas. Dessa maneira, impede a síntese da parede celular durante a fase de multiplicação da bactéria, à maneira dos demais betalactâmicos. Não age sobre Gram-positivos por não ter afinidade com a PBP 3 desses microrganismos.

### Absorção e difusão

Por não ser absorvido por via oral, o aztreonam é usado por via parenteral, de preferência venosa. Não deve ser usado em soluções que contenham metronidazol e cefradina, por incompatibilidade química com essas substâncias.

Difunde-se bem no plasma, onde se liga às proteínas. Concentra-se terapeuticamente em praticamente todos os órgãos e tecidos. Determina níveis liquóricos úteis, se houver lesão meníngea. Concentra-se bem na bile. Atravessa a barreira placentária, atingindo o líquido amniótico e o concepto. Não há indícios de que seja teratogênico.

A boa difusão no espaço extracelular faz do aztreonam o antibiótico de escolha no tratamento das infecções graves, por Gram-negativos, em recém-nascidos e lactentes.

## Indicações e doses

Considerando-se seu alto custo e sua especificidade, o aztreonam está indicado exclusivamente em infecções graves por Gram-negativos multirresistentes.

Deve ser usado na dose de 1 grama a cada 8 ou 12 horas, para o adulto. Em situações muito graves, essa dose pode ser dobrada. Não se deve ultrapassar a dose diária de 8 gramas. Em crianças a dose é de 60 a 100 mg/kg/dia, dividida em três tomadas.

## Efeitos indesejáveis

São infrequentes e de pouca intensidade. Têm sido registrados flebites, erupções maculopapulares, diarreia, vômitos, alterações da crase sanguínea (leucopenia e plaquetopenia).

Não há relato de reação de sensibilidade cruzada entre aztreonam e penicilina ou cefalosporina.

## Interações do aztreonam

- Sinergismo com os aminoglicosídeos.
- Inativação em solução contendo metronidazol.
- Probenecid interfere pouco com a sua secreção tubular.
- **Nomes comerciais**: Azactam®, Uni-Aztreonam®, Aztreonam®.
- Frasco-ampola com 500 mg e 1 g.

## Outros monobactâmicos (ainda não em uso)

- Carumonam.
- Tigemonam.
- Pirazmonam (10 vezes mais ativo que o aztreonam).

## REFERÊNCIAS

Fuchs FD, Wannmarcher L, Ferreira MBC. Farmacologia Clínica. 3ª ed. São Paulo: Atheneu; 2004.

Goodman L, Gilman A. As Bases Farmacológicas da Terapêutica. Rio de Janeiro: Guanabara Koogan; 1983.

Goodman L, Gilman A. As Bases Farmacológicas da Terapêutica. 9ª ed. México: McGraw-Hill; 1996.

Grahane-Smith DG, Aronson JK. Tratado de Farmacologia Clínica e Farmacoterapia. 3ª ed. Guanabara Koogan; 2004.

Penildon S. Famacologia. 6ª ed. Guanabara Koogan; 2002.

Penildon S. Farmacologia. 7ª ed. Guanabara Koogan; 2006.

Prado FC, Ramos J, Valle JR. Atualização Terapêutica. 21ª ed. Artes Médicas; 2003.

Starling CEF, Silva EU. Antimicrobianos & Síndromes Infecciosas. 2ª ed. Guanabara Koogan; 2004.

Tavares W. Manual de Antibióticos e Quimioterápicos Antiinfecciosos. Rio de Janeiro: Atheneu; 1990.

Tavares W. Manual de Antibióticos e Quimioterápicos Antiinfecciosos. 2ª ed. Rio de Janeiro: Atheneu; 1996.

Tavares W. Manual de Antibióticos e Quimioterápicos Antiinfecciosos. 3ª ed, Rio de Janeiro: Atheneu; 2002.

Tavares W. Antibióticos e Quimioterápicos para o Clínico. 2ª ed. rev. atual. São Paulo: Atheneu; 2009.

Tavares W. Antibióticos e Quimioterápicos para o Clínico. 3ª ed. rev. e atual. São Paulo: Atheneu; 2014.

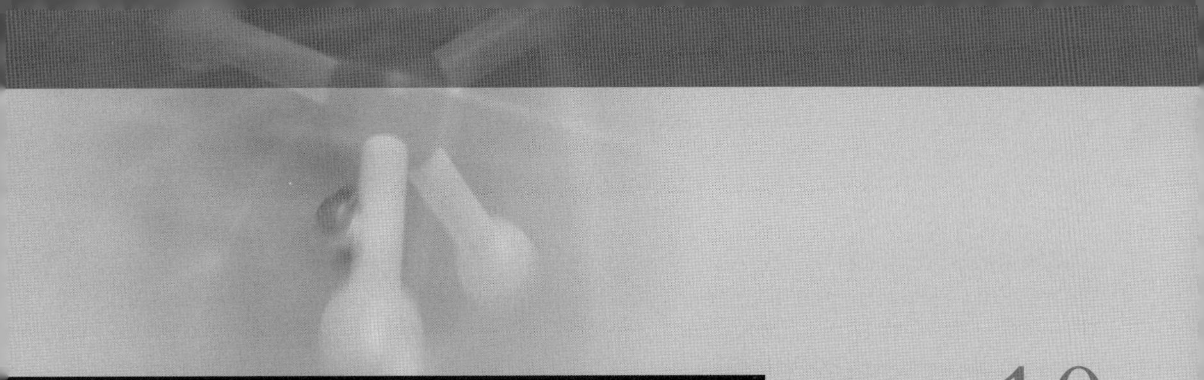

capítulo 10

José Maria C. Constant

# CEFALOSPORINAS E CEFAMICINAS

São antibióticos betalactâmicos, de amplo espectro, descobertos na década de 1950, obtidos inicialmente pela via natural e depois por processos de síntese. Ainda na fase de obtenção, chamou a atenção dos pesquisadores, além do espectro, a estabilidade diante das betalactamases, em uma época em que a penicilina já se mostrava parcialmente ineficaz no tratamento de infecções estafilocócicas.

Em 1962, foi entregue ao receituário a cefalotina, sucedida por outras, a princípio muito semelhantes e depois com modificações que ensejaram a divisão do grupo em gerações.

As cefalosporinas possuem estrutura química caracterizada pelo núcleo central (ácido 7-aminocefalosporânico – 7-ACA), ao qual são acopladas cadeias laterais diversas. Estrutura, como se vê, semelhante à das penicilinas, o que explica o fenômeno de alergia cruzada entre os dois antibióticos, na proporção de 20%.

## MECANISMO DE AÇÃO

Como todos os betalactâmicos, as cefalosporinas são antibióticos bactericidas que agem sobre a síntese da parede celular da bactéria, durante seu processo de multiplicação.

## EFEITOS INDESEJÁVEIS

Mais frequentemente alergia, com manifestações cutâneas, ou simples eosinofilia. Como citado, cerca de 20% dos alérgicos à penicilina também o serão às cefalosporinas.

Alguns componentes do grupo, por atuarem sobre Gram-negativos, podem provocar alterações da biota intestinal.

Todas as cefalosporinas devem ser consideradas potencialmente nefrotóxicas. A despeito de o acidente não ser frequente, sua possibilidade não deve ser neglicenciada, mormente nos pacientes em que o antibiótico é usado em associação a **aminoglicosídeos.** Ressaltamos que tal associação, por determinar sinergismo, é excelente, porém deve ser feita com cautela, boa hidratação e vigilância da função renal.

Gestantes Rh negativas, em uso de cefalosporinas, podem ter reação de Coombs falsamente positiva.

As cefalosporinas de 3ª geração podem provocar desrepressão genética de bactérias, levando-as a produzirem betalactames. Por isso são chamadas de "indutores enzimáticos".

## CEFALOSPORINAS DE 1ª GERAÇÃO

### Espectro de ação

Ressalvadas peculiaridades de alguns tipos, têm amplo espectro, com ação sobre:

- Cocos Gram-positivos e Gram-negativos.
- Bacilos Gram-positivos e alguns Gram-negativos.
- Espiroquetas.

### Difusão e eliminação

As cefalosporinas de 1ª geração têm boa distribuição plasmática e excelentes concentrações em pele, músculos, rins e pulmões. Atravessam a placenta determinando níveis amnióticos e fetais, sem causar danos ao concepto. São, portanto, antibióticos seguros para o uso em gestantes e, por extensão, nutrizes.

Não atravessam a barreira meníngea. Com exceção de cefazolina e cefadroxil, não determinam níveis biliares terapêuticos.

A eliminação é renal, por secreção tubular, em atividade.

### Indicações

Vistos o espectro e a farmacocinética, podemos vislumbrar as indicações.

Entre os cocos Gram-positivos, destacamos a indicação das cefalosporinas de 1ª geração nas infecções estafilocócicas que não sejam graves. Em estafilococcias graves, devemos dar preferência às cefalosporinas de 2ª e 4ª gerações.

As cefalosporinas de 1ª geração não estão indicadas nas infecções por cocos gram-negativos, devido a sua precária atuação sobre o gonococo e a incapacidade de determinar níveis liquóricos terapêuticos (meningococo).

Nas infecções por bacilos Gram-positivos, temos drogas mais eficazes e com relação aos bacilos Gram-negativos, destacamos a ação contra *Klebsiella* sp.

As cefalosporinas de 1ª geração têm excelente atuação contra o *Treponema pallidum*, o que pode fazer delas, a nosso ver, boa alternativa para o tratamento da sífilis congênita em mulheres reconhecidamente alérgicas à penicilina G. Como, no entanto, há possibilidade de alergia cruzada, tal terapêutica deveria ser iniciada em hospital, onde qualquer reação grave poderia ser enfrentada.

## TIPOS DE CEFALOSPORINAS DE 1ª GERAÇÃO

| | | |
|---|---|---|
| De uso parenteral | Cefalotina | Keflin®, cefalotina |
| | Cefazolina | Kefazol®, cefazolina |
| De uso oral | Cefalexina | Keflex®, cefalexina |
| | Cefadroxil | Cefamox® |
| | Cefaclor | Ceclor®, cefaclor |

## PARTICULARIDADES DE CADA TIPO

### Cefalotina

- Usada por via venosa, na dose de 50 a 100 mg/kg/dia. Meia-vida de 6 horas.

### Cefazolina

- Uso venoso, na dose de 30 a 50 mg/kg/dia. Meia-vida de 8 horas. Excepcionalmente (considerando o grupo), apresenta alta concentração biliar.

### Cefalexina

- Usada por via oral, tem, no entanto, a absorção prejudicada pela presença de alimentos. A meia-vida de 6 horas e a posologia 30 a 50 mg/kg/dia.

## Cefadroxil

- Destaca-se pela meia-vida mais longa (de 8 a 12 horas) e por não ter a absorção intestinal prejudicada por alimentos. Posologia: 25 a 100 mg/kg/dia.

## Cefaclor

- Além do espectro comum ao grupo, tem boa ação contra *Haemophilus influenzae*, razão por que alguns autores o classificam como de 2ª geração. Tem meia-vida de 8 a 12 horas e a absorção é prejudicada pela presença de alimentos e deve ser usado na dose de 20 a 40 mg/kg/dia.

## Cefalosporinas de 2ª geração

Nesse grupo foram incluídos dois antibióticos que seriam idênticos aos da geração anterior, não fosse sua maior resistência à ação das **cefalosporinases,** que sinaliza com boa indicação nas estafilococcias. Além disso, o espectro é mais amplo, com ação também sobre Gram-negativos, tais como *Haemophilus, Proteus* sp., *Morganella, Providencia, Enterobacter, Citobacter* e *Serratia.*

Outra diferença das cefalospirnas desse grupo é a penetrabilidade no liquor, quando as meninges estão lesadas. Salientamos, no entanto, que, ao se escolher uma cefalosporina para o tratamento de meningite, deve-se preferir uma de 3ª geração, salvo se o agente etiológico for o estafilococo.

# TIPOS DE CEFALOSPORINAS DE 2ª GERAÇÃO

## Cefuroxima

Uso parenteral, com intervalo de 8 horas entre as doses.

- **Doses:**
  - **Adultos:** 750 mg a 1,5 g de 8/8 horas<br>1,5 g a 3 g de 8/8 horas, em meningites.
  - **Crianças:** 30 a 100 mg/kg/dia<br>200 a 400 mg/kg/dia, nas meningites.
- **Nome comercial:** Zinacef®.

## Axetilcefuroxima

Derivado da cefuroxima, uso por via oral. Mesmo espectro, porém com as indicações pertinentes a sua via de utilização. Pode ser usada junto com alimentos.

- **Doses:**
  - **Adultos:** 250 mg 12/12 horas. Havendo necessidade, essa dose pode ser dobrada.

- **Crianças:** 20 a 30 mg/kg/dia em duas tomadas (dose máxima/dia – 500 mg).

- **Nomes comerciais:** Zinnat®, Axetil-cefuroxime®.

## CEFALOSPORINAS DE 3ª GERAÇÃO

As cefalosporinas da 3ª geração têm como características boa atuação contra Gram-negativos, inclusive os chamados multirresistentes, e menor eficácia contra os Gram-positivos, inclusive estafilococos. Além disso, excelente penetrabilidade biliar e liquórica, prestando-se ao tratamento de meningites e infecções da árvore biliar.

São indutores enzimáticos (ver "Efeitos colaterais das cefalosporinas").

Só existem apresentações para uso parenteral. Os dois produtos para uso por via oral (Cefixina® e Ceftamet®) deixaram de ser produzidos.

As cefalosporinas de 3ª geração são divididas de acordo com seu comportamento diante das infecções por *Pseudomonas*.

| | |
|---|---|
| Sem ação sobre *Pseudomonas* | Ceftriaxona |
| | Cefotaxima |
| Com ação sobre *Pseudomonas* | Ceftazidima |
| | Cefoperazona |
| | Ceftolozana |

### Ceftriaxona

Respeitando-se a inação diante de *Pseudomonas*, está indicada em infecções graves por Gram-negativos, uma das razões para sua escolha na abordagem terapêutica das meningites, inclusive de recém-nascidos, em que predominam as enterobactérias. Outra razão é a comodidade posológica, já que pode ser usada com intervalos de 12 horas (ampicilina, além de não agir sobre os "germes problemas", tem meia-vida de 6 horas). Excelente indicação nas meningites por *Haemophilus influenzae B* e na uretrite gonocócica.

Ceftriaxona tem meia-vida de 4 horas, porém a concentração inibitória mínima (CIM) de até 24 horas. Por essa razão, pode ser utilizada em uma só dose diária, ou em duas nos casos mais graves.

- **Doses:**
  - **Adultos:** 1 a 2 gramas a cada 12 ou 24 horas.
  - **Crianças:** 50 a 100 mg/kg/dia (mesmos intervalos).
- **Nomes comerciais**: Rocefin®, Triaxin®, Ceftriaxona®.

## Cefotaxima

Praticamente as mesmas características da ceftriaxona, exceto por ligeira variação na farmacocinética (doses a cada 12 ou 8 horas) e por apresentar metabólito ativo, a desacetilcefotaxima.

- **Doses:**
  - **Adultos**: 1 a 4 gramas/dia, em duas ou três aplicações.
  - **Crianças**: 50 a 100 mg/kg/dia.
- **Nome comercial:** Claforan®.

## Ceftazidima

Mesmo espectro das anteriores, com a diferença de que age sobre *Pseudomonas aeruginosa.*

Neste ano (2015) foi lançada nos Estados Unidos a associação da caftazidima com avibactam (inibidor de batalactamase), com o nome de Avycaz®, indicada no tratamento de infecções intra-abdominais e urinárias complicadas.

- **Posologia:**
  - **Adultos:** 1 a 2 gramas cada 8 ou 12 horas.
  - **Crianças:** 60 a 100 mg/kg/dia.
- **Nomes comerciais:** Fortaz®, Kefadim®, Taziden®.

## Cefoperazona

- Excelente ação sobre *Pseudomonas aeruginosa.*
- Eliminação maciçamente biliar, o que a torna segura na insuficiência renal.
- Infelizmente pode causar hemorragias por hipoprotrombinemia, além de interagir com álcool, provocando o efeito "antabuse".

## Ceftolozona

Caracteriza-se por grande atividade sobre *P. aeruginosa* (superior à da ceftazidima). Seu espectro inclui ainda enterobactérias não produtoras de betalactamases, já que é sensível à enzima. Por esse motivo foi recentemente lançado nos Estados Unidos (com o nome de Zerbaxa®), associado ao inibidor de betalactamase tazobactam.

# CEFALOSPORINAS DE 4ª GERAÇÃO

A quarta geração comporta cefalosporinas que conservam as características das de 3ª (ação sobre Gram-negativos, inclusive sobre *Pseudomonas*) e retomam o perfil das de 2ª geração, ou seja, boa ação sobre Gram-positivos, inclusive estafilococos produtores de betalactamases. E, por fim, não são indutores enzimáticos, como as de 3ª geração.

São usadas exclusivamente por via parenteral.

## Cefpiroma

- **Posologia:**
  - **Adultos:** 1 a 2 gramas cada 8 ou 12 horas.
  - **Crianças:** 50 mg/kg/dia.
- **Nome comercial**: Cefrom®.

## Cefpima

- Comercializada com os nomes de Maxcef®, Unifepim® e Cefepima®, é usada na dose de 1 a 2 gramas a cada 8 ou 12 horas, em adultos
- Crianças devem tomar de 30 a 50 mg/kg a cada 12 horas.

## Ceftobiprole

- Ainda não disponível no Brasil.
- Intensa ação sobre estafilococos resistentes a oxacilina e vancomicina, bem como contra enterobactérias.
- Deverá ser usado, em adultos, na dose de 500 a 750 mg a cada 12 horas, em infusão durante 1 hora.

## Ceftarolina

- Comercializada na Europa, com o nome de Zinforo®, tem amplo espectro, agindo sobre Gram-positivos e Gram-negativos.
- Entre os Gram-positivos, estão incluídos estafilococos resistentes à oxacilina, *Streptococcus pyogenes, Streptococcus pneumoniae, Streptococcus agalactiae, Streptococcus dysgalactiae.*
- *E. coli, Klebsiella pneumoniae, Klebsiella oxytoca, Morganella morganni, Acinetobacter baumannii e Stenotrophonas maltophilia* são os Gram-negativos suscetíveis. A ação sobre anaeróbios é limitada.
- Está sendo usada, em adultos, na dose 600 mg a cada 12 horas, por via venosa, em infusão que deve durar 1 hora.

# CEFAMICINAS

As cefamicinas são antibióticos naturais obtidos de culturas de fungos, com tão grande semelhança às cefalosporinas que não justificaria sua abordagem em capítulo separado. Na verdade, a diferença é de ordem química, guardando as cefamicinas extrema semelhança estrutural com a cefalotina (1ª geração). Tendo, no entanto, um espectro alargado para Gram-negativos e devido à cronologia (surgiu em 1972), é considerada por vários autores um subgrupo das cefalosporinas de 2ª geração.

As cefamicinas têm amplo espectro, são resistentes à inativação por betalactamases e agem sobre Gram-negativos, como *Proteus vulgaris, Serratia, Bateroides fragilis, Morganella, Providencia, Haemophilus.*

### Farmacocinética

Usadas por via parenteral (IV), têm boa difusão por líquidos e tecidos orgânicos, com concentração terapêutica em fígado, pulmões, rins, bile, líquidos sinovial e pericárdico. Não determinam níveis liquóricos úteis. Atravessam a barreira placentária, atingindo níveis amnióticos e fetais proporcionais aos maternos.

- A meia-vida é de 6 horas.
- A eliminação é renal, em atividade.

### Indicações e doses

- Resumidamente, infecções graves por Gram-negativos e anaeróbios (*B. fragilis).*
- Para mais detalhes, ver o capítulo "Antibióticos em UTI".
- Usadas na dose de 100 a 200 mg/kg/dia, fracionadas de 6/6 horas.

### Efeitos indesejáveis

- Flebite, eosinofilia, alergias e, raramente, anemia hemolítica e depressão medular (neutropenia, anemia).
- São indutoras enzimáticas (ver Efeitos colaterais das cefalosporinas).

### Nomes comerciais

- Cefton®.
- Cefoxitina®.

## REFERÊNCIAS

Auto HF. Cefamicinas. In Antibióticos e Quimioterápicos. 5ª ed., Maceió: EDUFAL; 2008.

Auto HF. Antibióticos do grupo das cefalosporinas, dimensões terapêuticas e futuro. Revista AMB. 1972;18(3):62.

Black HR, Griffith RS. Cefalexin. Clínica Médica Norte-Americana, 1970. p. 1189.

Chambers HS. Evaluation of Cefbiprole. Antimicr. Agentes Chemoter. 2005;49:884-8. In: Prática Hospitalar, ano VII, nº 38, mar-abr. 2005.

Coura JR. Dinâmicas das Doenças Infecciosas. 1ª ed. Rio de Janeiro: Guanabara Koogan; 2001.

Deshpande L, Rhomberg PR, Fritsche TR, Sader HS, Jones RN. A Novel Parenteral Cephalosporin. Diagnostic Microbiology and Infectious Diseases 2004; 50:73-75. In Prática Hospitalar, ano VII, nº 41, set-out, 2005.

Focaccia R, Veronesi R. Tratado de Infectologia. 3ª ed. São Paulo: Ateneu; 2010.

Fuchs FD, Wannmaarcher L, Ferreira MBC. Farmacologia Clínica. 3ª ed, Rio de Janeiro: Guanabara Koogan; 2004.

Garcia-Sánchez JE, Garcia-Merino E, Martin-del-Rey A, Garcia-Sánchez E. Antibiotherapy in the 21 st century, antibacterials for the second decade. Posibilities or realities in the future? Rev Esp Quimioter. 2012;25(2):100-21.

Gold JA. Esperiência com a Cefazolina: Sumário de Ensaios Clínicos e Farmacológicos no Homem. Ata Médica; 1974. p. 16.

Goodman L, Gilman A. As Bases Farmacológicas da Terapêutica. Rio de Janeiro: Guanabara Koogan; 1983.

Goodman L, Gilman A. As Bases Farmacológicas da Terapêutica. 9ª ed. México: Mc Graw-Hill; 1996.

Goth A. Farmacologia Médica. 6ª ed. Rio de Janeiro: Guanabara Koogan; 1975.

Grahane-Smith DG, Aronson JK. Tratado de Farmacologia Clínica e Farmacoterapia. 3ª ed. Guanabara Koogan; 2004.

Hewitt WC. Considerações Gerais sobre a Cefazolina. Atualidades Médicas. Suplem. julho, 1974. p. 24.

Keyser FH. Atividade "in vitro" das Cefalosporinas contra Bactérias Gram-positivas. Revista AMB. 1972;18(3):4.

Lopes HV. Antibióticos e antibioticoterapia. In Veronesi R. Doenças Infecciosas e Parasitárias. 6ª ed. Rio de Janeiro: Guanabara Koogan; 1976.

Miller O et al. Terapêutica. Rio de Janeiro: Atheneu; 1982.

Penildon S. Farmacologia. 7ª ed. Guanabara Koogan; 2006.

Starling CEF, Silva EU. Antimicrobianos & Síndromes Infecciosas. 2ª ed. Guanabara Koogan; 2004.

Tavares W. Manual de Antibióticos e Quimioterápicos Antiinfecciosos. 3ª ed. Rio de Janeiro: Atheneu; 2002.

Tavares W. Antibióticos e Quimioterápicos para o Clínico. 2ª ed. rev. e atual. São Paulo: Atheneu; 2009.

Tavares W. Antibióticos e Quimioterápicos para o Clínico. 3ª ed. São Paulo: Atheneu; 2014.

capítulo 11

José Maria C. Constant

# INIBIDORES DAS BETALACTAMASES

Em 1928, Alexander Fleming, bacteriologista escocês, descobriu acidentalmente a penicilina ao observar que culturas contaminadas por fungos não apresentavam crescimento bacteriano em torno da área de contaminação. As culturas em questão eram de *Staphylococcus aureus*.

Em 1941 a penicilina foi utilizada, pela primeira vez, em um ser humano que padecia de sepse estafilocócica. Vinte e quatro horas após o início do tratamento, o paciente apresentava visível melhora. No quinto dia, quando o doente caminhava seguramente para a cura, esgotou-se o parco estoque do medicamento. O doente faleceu cerca de um mês depois.

Com o passar do tempo, o estafilococo, cuja sensibilidade à penicilina permitiu sua descoberta e a primeira experiência clínica, passou a apresentar resistência ao antibiótico. Logo se descobriu que essa resistência devia-se à produção de uma enzima que hidrolisava o anel betalactâmico e assim inativava o antibiótico. Essa enzima foi chamada de betalactamase (penicilinase).

Hoje sabemos que a resistência enzimática é o maior obstáculo à terapêutica com betalactâmicos, uma vez que, além dos estafilococos, outras bactérias são capazes de produzir betalactamases.

As primeiras tentativas de enfrentar o problema foram representadas pela obtenção de betalactâmicos resistentes à hidrólise enzimática. Surgiram, então, antibióticos como nafcilina, meticilina e as isoxazolilpenicilinas. Somente estas (oxacilina, cloxacilina e dicloxacilina) chegaram ao mercado brasileiro. Atualmente resta apenas a oxacilina.

A ideia seguinte foi a utilização simultânea de um antibiótico betalactâmico e uma substância inibidora da betalactamase. É o caminho seguido atualmente, sem desvalorização do anterior.

Do ponto de vista prático, inibidor de betalactamase é uma substância que tem afinidade com a enzima (betalactamase) e, assim, é capaz de inativá-la ou inibir sua produção, permitindo, dessa maneira, que o antibiótico betalactâmico possa agir.

Várias substâncias foram testadas, algumas com pouca atividade inibidora, outras inadequadas para o uso humano.

A oxaclina, primeira isoxazolipenicilina sintetizada, foi o primeiro inibidor de betalactamase usado na prática médica. Outro exemplo de substância inibidora de betalactamase, mas que é usado como antibiótico, é o do cloranfenicol.

Atualmente três inibidores de betalactamases são utilizados no Brasil: ácido clavulânico, sulbactam e tazobactam.

## ÁCIDO CLAVULÂNICO

É uma substância betalactâmica, de fraco poder antibiótico e com a propriedade de inibir a ação da maioria das betalactamases (exceto as elaboradas por enterobactérias).

O ácido clavulânico deve ser usado conjugado com benzilpenicilinas (penicilinas da fração G), aminopenicilinas (ampicilina e amoxicilina) e cefalosporinas no tratamento de infecções por bactérias produtoras de betalactamases.

## SULBACTAM

Derivado sintético do ácido 6-aminopenicilânico (6-APA), um antibiótico de baixo rendimento e potente inibidor de betalactamases. À maneira do ácido clavulânico, não age sobre betalactamases elaboradas por *Pseudomonas* e enterobactérias.

## TAZOBACTAM

Vem sendo utilizado, conjugado com a piperacilina (penicilina semissintética de amplo espectro), no combate a infecções causadas por bactérias aeróbias e anaeróbias.

## AVIBACTAM

Lançado em 2015, nos Estados Unidos, associado a ceftazidima (cefalosporina de 3ª geração com ação sobre *Pseudomonas*), com o nome comercial de Avycaz®.

- Inibe betalactamases das classes A (ESBL e KPC), C (AMP C) e D (OXA).
- Apresenta sinergismo com piperacilina, cefalosporina, aztreonam e imipenem.

## REFERÊNCIAS

Garcia-Sánchez JE, Garcia-Merino E, Martin-del-Rey A, Garcia-Sánchez E. Antibiotherapy in the 21 st century antibacterials for the second decade. Posibilities or realities in the future? Rev Esp Quimioter. 2012;25(2):100-21.

Goodman L, Gilman A. As Bases Farmacológicas da Terapêutica. Rio de Janeiro: Guanabara Koogan; 1983.

Goodman L, Gilman A. As bases Farmacológicas da Terapêutica. 9ª ed. México: McGraw-Hill; 1996.

Penildon S. Farmacologia. 6ª ed. Rio de Janeiro: Guanabara Koogan; 2002.

Penildon S. Farrmacologia. 7ª ed. Rio de Janeiro: Guanabara Koogan; 2006.

Tavares W. Manual de Antibióticos e Quimioterápicos Anti-infecciosos. 2ª ed. Rio de Janeiro: Atheneu; 1996.

Tavares W. Manual de Antibióticos e Quimioterápicos Antiinfecciosos. 3ª ed. Rio de Janeiro: Atheneu; 2002.

Tavares W. Antibióticos e Quimioterápicos para o Clínico. 2ª ed. rev. atual. São Paulo: Atheneu; 2009.

Tavares W. Antibióticos e Quimioterápicos para o Clínico. 3ª ed. rev. e atual. São Paulo: Atheneu; 2014.

capítulo 12

André B. L. Constant

# AMINOCICLITÓIS AMINOGLICOSÍDEOS

Constituem um importante e amplo grupo de antibióticos, alguns obtidos naturalmente, enquanto outros o são pela via semissintética. Possuem larga utilização na prática médica.

São mais conhecidos como aminoglicosídeos, embora, à luz da química, essa denominação não seja a mais correta, já que o termo dá a ideia de uma estrutura na qual um açúcar contendo um grupamento amino está ligado a outros componentes, por uma ponte glicosídica. Diversos outros antibióticos possuem aminoaçúcares em sua composição, como, por exemplo, os macrolídeos. Por sua vez, todos os chamados aminoglicosídeos são constituídos por dois ou mais aminoaçúcares unidos por ligações glicosídicas a um núcleo aminociclitol.

O primeiro representante dessa família foi a estreptomicina, isolada na década de 1940 e que representou um grande avanço no tratamento da tuberculose, devido à sua excelente atuação sobre o *M. tuberculosis*. Seguiu-se então a obtenção de diversos constituintes, merecendo destaque neomicina, paramomicina, canamicina, gentamicina e tobramicina, todos obtidos de maneira natural. Já outros foram obtidos por meio de alterações químicas em componentes preexistentes. Assim, a netilmicina é um derivado semissintético da sisomicina, e a amicacina, da canamicina.

Possuem excelente ação diante das bactérias causadoras de graves processos infecciosos, como será visto a seguir, mas têm na sua toxicidade um fator limitante para utilização.

## ESPECTRO DE AÇÃO

São considerados antibióticos de largo espectro, tendo atuação destacada sobre bactérias Gram-negativas aeróbias. Assim possuem excelente indicação no tratamento de infecções causadas por *E. coli, Klebsiella, Enterobacter, Providencia, Morganella, Brucella, Neisseria* e *Salmonella,* com exceção da *S. typhi* e *S. paratyphi.* Sobre o bacilo de Koch só possuem ação a canamicina, amicacina e estreptomicina. Com relação aos cocos Gram-positivos, agem sobre os estafilococos, porém, em virtude da possibilidade de determinarem efeitos adversos potencialmente graves, devem-se reservar esses antibióticos para o tratamento das infecções estafilocócicas graves. Assim mesmo, é interessante associar o aminoglicosídeo a outras drogas que também possuam atuação sobre o estafilococo, como, por exemplo, alguns betalactâmicos e glicopeptídeos. O mesmo deve ser realizado no tratamento dos processos causados pelo enterococo ou por *Pseudomonas.* Esta assertiva é justificada pela atuação sinérgica dos aminoglicosideos com antibióticos bactericidas de parede.

Possuem atividade ainda sobre *Brucella, Yersinia pestis, Yersinia enterocolitica* e *Francisella tularensis.*

Os representantes dessa família não atuam sobre o *S. pyogenes, S. viridans, Pneumococcus, H. influenzae, Shigella, Legionella, Mycoplasma, Chlamydia, Treponemas*, leptospiras e bacilo diftérico.

Todas as bactérias anaeróbias ou facultativas em condição de anaerobiose são naturalmente insensíveis.

## MECANISMO DE AÇÃO E RESISTÊNCIA

Todos os membros da família possuem o mesmo mecanismo de ação. São drogas bactericidas, que agem ao se ligar ao ribossomo, levando a um desarranjo na síntese de proteínas vitais à bactéria.

Dessa maneira, percebe-se que é imprescindível a penetração do antibiótico na célula bacteriana. O transporte da droga ocorre de maneira ativa, sendo necessária, neste processo, a presença do oxigênio; daí a inatividade do antibiótico em condições de anaerobiose.

Por esse particular mecanismo de ação explica-se a sinergia que os aminoglicosídeos possuem com drogas que atuam sobre a síntese da parede celular bacteriana, como os betalactâmicos e os glicopeptídeos, entre outros. O antibiótico bactericida de parede induziria a síntese defeituosa da parede e, mesmo que esta ação não fosse por si só suficiente para matar a bactéria, propiciaria a entrada maciça na célula bacteriana do aminoglicosídeo, entrada essa que não ocorreria em tal magnitude se o aminoglicosídeo fosse utilizado isoladamente.

Quando alcança o interior da célula bacteriana, a droga liga-se ao ribossomo, especificamente à subfração 30S, alterando a fidelidade da tradução do mRNA. Este fato leva à síntese de proteínas anômalas que são incompatíveis com o metabolismo bacteriano, culminando com a morte do microrganismo.

A insensibilidade é observada, pelo exposto acima, nas bactérias anaeróbias. Cepas bacterianas sensíveis podem tornar-se resistentes por meio de três mecanismos: impermeabilidade da parede bacteriana, alteração molecular no ponto de ligação do antibiótico ao ribossomo e, o que é mais frequente, inativação enzimática. A ocorrência desta última é mediada por plasmídio, enquanto as duas primeiras são dependentes de mutação.

## FARMACOCINÉTICA

As características farmacodinâmicas são semelhantes para todos os membros do grupo. São antibióticos utilizados por via parenteral (IM/IV), topicamente, e, em raras ocasiões, por via oral. Menos de 1% é absorvido quando administrados por esta via.

Quando o antibiótico é aplicado por via IM, sua absorção se dá rapidamente, com níveis séricos máximos alcançados em 30 a 90 minutos. A aplicação venosa deve ser preterida, pela maior possibilidade de adversidades, devendo ser resguardada para pacientes com infecções graves, nos trombocitopênicos ou em situações em que a aplicação por IM esteja prejudicada – grandes queimados e pacientes caquéticos.

Os aminoglicosídeos possuem boa distribuição tecidual. Atingem concentrações terapêuticas no fígado, baço, pulmões, líquido sinovial e, especialmente, nos rins, onde chegam a alcançar concentrações 10 a 50 vezes maiores que no sangue. A despeito de suas concentrações pulmonar e hepática, não determinam níveis altos e estáveis nas secreções brônquicas e na bile. Atravessa de maneira irregular a barreira hematoencefálica, não dando segurança para seu emprego em infecções do sistema nervoso central (SNC). A barreira placentária é também ultrapassada, com níveis no líquido amniótico e no feto que correspondem a 25 a 50% dos níveis séricos.

Os aminoglicosídeos não sofrem metabolização, sendo eliminados de maneira inalterada, quase que exclusivamente por filtração glomerular (99%). Possuem baixa taxa de ligação proteica.

Apresentam meia-vida sérica de 2 a 3 horas. Metade da dose aplicada é recuperada na urina nas primeiras 24 horas e o restante fica concentrado no parênquima renal. O que justifica a administração da droga em intervalos de 8, 12 ou até 24 horas é que, mesmo depois que a metade da dosagem sérica é alcançada, esta concentração é superior à necessária para a ação dos aminoglicosídeos ante as formas bacterianas sensíveis. Além disso, exercem efeito pós-antibiótico (continuidade da ação terapêutica, mesmo depois do fim da concentração inibitória mínima), especialmente sobre bactérias Gram-negativas. Presume-se, além disso, que parte do antibiótico depositado no parênquima renal seja novamente mobilizada.

## EFEITOS COLATERAIS

Nefro e ototoxicidade talvez sejam as características mais lembradas dos aminoglicosídeos. É importante que seja assim, pois, a despeito de suas grandes potencialidades, as gravidades de seus paraefeitos sobre os rins e sobre o VIII par craniano não podem ser negligenciadás. Deve ser ressaltado que tais efeitos colaterais, se percebidos em seus estágios iniciais levando à interrupção da administração da droga, podem ser revertidos ou, no mínimo, estabilizados. Outro dado a ser salientado é que a lesão renal está diretamente relacionada a outros fatores, como dose e tempo de administração da droga, esquema posológico adotado (administração única diária diminui a nefrotoxicidade dos aminoglicosídeos), lesões renais preexistentes, desidratação, idade avançada e uso concomitante de outras substâncias também potencialmente nefrotóxicas, tais como anfotericina B, vancomicina, cefalosporinas, diuréticos de alça etc. É imperioso que durante o emprego de um aminoglicosídeo o médico avalie a função renal do paciente com a solicitação dos exames peculiares.

A ototoxicidade também é potencializada em situações como o uso dos aminoglicosídeos em idosos e a utilização conjunta com outras drogas lesivas ao ramo vestibulococlear, como o ácido etacrínico, por exemplo.

Além desses paraefeitos mais conhecidos, os aminoglicosídeos podem causar outros como dor por irritação no local da aplicação por via IM, paralisia respiratória devido ao bloqueio da atividade neuromuscular e superinfecção por supressão da biota (flora) microbiana normal.

## INTERAÇÕES MEDICAMENTOSAS

No que se refere às interações com outras drogas, existem associações proveitosas e outras que, além de não trazerem vantagens ao paciente, podem causar grandes malefícios.

A associação de um aminoglicosídeo com uma droga bactericida de parede (betalactâmicos, glicopeptídeos) potencializará a ação do aminoglicosídeo, como já foi referido. Isto é observado no tratamento de infecções causadas pelo enterococo, quando se utiliza em conjunto um aminoglicosídeo e uma penicilina, ou ainda quando se associa a gentamicina ou amicacina a piperacilina + tazobactam, ceftazidima ou aztreonam no tratamento de uma infecção por *Pseudomonas*. No tratamento de estafilococcias, a associação de um aminoglicosídeo com um betalactâmico apropriado tem-se mostrado muito útil. Nessa mesma situação, a utilização conjunta de um aminoglicosídeo com um glicopeptídeo tem apresentado resultados excelentes. Entretanto, quem prescreve não pode esquecer que esta associação aumenta os riscos de lesão renal, já que, sabidamente, os antimicrobianos dessas duas famílias são potencialmente nefrotóxicos. Esta associação fica a critério do médico, depois de serem analisados todos os riscos e benefícios.

O uso conjunto de aminoglicosídeos e agentes curarizantes aumenta o risco de ocorrência de parada respiratória.

Os betalactâmicos, em contato com um aminoglicosídeo, promovem a desestabilização deste e, por isso, essas drogas não devem ser colocadas no mesmo recipiente durante a infusão.

## Estreptomicina

Isolada em 1943 por Waksman, em culturas de *Streptomyces griseus.* Compartilha com os demais membros da família as características gerais, como farmacocinética, mecanismo de ação, merecendo destaque sua elevada ototoxicidade. Na atualidade, é usada principalmente como terapêutica alternativa na tuberculose, quando da falência dos esquemas usuais (TBMR) ou nos casos de hepatopatia grave. Pode ser utilizada ainda no tratamento da endocardite causada pelo enterococo, associada à penicilina G ou à ampicilina. Outras indicações da estreptomicina são o tratamento da peste, tularemia e brucelose.

A posologia usual é de 1 grama/dia para adultos e 25 a 30 mg/kg/dia para crianças. A duração do tratamento não deve exceder 10 dias, exceto nos casos de endocardite (15 dias). No esquema alternativo da tuberculose é utilizada pelo menos três meses.

Como fato histórico vale ser ressaltado que foi a estreptomicina a primeira arma realmente eficaz no tratamento de infecções causadas por bacilos Gram-negativos e o espetacular avanço que representou sua introdução no tratamento da tuberculose.

## Gentamicina

Foi obtida por Weinstein, em 1963, a partir de amostras de um fungo, o *Micronospora purpurea.*

Trata-se de uma substância complexa, constituída por três frações denominadas de gentamicina C1, gentamicina C1a e gentamicina C2. É uma substância alcalina, estável e hidrossolúvel.

Com relação à farmacocinética, efeitos adversos e resistência bacteriana, não difere muito dos demais componentes do grupo.

Este antibiótico está indicado no tratamento de infecções microbianas graves, confirmadas ou suspeitas, causadas por bactérias Gram-negativas, especialmente quando os agentes envolvidos são *Pseudomonas aeruginosa, Enterobacter, Klebsiella, Providencia, Morganella.*

Como já foi exposto, em determinadas situações ocorre elevação da potência quando a droga é associada a antibióticos bactericidas de parede. Assim, no tratamento de uma infecção que tenha como agente *Pseudomonas,* utiliza-se a gentamicina associada com piperacilina + tazobactam, ou com uma cefalosporina de 3ª geração, preferencialmente a ceftazidima. Nos casos de envolvimento do enterococo, uma das escolhas terapêuticas é a associação da gentamicina com uma cefalosporina 3ª geração ou com aztreonam. A utilização agregada da gentamicina com ampicilina é empregada nas meningoencefalites dos recém-nascidos, a despeito da irregular penetração da gentamicina no líquido cefalorraquidiano (LCR). Tal indicação baseia-se no fato de os agentes etiológicos mais prováveis serem enterobactérias, geralmente sensíveis a essa associação de antibióticos. Há ainda a considerar que a imaturidade da barreira hematoencefálica no recém-nascido facilita a penetração do aminoglicosídeo. Esta mesma associação é utilizada no tratamento da endocardite, onde o agente etiológico é o enterococo ou *Streptococcus viridans*.

Nas estafilococcias graves, a gentamicina deve ser utilizada junto com a oxacilina ou com a vancomicina. Optando-se pela associação com vancomicina, a vigilância da função renal deve ser redobrada, já que ambas as drogas podem lesar o rim.

A gentamicina pode ser utilizada na osteomielite crônica, sob a forma de pérolas que são implantadas no tecido ósseo, após a retirada dos sequestros.

Outra indicação é sua utilização, sob a forma de pomadas, em infecções cutâneas e colírios nas conjuntivites, em que os agentes sejam bacilos Gram-negativos ou estafilococos.

Eventualmente, a gentamicina pode ser utilizada por via oral, sob a forma de cápsulas de dissolução entérica, quando se busca a redução da flora intestinal sensível ao antibiótico, em situações de preparo do colo para cirurgias ou nos pacientes em coma hepático.

A posologia da gentamicina é de 3 a 5 mg/kg/dia, fracionada em duas ou três aplicações. Nas infecções graves, recomenda-se sempre a dose máxima.

**Nomes comerciais:** Garamicina® e Gentamicin®.

## Tobramicina

Em 1967 foi isolada pelo laboratório farmacêutico Lilly (EUA) uma substância denominada de nebramicina. Tratava-se de um complexo formado por diferentes fatores, sendo observado que o sexto fator possuía atividade antimicrobiana. Tal fator passou a ser denominado tobramicina.

Tobramicina possui comportamento farmacodinâmico semelhante ao da gentamicina, com a qual chega a apresentar resistência cruzada. O espectro também é bastante semelhante ao da gentamicina, embora estudos mostrem que a tobramicina parece ser mais eficaz diante de *Pseudomonas*.

Atualmente, a tobramicina é utilizada apenas por via tópica, sob forma de pomadas oftálmicas ou colírios.

## Neomicina

A neomicina foi obtida a partir de culturas de *Streptomyces fradiae*, em 1949. Aqui também se observa uma estrutura complexa, com três constituintes – neomicinas A, B e C. A fração com melhor atividade antimicrobiana é a B e, por conseguinte, é a de maior concentração nas apresentações comerciais.

Apesar de suas características serem semelhantes às dos demais componentes da família, algumas particularidades devem ser ressaltadas.

Devido a sua alta nefro e ototoxicidade, só é utilizada topicamente ou, em algumas situações, por via oral. Seu espectro de ação difere do que já foi visto até aqui, por possuir boa atividade sobre estreptococos e não agir sobre *Pseudomonas*. Tem atuação, *in vitro*, sobre micobactérias, o que na prática não tem importância, uma vez que não é absorvida por via oral. E se o fosse, os danos renais seriam enormes.

É utilizada principalmente sob a forma de pomadas, creme, soluções tópicas e colírios.

Por via oral, assim como a gentamicina, é utilizada no preparo do colo para cirurgias, ou no coma hepático.

Nos grandes queimados e em pacientes com ferimentos extensos a neomicina tópica, sendo mais absorvida, poderia determinar os efeitos tóxicos característicos. A instilação de solução de neomicina na orelha só está indicada no caso de otites externas e ainda assim deve ser feita com muito cuidado, pois pode ocorrer lesão coclear se houver perfuração timpânica.

A dose para a utilização por via oral é de 100 mg/kg/dia. A aplicação tópica deve ser repetida de 4 a 6 vezes ao dia.

## Amicacina

Trata-se de um aminoglicosídeo derivado da canamicina, sintetizado por Kawaguchi, no Japão, em 1972.

Sua principal característica é não ser afetada pela maioria das enzimas que inativam os demais aminoglicosídeos. A amicacina só era inativada pela 6-acetiltransferase, porém, recentemente, foi identificada outra enzima, sintetizada por algumas cepas de *Escherichia coli*, *Klebsiella* e *Pseudomonas aeruginosa*, que desestabiliza a droga.

O espectro da amicacina é considerado o mais amplo do grupo, em virtude do que já foi exposto acima. Ou seja, a escassa inativação enzimática.

Sua farmacocinética e efeitos colaterais não diferem do que já foi descrito para os demais aminoglicosídeos.

A principal indicação da amicacina é no tratamento de infecções graves por bacilos gram-negativos, especialmente as causadas por cepas resistentes à gentamicina, o que pode ser mais frequentemente observado em ambiente hospitalar. Seu uso ante o estafilococo deve ser feito junto com a oxacilina ou com uma cefalosporina de 3ª geração.

A posologia utilizada é de 15 mg/kg/dia, dividida em duas aplicações.

**Nomes comerciais:** Amicilon® e Sulfato de Amicacina®.

## Plazomicina

A resistência bacteriana crescente tem feito com que a indústria farmacêutica mantenha uma busca incessante por novas armas terapêuticas. Dessa forma, surgiu a **plazomicina,** um aminoglicosídeo de nova geração, obtido sinteticamente a partir da sisomicina.

Testes até agora realizados têm mostrado excelentes respostas ao uso da plazomicina no tratamento de graves infecções bacterianas, incluindo as causadas por bactérias Gram-negativas multirresistentes a drogas (MDR), como *Escherichia coli, Klebsiella pneumoniae* (KPC), *Pseudomonas aeruginosa*. Também, diante do *Staphylococcus aureus* resistente à meticilina, os resultados têm-se mostrado promissores. Outra característica fenomenal é que os estudos em humanos até hoje não têm relatado nefrotoxicidade ou ototoxicidade.

A posologia é 15 mg/kg, por via intravenosa, em dose única ao dia. Na maior parte das indicações, o tempo médio de uso tem sido de 5 dias.

## REFERÊNCIAS

Galani I, Souli M, Daikos GL, Chrysouli Z, Poulakou G, Psichogiou M, et al. Activity of plazomicin (ACHN-490) against MDR clinical isolates of Klebsiella pneumoniae, Escherichia coli, and Enterobacter spp. from Athens, Greece. Chemother. 2012;24(4):191-4.

Goodman L, Gilman A. As Bases Farmacológicas da Terapêutica. Rio de Janeiro: Guanabara Koogan; 1983.

Grahame-Smith DG, Aronson JK.Tratado de Farmacologia Clínica e Farmacoterapia. 3ª ed. Rio de Janeiro: Guanabara Koogan; 2004.

Hinrischsen SL. Doenças Infecciosas e Parasitárias. 1ª ed. Rio de Janeiro: Guanabara Koogan; 2005.

Landman D, Kelly P, Bäcker M, Babu E, Shah N, Bratu S, Quale J. Antimicrobial activity of a novel aminoglycoside, ACHN-490, against Acinetobacter baumannii and Pseudomonas aeruginosa from New York City. J Antimicrob Chemother. 2011;66(2):332-4.

Penildon S. Farmacologia. 7ª ed. Rio de Janeiro: Guanabara Koogan; 2006.

Poulikakos P, Falagas ME. Aminoglycoside therapy in infectious diseases. Expert Opin Pharmacother. 2013;14(12):1585-97.

Prado FC, Ramos J. Infecciosas. Guia Prático. Rio de Janeiro: Guanabara Koogan; 2004.

Tavares W. Manual de Antibióticos e Quimioterápicos Antiinfecciosos. 3ª ed. Rio de Janeiro: Atheneu; 2002.

Tavares W. Antibióticos e Quimioterápicos para o Clínico. 2ª ed. rev. e atual. São Paulo: Atheneu; 2009.

Tavares W. Antibióticos e Quimioterápicos para o Clínico. 3ª ed. rev. e atual. São Paulo: Atheneu; 2014.

Walkty H, Adam M. Baxter, A. Denisuik, Lagacé-Wiens P, et al. *In Vitro* Activity of_Plazomicin_against 5,015 Gram-Negative and Gram-Positive Clinical Isolates Obtained from Patients in Canadian Hospitals as Part of the CANWARD Study, 2011-2012A. Antimicrob Agents Chemother. 2014;58(5):2554-63.

Zhanel GG, Lawson CD, Zelenitsky S, Findlay B, Schweizer F, Adam H, Walkty A, et al. Comparison of the next-generation aminoglycoside plazomicin to gentamicin, tobramycin and amikacin. Expert Rev Anti Infect Ther. 2012;10(4):459-73.

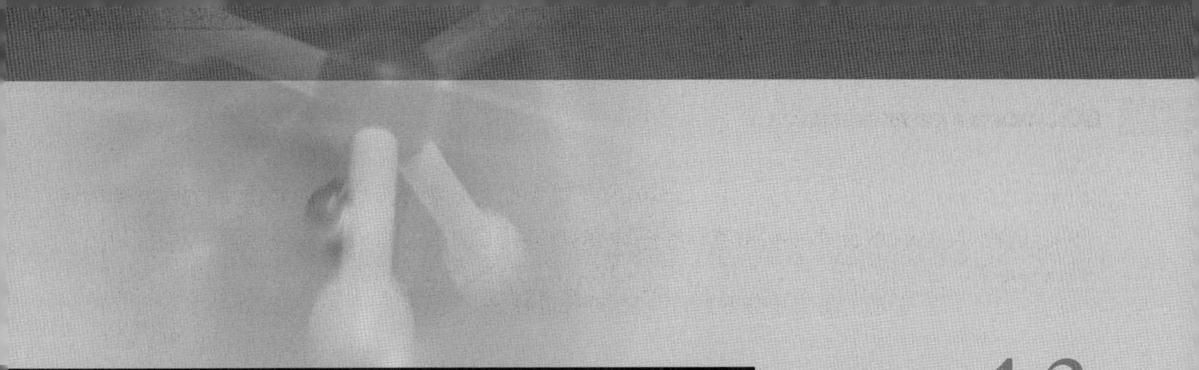

capítulo 13

José Maria C. Constant

# TETRACICLINAS

## INTRODUÇÃO

As tetraciclinas constituem um grupo de antibióticos de amplo espectro que interferem com a síntese proteica da bactéria, paralisando seu processo de multiplicação. São, portanto, antibióticos bacteriostáticos.

O surgimento da primeira tetraciclina (clortetraciclina, obtida de culturas de um fungo, *Streptomyces aureofaciens*) revolucionou a terapia antimicrobiana, visto que se contava, até aquele ano de 1948, apenas com o concurso da penicilina G e estreptomicina. Bacilos Gram-negativos, então indenes, passaram a ser atingidos pelo novo antibiótico.

Logo após a clortetraciclina (aureomicina), foi a vez da oxitetraciclina, consagrada entre nós com o nome de terramicina, elaborada pelo fungo *Streptomyces rimosus*. No enxurro das pesquisas veio a tetraciclina – celebrizada pela marca comercial Tetrex® – obtida pela via natural (do *Streptomyces texasis*), ou como derivado semissintético da clortetraciclina.

Muitos outros componentes surgiram, tornaram-se obsoletos ou mostraram-se inconvenientes – não vale a pena citá-los –, de modo que o grupo chegou aos dias atuais com três membros em uso – **tetraciclina, minociclina** e **doxiciclina** – e um, a **amadiciclina**, prestes a ser lançado.

Recentemente foi obtida a **tigeciclina**, que, a despeito de ser derivada da **minociclina**, é considerada precursora do novo grupo das **glicilciclinas**.

## ESPECTRO

- Cocos Gram-positivos e Gram-negativos.
- Bacilos Gram-positivos e Gram-negativos.
    - Espiroquetas.
- *Rickettsia*, micoplasma e clamídia.
- *Plasmodium falciparum* e *Entamoeba histolytica.*
- Oxiúros.

Espectro amplo, como se vê.

Lembramos, no entanto, que espectro antimicrobiano é fenômeno observado *in vitro*, não podendo, por muitas razões, ser integralmente convertido para a prática médica.

Comecemos verificando que muitos microrganismos listados atendem melhor a outros fármacos e que alguns deles desenvolveram resistência às tetraciclinas. Acresçam-se a isso as limitações farmacocinéticas, caracterizadas pela não concentração dos antibióticos do grupo em determinados sítios infecciosos. Assim, mesmo que uma tetraciclina ainda fosse ativa contra o meningococo, não estaria indicada no tratamento da meningite, em virtude de sua incapacidade de atravessar a barreira hematoliquórica. Há ainda o agravante de, em doença de tal gravidade, não se poder usar medicação por via oral.

E, para terminar com os exemplos, nenhum profissional de bom senso usaria tetraciclina para tratar oxiuríase.

## MECANISMO DE AÇÃO

Tetraciclinas são antibióticos bacteriostáticos que, penetrando no interior da célula bacteriana, ligam-se à subunidade 30S do ribossomo, impedindo a transcrição da mensagem genética pelo RNA transportador. Não haverá então alongamento da cadeia polipeptídica e a consequente formação da proteína essencial à bactéria.

## RESISTÊNCIA

É cruzada e transferível, por ser mediada por plasmídio. Expressa-se pela impermeabilização da membrana citoplasmática, impedindo o antibiótico de penetrar na célula bacteriana.

## FARMACOCINÉTICA

- As tetraciclinas atuais são usadas por via oral, sendo a minociclina e a doxiciclina muito bem absorvidas, inclusive na presença de alimentos. Da Tetraciclina pode-se dizer que sua absorção é satisfatória.
- Substâncias alcalinas (sais de cálcio, alumínio e magnésio) e o leite, provocando quelação das tetraciclinas, dificultam sua absorção.

- Difundem-se bem em quase todos os tecidos e líquidos orgânicos, com preferência por tecidos em crescimento rápido (embrião e feto), dentes e ossos.
- As concentrações biliares do antibiótico são 15 vezes superiores às plasmáticas.
- Infelizmente, as tetraciclinas atravessam a placenta, determinando níveis amnióticos e no concepto proporcionais aos da mãe.
- Eliminam-se pelo leite materno.
- Não atravessam bem a barreira meníngea, mesmo se ela estiver lesada.
- A meia-vida das tetraciclinas é variável, com 8 horas para a tetraciclina, 18 para minociclina e 23 para doxiciclina.
- A eliminação é também peculiar a cada tipo. Tetraciclina tem eliminação exclusivamente renal. Já a eliminação da minociclina é biliar, porém cerca de 10% é reabsorvido pelo ciclo êntero-hepático e eliminado pela via renal. Doxiciclina tem eliminação exclusivamente fecal.

## Indicações

Considerando-se o espectro e a farmacocinética, suas vantagens e limitações, passemos agora às indicações:

- Profilaxia do tétano.
- Tratamento da cólera, desde que não seja em criança com menos de 8 anos de idade, gestantes e nutrizes.
- Uretrite por clamídia e *Ureaplasma*. Essa indicação pode ser mal interpretada, uma vez que somente tetraciclina tem boa eliminação renal. Na verdade, o que se pretende e se consegue é a chegada do antibiótico pela via hematogênica e sua penetração nas bactérias em questão.
- Cancro mole, donovanose e linfogranuloma venéreo.
- Psitacose – ornitose e tracoma.
- Brucelose e peste.
- Sífilis, nos alérgicos à penicilina.
- Minociclina e doxiciclina, em virtude da alta concentração na derma, estão indicadas para o tratamento de acne.
- Juntamente com outras drogas, no tratamento da malária falcípara.

## Efeitos indesejáveis

- Digestivos.
- Pirose, náuseas, vômitos e diarreia, por simples irritação.
- Disbacteriose – por agirem sobre alguns Gram-negativos, as tetraciclinas podem deprimir a biota (flora) intestinal, propiciando sua substituição por microrganis-

mos não suscetíveis, tais como estafilococos, *Candida*, ou *Clostridium difficile*. Outras cavidades naturais (boca, vagina) podem ser igualmente afetadas.

- As tetraciclinas têm sido responsabilizadas por hepatite grave em gestantes.
- Depósito no esmalte dentário, provocando hipoplasia e coloração acinzentada.
- Ulceração do esôfago – um único caso (diagnosticado por esofagoscopia) foi observado em paciente que ingeriu um comprimido de doxiciclina, ao deitar, sem acompanhamento de líquido.

## Renais

Glicosúria, proteinúria e fosfatúria (uma fenocópia da síndrome congênita de Fanconi), consequente ao uso de tetraciclina fora do prazo de validade.

## Outros

- Depósito nas epífises ósseas.
- Minociclina tem sido responsabilizada por lesão do ramo vestibular do VIII par craniano, razão que limita sua associação com aminoglicosídeos.
- Por terem sido relatados, citamos como possíveis efeitos colaterais das tetraciclinas a miopia transitória e a hipertensão intracraniana (com abaulamento de fontanelas) em lactentes.

## Contraindicações

- Crianças com menos de 8 anos de idade, ainda que a indicação seja etiologicamente favorável. A existência de inúmeros antibióticos que podem substituir as tetraciclinas não justifica os riscos de usá-las.
- Gestantes – além da possibilidade de hepatite grave, há que se considerar a avidez das tetraciclinas por tecidos em crescimento rápido, que pode redundar em depósito nos tecidos do concepto e consequente teratogênese.
- Nutrizes – a presença de tetraciclina no leite materno é uma limitação à sua prescrição durante a amamentação. Vale, no entanto, salientar que a conhecida quelação das tetraciclinas pelo leite não permitiria sua absorção pelo intestino do lactente.
- Insuficiência hepática – contraindicação absoluta, já que as tetraciclinas são metabolizadas no fígado.
- Insuficiência renal, contraindicação que não vale para a doxiciclina, cuja eliminação é totalmente fecal.

## Doses

- **Tetraciclina** – 20 a 40 mg/kg/dia, em doses com intervalo de 6 a 8 horas.
- **Minociclina** – 200 mg. Inicialmente, seguidos de 100 mg a cada 12 horas.
- **Doxiciclina** – 200 mg. inicialmente. Seguir com 100 mg ao dia.

## Interações

Além da clássica interação com as substâncias alcalinas, levando à quelação do antibiótico e sua não absorção, devemos citar as que seguem.

- Bicarbonato de sódio, talvez por elevar o pH gástrico, dificulta a chegada das tetraciclinas ao intestino, prejudicando assim sua absorção.
- As tetraciclinas, como qualquer bacteriostático, antagoniza os antibióticos betalactâmicos, que só agem quando a bactéria se multiplica.
- A utilização simultânea de tetraciclinas e carbamazepina, ou barbitúricos, diminui a atividade do antibiótico.
- Tetraciclinas interferem com o metabolismo dos esteroides, podendo comprometer a eficácia dos contraceptivos orais, favorecendo uma gravidez inesperada.

## AMADICICLINA

Derivada da minociclina, será utilizada por via oral e merece a abordagem à parte, não por ser nova, mas realmente pelo amplo espectro que apresenta, onde estão Gram-positivos como *Staphylococcus aureus* **resistente à meticilina**, *Enterococcus* **resistente à vancomicina** e *Streptococcus pneumoniae* **resistente à penicilina**.

Entre os Gram-negativos são citados *E. coli, Klebsiella pneumoniae* e *Haemophilus influenzae.*

## GLICILCICLINAS

As glicilclinas são antibióticos semissintéticos derivados de tetraciclina, cuja pesquisa é justificada pelo aumento do espectro antimicrobiano e pela menor sensibilidade aos mecanismos de resistência bacteriana.

Trata-se de antibióticos com amplo campo de ação, em cujo espectro estão incluídos multirresistentes, Gram-positivos e Gram-negativos. Não agem, no entanto, sobre *Pseudomonas* e *Proteus* sp.

Tigeciclina é, até o momento, a única glicilciclina em uso.

## TIGECICLINA

Sendo um antibiótico derivado da **minociclina**, a despeito do diferencial conferido por suas qualidades (amplo espectro, ação sobre multirresistentes), não deve ter negligenciada sua origem, visto que apresenta efeitos indesejáveis e limitações peculiares ao grupo original. Em outras palavras, tigeciclina se nos afigura como uma nova e excelente tetraciclina. Lembramos que amicacina (derivada da canamicina), a despeito de todas as virtudes em relação à droga original, nunca deixou de ser um aminoglicosídeo.

## Mecanismo de ação

É um antibiótico bacteriostático, agindo sobre a síntese proteica da bactéria.

## Farmacocinética

Usada exclusivamente pela via parenteral (IV), difunde-se muito bem no plasma. As concentrações biliares e pulmonares são, respectivamente, 38 e 8 vezes maiores que a sérica.

Como é de esperar, não determina níveis liquóricos terapêuticos.

Uma qualidade da tigeciclina é não interferir com a atividade do sistema enzimático P450, não competindo, portanto, com drogas (vardenafil, teofilina, digoxina, por exemplo) que utilizam essa via metabólica.

## Eliminação

- Biliar – fecal: 59%.
- Renal – 33%.

## Espectro

- Cocos Gram-positivos
- Estafilococos sensíveis e resistentes à meticilina.
- Enterococos – *E. faecalis* e *E. faecium*
- *Streptococcus agalactiae.*

### Bacilos Gram-negativos

- *E. coli, Klebsiella pneumoniae, Enterobacter aerogenes, Serratia marcescens, Acinetobacter.*
- Anaeróbios, inclusive *Bacteroides fragilis.*

#### Limitações

- Não deve ser utilizado em menores de 18 anos e em grávidas e nutrizes.
- Não atua sobre *Proteus* e *Pseudomonas.*

#### Doses

- 100 mg inicialmente, seguidas de 50 mg a cada 12 horas.

#### Efeitos colaterais

De modo geral, os mesmos observados com o uso das tetraciclinas, tais como náuseas, vômitos e diarreia, emergência de disbacteriose, manchas dentárias e colite pseudomembranosa.

### Indicações

- Infecções complicadas de pele e anexos.
- Infecções intra-abdominais por *Citrobacter freundii, Enterobacter cloacae, E. coli, Klebsiella oxytoca, K. pneumoniae, Enterococcus faecalis, S. aureus, B. fragilis.*

### Resistência

Até agora o mecanismo de resistência mais saliente é a ativação de bomba de efluxo, através da qual a bactéria retira o antibiótico do seu interior.

### Nome comercial

- Tygacil® – frasco-ampola com 50 mg.

## REFERÊNCIAS

Amato Neto V et al. Antibioticoterapia na Prática Médica. São Paulo: Gramet; 1972.

Boletim Técnico-científico UNIMED Santa Catarina – ano 2 Nº 4 Novembro 2007.

Braunstrei A, Papo N, Shay Y. In Prática Hospitalar, Ano VII, nº 38, mar-abr. 2005.

Canton, Ph. E MAY, th. Tetracyclines. EMC Maladies Infectieuses, 1º vol. Paris, Editions Techniques, 1978.

Dias AF. Tetraciclinas. Revista Médica, 1970;543(4):87.

Garcia-Sánchez JE, Garcia-Merino E, Martin-del-Rey A, Garcia-Sánchez E. Antibiotherapy in the 21 st century, antibacterials for the second decade. Posibilities or realities in the future? Rev Esp Quimioter. 2012;25(2):100-21.

Goodman L, Gilman A. As Bases farmacológicas da Terapêutica. Rio de Janeiro: Guanabara Koogan; 1983.

Lopes HV. Tigeciclina: nova arma antibacteriana. Rev Panam Infectol. 2006;8(1):45-46.

Lucht F. Tetracyclines. EMC. Maladies Infectieuses. Paris: Editions Techniques; 1983.

Penildon S. Farmacologia. 7ª ed. Rio de Janeiro: Guanabara Koogan; 2006.

Tavares W. Manual de Antibióticos e Quimioterápicos Antiinfecciosos. 3ª ed., Rio de Janeiro: Atheneu; 2002.

Tavares W. Antibióticos e Quimioterápicos para o Clínico. 2ª ed. rev, atual. São Paulo: Atheneu; 2009.

Tavares W. Antibióticos e Quimioterápicos para o Clínico. 3ª ed. rev. e atual. São Paulo: Atheneu; 2014.

Trabulsi LR, Alterthum F. Microbiologia. 5ª ed. São Paulo: Atheneu; 2008.

Veronesi R. Doenças Infecciosas e Parasitárias. Rio de Janeiro, Guanabara Kogan, 1982.

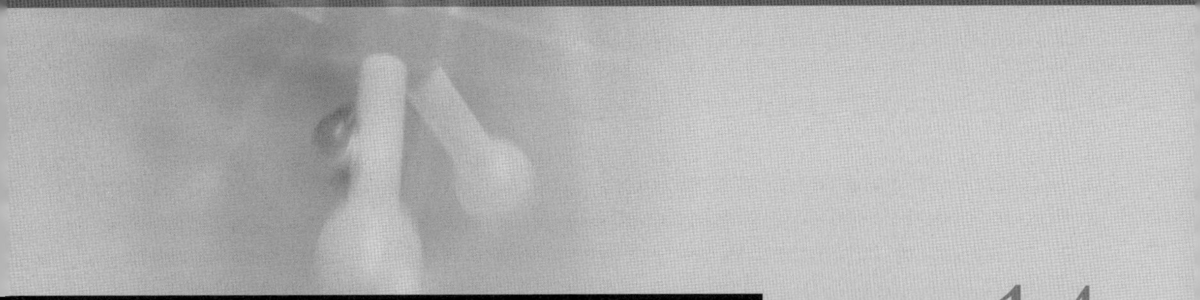

capítulo 14

André B. L. Constant

# Macrolídeos – 1

Os macrolídeos formam uma família de antibióticos que se caracterizam pela presença de um anel lactânico macrocíclico, ao qual se encontram ligadas uma ou duas moléculas de açúcares (aminoglucida).

O antibiótico precursor desse grupo é a eritromicina (1952), sendo secundada por um número grande de componentes, como oleandomicina, carbomicina, quitosamicina, rosamicina, entre outros. Tais drogas não foram utilizadas na prática ou logo foram abandonadas, por não apresentarem vantagens substanciais com relação à eritromicina e por apresentarem, às vezes, efeitos colaterais potencialmente mais graves. Entre os sucedâneos imediatos da eritromicina podemos destacar a miocamicina (não mais comercializada no Brasil) e a espiramicina, hoje praticamente usada apenas na abordagem terapêutica da toxoplasmose, como veremos adiante.

Como inicialmente não surgiram novos componentes que representassem avanço em relação à droga precursora, este grupo de antibióticos passou a despertar pouco interesse e careceu de destaque no dia a dia do profissional de medicina. Tal situação mudou ao surgirem novos macrolídeos, a partir de 1983, com características inovadoras, principalmente no que diz respeito à farmacocinética e ao espectro de ação. Os mais novos macrolídeos são a roxitromicina (não mais encontrada no mercado brasileiro), claritromicina, azitromicina, diritromicina e telitromicina.

## MECANISMO DE AÇÃO

Todos os componentes possuem o mesmo mecanismo de ação. Os macrolídeos são antibióticos bacteriostáticos. Atuam impedindo o alongamento da cadeia polipeptídica e, por conseguinte, paralisam a síntese proteica da bactéria. O antibiótico liga-se à subunidade 50S ribossômica, impedindo a transferência do aminoácido carreado pelo RNAt para a cadeia polipeptídica.

Os macrolídeos podem agir como bactericidas sobre algumas bactérias muito sensíveis a eles. Para que tal efeito seja observado, é necessário que o antibiótico atinja concentrações bastante elevadas, não recomendáveis porquanto os efeitos adversos superariam qualquer vantagem obtida com o aumento da dose.

Os macrolídeos utilizam o mesmo ponto de ligação ribossômica que as lincosamidas e o cloranfenicol e por isso não devem ser associados a eles.

## RESISTÊNCIA

São conhecidos três mecanismos moleculares de resistência aos macrolídeos, por determinadas cepas bacterianas: alteração no local de ligação da droga (o mecanismo mais importante), ativação de uma bomba de efluxo pela célula bacteriana e inativação enzimática da droga.

A ocorrência de resistência cruzada entre os vários componentes do grupo é uma possibilidade sempre presente.

Vem crescendo de maneira progressiva a resistência a esse grupo de antibióticos, por parte do *S. aureus, S. pneumoniae, H. influenzae* e *M. catarrhalis*, bactérias que estão entre os principais patógenos causadores de pneumonias comunitárias (PAC). Deve ser ressaltado que no Brasil a falência no tratamento com macrolídeos da PAC sem fatores de risco (comorbidade) ainda é baixa, notadamente quando do uso dos novos antibióticos do grupo.

### Eritromicina

Primeiro membro da família dos macrolídeos, a eritromicina foi descoberta por Mc Guire et al. em 1952, sendo um metabólito produzido pelo *Streptomyces erythreus*. O fungo foi isolado em amostras de solo obtidas na ilha Panay, no arquipélago das Filipinas.

Trata-se de uma substância quimicamente complexa, constituída por três subfrações, as eritromicinas A, B e C. A que possui a maior atividade antimicrobiana é a subfração A. A união destas três subfrações constitui a eritromicina básica.

Nessa forma, a eritromicina apresenta uma série de inconvenientes para sua utilização, indo desde o sabor extremamente desagradável, à instabilidade em meio ácido, até sua baixa hidrossolubilidade. Buscando eliminar tais inconvenientes, a indústria farmacêutica combinou a eritromicina com ácidos orgânicos, o que levou à formação de sais e ésteres. Assim foi obtido, entre outros, o estearato de eritromicina, o estolato de eritromicina, o etilsuccinato de eritromicina, gluceptato de eritromicina e o lactobionato de eritromicina.

Na atualidade, a eritromicina é utilizada no Brasil sob a forma de eritromicina base, para aplicações tópicas, estearato e estolato para administração por via oral. As preparações para utilização parenteral praticamente não são mais utilizados entre nós, por existirem outros antibióticos que possuem a mesma, ou melhor, atuação sobre as bactérias sensíveis, sem as reações adversas desencadeadas por essas preparações.

Entre as formas para utilização por via oral, deve ser ressaltado que o estolato de eritromicina, por ser mais resistente à inativação ácida estomacal, determina níveis séricos maiores.

Por fim, deve ser dito que os ésteres de eritromicina são quimicamente inertes, ou seja, não possuem atividade antimicrobiana. Funcionam como "pró-droga" que, por resistirem melhor à inativação ácida no estômago, permitem melhor absorção entérica. Uma vez na corrente sanguínea e nos tecidos, os ésteres de eritromicina sofrem a ação de enzimas (estearases teciduais) liberando a eritromicina ativa.

## Espectro antimicrobiano

O espectro da eritromicina é considerado médio. Age sobre cocos Gram-positivos (estreptococos e etafilococos), cocos Gram-negativos (*neisserias*) e bacilos Gram-positivos, especialmente clostrídios e corinebactérias.

Sua atividade sobre *Haemophilus influenzae* é irregular, não conferindo segurança no tratamento de infecções causadas por esse microrganismo. Possui atividade ainda sobre *B. pertussis, Chlamydia, Mycoplasma pneumoniae, Vibrio cholerae, Legionella, Brucella, H. vaginalis*, espiroquetas (treponemas, leptospiras), micobactérias atípicas (*Mycobacterium kansasii, Mycobacterium intracellulare, Mycobacterium scrofulaceum*) e *Entamoeba histolytica*.

A eritromicina mantém boa atividade sobre a *B. pertussis, C. diphtheriae* e *Legionella pneumophila*, sendo, portanto, droga sempre lembrada na terapêutica de situações onde essas bactérias estejam envolvidas.

Vale salientar que, em virtude de sua atuação irregular sobre *H. influenzae* e devido ao aparecimento de um número cada vez maior de cepas de *S. pneumoniae* e *Staphylococcus aureus* (principalmente os MRSA) resistentes, a eritromicina não oferece segurança para o tratamento de processos infecciosos causados por estes patógenos. Mormente se houver gravidade.

O médico deve levar sempre em conta que a escolha de um antibiótico não depende apenas da sensibilidade do microrganismo envolvido. É preciso também considerar se o fármaco é capaz de determinar níveis terapêuticos no local da infecção. Assim, apesar da sensibilidade da *N. meningitidis* à eritromicina, esta não pode ser utilizada no tratamento da meningite meningocócica, uma vez que não consegue atravessar a barreira hematoencefálica, como veremos a seguir.

## Farmacocinética

A eritromicina é instável em meio ácido, tendo sua absorção diminuída quando administrada junto com alimentos. Para diminuir a inativação ácida, a droga é revestida por cápsulas de dissolução entérica, ou em soluções tamponadas. Por resistir mais às secreções ácidas estomacais, o estolato de eritromicina consegue determinar taxas maiores de absorção que o estearato de eritromicina.

Após superar a barreira ácida do estômago, a droga é absorvida nas primeiras porções do intestino delgado, não o sendo mais nas partes finais do íleo e no cólon.

Difunde-se bem em praticamente todos os tecidos e líquidos orgânicos, com exceção do SNC, onde não determina níveis terapêuticos seguros. Atravessa de maneira insatisfatória a barreira placentária. Os níveis fetais variam de 6 a 20% dos níveis séricos maternos.

A eritromicina tem excelente concentração intracelular, o que a torna uma alternativa bastante atraente para o tratamento de infecções causadas por microrganismos que aí se localizam, como a clamídia e o micoplasma, por exemplo.

Possui meia-vida sérica de 1,5 hora, embora nos tecidos permaneça por período maior. Mesmo depois de decorrido esse tempo sua concentração é ainda maior que o mínimo exigido para sua atuação bacteriostática sobre as formas sensíveis.

A taxa de ligação proteica varia de 20 a 70%. Apesar de sofrer metabolização hepática (desmetilação), a eritromicina é eliminada maciçamente por via biliar, em atividade. Apenas 2% do antibiótico é eliminado por via renal em atividade. Tais fatos justificam a necessidade de redução da dose ou, o que é mais sensato, a substituição da eritromicina nos pacientes com hepatopatias graves. Já nos portadores de insuficiência renal tal preocupação não existe.

## Indicações

A eritromicina tem indicação precisa, por ser droga de primeira escolha, no tratamento das infecções causadas pelo bacilo diftérico, embora deva ser feita a ressalva que nos casos graves de difteria a droga é preterida em favor de um betalactâmico de uso parenteral (penicilina cristalina). Vale lembrar que no Brasil as apresentações de eritromicina para uso parenteral têm uso muito restrito. Outra boa indicação do antibiótico, ainda em relação à difteria, é na quimioprofilaxia dos comunicantes.

Durante muito tempo a eritromicina ocupou de maneira inconteste a posição de droga de primeira linha na terapêutica da coqueluche. Apesar de o antimicrobiano ainda manter uma boa atuação sobre a *Bordetella pertussis*, em muitos casos tem sido preterido em favor de outras drogas, como a azitromicina, seja por comodidade posológica, seja devido a alguns efeitos adversos que podem ser observados quando do seu uso, principalmente em pacientes com menos de 6 meses de idade, como a estenose hipertrófica do piloro.

Eritromicina está bem indicada no tratamento do eritrasma, infecção causada pelo *Corynebacterium minutissimum*, podendo ainda ser utilizada, como alternativa, no tratamento da legionelose e pneumonias atípicas causadas por *Mycoplasma pneumoniae* e

*Chlamydia pneumoniae*. É empregada no tratamento de infecções urogenitais que tenham como agentes causadores a clamídia, ureaplasma, micoplasma, *Calymmatobacterium granulomatis* (granuloma inguinal) e *Haemophilus ducrey* (cancro mole).

Nas infecções respiratórias, a eritromicina é uma alternativa terapêutica sempre lembrada, embora devam ser feitas observações quanto à localização do processo infeccioso. Nas infecções respiratórias altas (amidalites, sinusites, otites, faringites), devido ao pequeno potencial de evoluírem para processos graves, a eritromicina pode ser utilizada e substituída a tempo em caso de falha terapêutica. Nas infecções respiratórias baixas, notadamente nas pneumonias, não mais oferece segurança.

Durante muito tempo a eritromicina foi boa alternativa à penicilina, na terapêutica das pneumonias comunitárias. Hoje, com o crescente número de cepas de pneumococos resistentes, sua ação irregular sobre *H. influenzae* e o desenvolvimento de novas drogas que melhor atuam sobre os principais agentes causadores das PACS perderam importância no tratamento destas infecções. A droga só deve ser utilizada se não existir melhor alternativa e ainda assim em pacientes não idosos e sem comorbidade.

A eritromicina pode ser utilizada no tratamento da amebíase intestinal, desde que seja apresentada em cápsulas a serem desintegradas no intestino grosso.

No tratamento da sífilis, quando não houver envolvimento neurológico, pode ser utilizada como alternativa à penicilina G. Na sífilis da gestante, se for imperioso o uso da eritromicina (estearato), deve-se considerar que o concepto não será beneficiado, uma vez que o antibiótico não atravessa a barreira placentária. Impõe-se então o posterior tratamento do recém-nascido com penicilina G potássica (cristalina) ou G procaína.

Existem preparações para uso tópico (eritromicina base solução a 2%) que podem ser utilizadas no tratamento da acne.

Eritromicina é a segunda escolha para o tratamento de infecções por bactérias sensíveis à penicilina G, quando esta não puder ser utilizada e a situação clínica permitir.

## Reações adversas

Em condições normais, a eritromicina é bem tolerada, por ser desprovida de efeitos tóxicos. Seus efeitos colaterais estão ligados ao aparelho digestivo. Podem ocorrer náuseas, vômitos, dor abdominal, pirose e diarreia. Esta se deve a uma ação estimuladora da contratilidade intestinal e não à supressão da biota (flora) normal do intestino.

Um efeito adverso possível é a icterícia colestática observada em alguns pacientes com o uso de eritromicina sob a forma de estolato, efeito esse observado com mais frequência nas gestantes.

Ototoxicidade com perda reversível da audição foi descrita em alguns pacientes que receberam superdoses.

## Interações medicamentosas

A eritromicina, por atuar no mesmo sítio ribossômico que as lincosamidas e o cloranfenicol, não deve ser utilizada em conjunto com essas drogas. Haverá competição pelo sítio de ligação e consequente antagonismo.

Outra associação inconveniente é a da eritromicina, um bacteriostático, com um antibiótico bactericida que atue sobre a síntese da parede celular, como os betalactâmicos, já que a condição básica para a atuação destes é que a bactéria esteja em multiplicação.

A eritromicina interfere no metabolismo de algumas drogas que têm seu processo mediado pelo citocromo P450. Assim o uso concomitante do macrolídeo com a carbamazepina, digoxina, warfarina, teofilina, anovulatórios e glicocorticoides pode levar ao acúmulo destas drogas com consequentes efeitos tóxicos.

### Posologia

- **Crianças:** 30 a 40 mg/kg/dia dose fracionada em quatro tomadas.
- **Adultos:** 1 a 2 gramas/dia, em 4 tomadas.

O estolato de eritromicina (única formulação hoje disponível), por determinar níveis maiores devido a sua melhor absorção, pode ser fracionado em 3 tomadas diárias se a situação clínica permitir.

### Nomes comerciais

- **Via oral:** Ilosone®, Eritrex®, Estolato de eritromicina®, Rubromicin®, LAFEP Eritromicina® (todos estolato).
- **Tópico:** Ilosone® gel e solução, Stiemycin®.

## Espiramicina

Isolada em 1954 na França, a partir de culturas do *Streptomyces ambofaciens*, a espiramicina, também denominada foromacidina, é uma substância complexa formada por três frações denominadas espiramicinas I, II e III. A subfração I é a mais ativa.

Possui a farmacocinética semelhante à da eritromicina, embora sofra menos inativação pelo baixo pH estomacal. Apresenta níveis séricos semelhantes aos da eritromicina, porém seus níveis teciduais são maiores. Como, no entanto, sua potência antibiótica é menor do que a da eritromicina, o resultado é que a ação terapêutica de ambas é equivalente.

Após sua absorção, a droga alcança concentrações em vários órgãos e líquidos corporais, especialmente nas amídalas, saliva, fígado, tecido linfático, rins, pulmões, secreção brônquica, próstata e órgãos pélvicos femininos. Possui alta concentração na **placenta**, porém não a ultrapassa em níveis confiáveis e regulares. Os níveis fetais correspondem a cerca 7% dos maternos. Essa pequena e variável taxa do antibiótico que chega ao concepto não determina concentrações no encéfalo, do que resulta sua inutilidade nos casos de toxoplasmose, se o tecido nervoso (do concepto) foi invadido pelo *Toxoplasma gondii*. A droga não ultrapassa a barreira hematoencefálica e também não determina níveis terapêuticos intraoculares.

Devido à alta e prolongada concentração tecidual, determina níveis terapêuticos por mais de 24 horas, embora sua meia-vida sérica seja de 4 a 5 horas. A espiramicina sofre metabolização hepática e é maciçamente eliminada pela via biliar. A via urinária responde por apenas 10% da sua eliminação.

O espectro de ação é semelhante ao da eritromicina. Além dos Gram-positivos, atua ainda sobre *Moraxella catarrhalis, Chlamydia trachomatis, M. pneumoniae, Legionella pneumophila, Neisserias*. Destaca-se sua boa atividade sobre *T. gondii*. Deve ser ressaltado ainda sua atividade sobre o *Streptococcus mutans, Bacteroides gingivalis*, entre outras bactérias da microbiota oral relacionadas com cárie dentária e outros processos como gengivites e periodontites. Sua atuação sobre o *H. influenzae* não é considerada segura, já que várias cepas são resistentes.

A espiramicina possui praticamente todas as indicações da eritromicina. Devido a sua alta concentração salivar e sua atuação sobre boa parte da flora relacionada à gênese de infecções odontogênicas e estomatológicas, a espiramicina deve ser lembrada para terapêutica dessas situações clínicas. Hoje porém, na prática, sua principal utilização é no tratamento da toxoplasmose aguda na grávida, devido a sua alta concentração no tecido placentário. A rápida instalação da terapêutica busca impedir o acesso do toxoplasma ao concepto. Se este já estiver parasitado pelo esporozoário, a espiramicina não será capaz de deter as alterações cerebrais que poderão advir. O antibiótico pode ser utilizado na toxoplasmose adquirida em sua forma linfoglandular.

Espiramicina é usada exclusivamente pela via oral, na seguinte posologia:

- **Crianças:** 50 a 100 mg/kg/dia.
- **Adultos:** 2 a 3 gramas/dia.

A dose diária deve ser fracionada em 3 a 4 tomadas.

Na toxoplasmose adquirida, o tratamento deve ser mantido durante 3 a 6 semanas e, na grávida, por todo período da gestação.

### Nomes comerciais

- Rovamicina®, Espiramicina®.

## Claritromicina

A claritromicina foi introduzida no mercado em 1984. Trata-se também de um macrolídeo semissintético, obtido a partir da eritromicina pela alquilação do grupamento hidroxila presente no carbono 6.

### Espectro

O espectro antimicrobiano é semelhante ao da eritromicina, mantendo boa atividade sobre estreptococos e *Bordetella pertussis*. No entanto, alguns aspectos particulares devem ser destacados.

- Atua sobre estafilococos e pneumococos, com potência maior que a eritromicina. Também possui melhor atuação sobre bactérias atípicas, *Chlamydia trachomatis, Mycoplasma pneumoniae* e *Legionella pneumophila*.

- Ao contrário da eritromicina, tem atividade regular sobre *H. influenzae*.
- Possui atuação sobre *T. gondii, Mycobacterium leprae, M. avium*, ficando de fora, entretanto, o bacilo de Koch.
- Atua sobre anaeróbios, incluindo algumas cepas de *Bacteroides fragilis*.
- A claritromicina é usada, em associações com outras drogas, na erradicação do *H. pylori*, bactéria associada a gastrite, úlcera péptica e carcinoma gástrico.

## Absorção, distribuição e eliminação

Claritromicina é ácido estável e hidrossolúvel, podendo, portanto, ser administrada por via oral ou parenteral (IV), o que representa um salto de qualidade na terapêutica de doenças graves, onde a via parenteral tem preferência, ou naqueles pacientes com dificuldade de deglutição.

Possui boa distribuição tecidual, penetrando especialmente nos tecidos pulmonares, do ouvido médio, dos seios paranasais, além de baço, fígado e órgãos genitais femininos. Um dado com relação à farmacocinética da claritromicina, ao qual todo médico deve estar atento, é que, diferentemente de todos os outros membros da família, **sua eliminação é predominantemente renal**. Dessa forma, em paciente com insuficiência renal será necessário fazer um ajuste de dose ou a substituição do antibiótico.

Sua meia-vida é de 5 a 7 horas, e após a metabolização hepática a atividade antimicrobiana continua sendo exercida pelo seu metabólito principal, a 14-hidroxiclaritromicina.

## Indicações

- Claritromicina é utilizada com sucesso no tratamento de infecções respiratórias altas (amidalite, faringite, sinusite, otite) e baixas (pneumonias, incluindo as atípicas), infecções dermatológicas (impetigo, furúnculo, abscesso e celulite).
- Nos pacientes de AIDS, com CD4 abaixo de $100/mm^3$, a claritromicina pode ser usada na profilaxia, primária e secundária, das infecções causadas pelo complexo *Mycobacterium avium intracellulare*. Naqueles em que a infecção já estiver em atividade, a droga deve ser utilizada em associação com o etambutol, podendo ser necessário ainda o emprego de outros antimicrobianos como ofloxacino, ciprofloxacino ou a amicacina.
- A associação claritromicina com amoxicilina ou metronidazol é preconizada para a erradicação do *H. pylori* da mucosa estomacal.
- Na toxoplasmose cerebral, a claritromicina é uma alternativa, quando é impossível a utilização da terapêutica de escolha, ou seja, a associação da sulfadiazina com a pirimetamina.
- Por sua ação sobre o bacilo da lepra, pode ser utilizada no tratamento desta patologia.
- A claritromicina possui preparações para utilização por via oral e parenteral (IV).

### Efeitos adversos

Além dos efeitos adversos sobre o aparelho digestivo já citados, existe a possibilidade do aparecimento de flebite quando do uso da droga por via parenteral ou intravenosa.

### Posologia

- **Crianças:** 15 mg/kg/dia fracionada em duas tomadas.
- **Adultos:** 250 mg 12/12 horas
  500 mg a 1 grama em situações de gravidade.
- **Nomes comerciais:** Klaricid®, Klaritril®, Claritromicina®, Cozib®.

## AZITROMICINA

A azitromicina é o primeiro componente de um subgrupo dos macrolídeos denominado azalídeos. Trata-se de uma droga semissintética obtida pela adição de um átomo de nitrogênio, na posição nove do anel lactânico da eritromicina A. Foi sintetizada em 1986.

### Mecanismo de ação

À maneira dos demais membros da família, é um antibiótico bacteriostático.

### Espectro antimicrobiano

A azitromicina possui atividade sobre bactérias Gram-positivas, como o *Staphylococcus epidermidis, S. aureus* – não agindo, entretanto, sobre as cepas meticilinorresistentes (MRSA) – *Streptococcus pyogenes, S. viridans, S. pneumoniae, Corynebacterium diphteriae, Listeria monocytogenes.*

Em analogia à eritromicina, sua atuação sobre cocos e bacilos Gram-positivos é ligeiramente menor. Por outro lado, diante de bactérias Gram-negativas, a azitromicina possui desempenho muito mais eficiente.

Atua com segurança sobre *Haemophilus influenzae, H. parainfluenzae, H. ducreyi, Gardnerella vaginalis, Moraxella catarrhalis, Legionella, Bordetella pertussis, Shigella* sp., *Vibrio cholerae.* Sobre *Escherichia coli* e *Salmonella* sp., sua atividade é irregular.

Age ainda sobre *Chlamydia trachomatis, Mycoplasma pneumoniae, H. ducreyi, M. hominis, Ureaplasma urealyticum* e *Treponema pallidum.* Tem ação sobre *T. gondii, Pneumocystis jirovecii* e sobre o complexo *Mycobacterium avium intracellulare*, agentes oportunistas que podem causar infecções graves em pacientes HIV positivos.

Não atua sobre *Pseudomonas aeruginosa, Klebsiella* sp., *Bacteroides fragilis, Mycobacterium tuberculosis* e *Enterococcus faecalis.*

### Absorção, distribuição e eliminação

A azitromicina é estável em meio ácido, porém sua absorção é prejudicada quando administrada junto com alimentos, podendo, nesse caso, sofrer redução de 50%.

Sua concentração tecidual é muito superior (50 vezes) à concentração sanguínea e mantém-se por longo tempo. A meia-vida sérica é de 14 a 20 horas, mas sua concentração nos tecidos é mantida por mais de 60 horas.

Um fator de extrema importância é a capacidade da azitromicina de se concentrar no interior dos lisossomos dos fagócitos, que a transportam e a liberam em alta concentração no local onde está ocorrendo o processo patológico.

É pouco metabolizada e eliminada por via biliar, sendo encontrada nas fezes, em sua maior parte inalterada.

## Indicações

O antibiótico está indicado no tratamento de infecções de pele, infecções urogenitais e respiratórias.

- **Infecções dermatológica** – impetigo, furúnculo e celulites, cujos agentes etiológicos mais frequentes são os estreptococos e os estafilococos.
- **Infecções urogenitais** – a azitromicina (1 grama) constitui, junto com a ciprofloxacina (500 mg) ou a ceftriaxona (500 mg), a terapia de escolha para a abordagem empírica das síndromes do corrimento uretral e cervical. Também é utilizada na terapêutica da sífilis e do cancro mole (*H. ducreyi*).
- **Infecções respiratórias** – na terapêutica da coqueluche, a azitromicina, em muitos protocolos, passou a ocupar o lugar de droga de primeira linha em detrimento da eritromicina. Tem excelente atuação nas amidalites, sinusites, otites e faringites. Com relação às infecções do trato respiratório baixo, especialmente nas pneumonias comunitárias e na exacerbação aguda das bronquites crônicas, o uso da azitromicina constitui conduta terapêutica adequada, já que seu espectro de ação inclui a maioria dos agentes envolvidos nestas situações (*S. pneumoniae, H. influenzae, M. catarrhalis, Mycoplasma pneumoniae, Legionella pneumophila, Chlamydia pneumoniae).*

## Posologia

- **Crianças:** 10 mg/kg/dia.
- **Adultos:** 500 mg/dia.

Possui apresentações em comprimidos e frasco-ampolas, ambos com uma concentração de 500 mg, bem como suspensão com 40 mg/dl. O tempo de uso do antibiótico na maior parte das indicações é de três dias, esquema que fornece níveis terapêuticos de 10 dias. No tratamento das sinusites e otites bacterianas, utiliza-se o antibiótico em média durante 5 dias. Outra variação posológica é observada em situações em que o paciente esteja correndo risco de morte, como, por exemplo, nas infecções produzidas pelo *Mycobacterium avium intracellulare complex*, naqueles com AIDS, em que as doses precisam ser maiores do que as usuais. Na terapêutica da pneumonia comunitária não complicada ou ainda no tratamento de pacientes com doença inflamatória pélvica, o tempo de uso frequentemente se estende durante

7 a 10 dias, dando-se preferência por começar o tratamento pela via intravenosa durante, no mínimo, 2 a 3 dias. A partir daí, ocorrendo melhora clínica e laboratorial do paciente, o médico pode optar por sequenciar o tratamento com administrações por via oral.

Outra variação no esquema posológico deve-se ao desenvolvimento de uma nova formulação do antibiótico, a "azitromicina microesferas". Nessa apresentação, a azitromicina, protegida por microesferas, atravessa a barreira ácida do estômago, chegando incólume ao intestino, onde é completamente absorvida. Estudos têm mostrado que nessa formulação a dose única foi superior à administrada durante 3 ou 5 dias.

### Nomes comerciais

- Astro®, Azi®, Azimix®, Azitrat®, Azitrin®, Azitromicina®, Azitron®, Azitrophar®, Clindal AZ®, macAZI®, Mazitron®, Selimax®, Zidimax®, Zitromax®, Zitromil® e Zolprox®.

## DIRITROMICINA

A diritromicina é um dos últimos representantes dos macrolídeos a chegar ao mercado. Possui espectro semelhante ao da eritromicina, mas sua meia-vida é superior, e também alcança concentrações maiores em alguns tecidos.

Seu mecanismo de ação é o mesmo de todo o grupo.

Por ser um antibiótico ácido lábil, a diritromicina deve ser administrada junto com a alimentação ou em até 1 hora após a refeição. Quando administrada em jejum, a droga sofre redução de 33% na sua absorção.

Após sua rápida absorção intestinal, a diritromicina é hidrolisada nos tecidos e transformada no seu metabólito ativo, a eritromicilamina. O metabólito possui baixa ligação proteica, em torno de 15 a 30%. A meia-vida da eritromicilamina é de 30 a 50 horas.

Sua distribuição se dá preferencialmente na próstata, amídalas, pulmões e mucosa dos brônquios. A concentração nestes tecidos é de 20 a 30 vezes maior do que as concentrações séricas. Não atravessa a barreira hematoencefálica.

A eliminação é quase que totalmente biliar-fecal, respondendo por quase 97% da excreção do metabólito.

### Interação medicamentosa

Ao contrário de eritromicina e outros componentes do grupo dos macrolídeos, a diritromicina e seu metabólito não interagem com o sistema citocromo P450, podendo ser utilizados em conjunto com outras drogas que usam este mecanismo de metabolismo, tais como teofilina, warfarina, carbamazepina, anovulatórios, vardenafila (Levitra®) etc.

### Espectro e indicações

Este fármaco é ativo contra *Streptococcus pyogenes*, *S. pneumoniae* e *Listeria monocytogenes*. As bactérias Gram-positivas resistentes à eritromicina também o são à diritromicina.

As cepas de estafilococos sensíveis à penicilina também o são à diritromicina.

As bactérias Gram-negativas sensíveis incluem: *Helicobacter pylori, H. jejuni, Moraxella catarrhalis, Bordetella pertussis*. Não possui atividade sobre anterobactérias, algumas cepas de *Haemophilus* e *Brucella*. Sobre a *C. trachomatis*, exerce ação moderada e não atua sobre *Mycoplasma pneumoniae* e *Legionella pneumophila*.

Este medicamento está indicado no tratamento das seguintes infecções: amidalites, faringites, sinusites, pneumonias e bronquites, além de infecções mucocutâneas.

### Efeitos colaterais

Foram descritos como possíveis efeitos colaterais vertigem, cefaleia, dor abdominal, náuseas, vômitos e diarreia. De ocorrência rara e com potencial de maior gravidade, a colite pseudomembranosa causada pelo *Clostridium difficile* já foi relatada.

### Posologia

A droga só deve ser utilizada em adultos e crianças maiores de 12 anos, já que não foram estabelecidos, até o momento, parâmetros de segurança para seu uso abaixo desta faixa etária.

**Via oral**: 500 mg em dose única diária, por um tempo que varia de 7 a 14 dias.

## Telitromicina

A telitromicina é um derivado semissintético da eritromicina A. É o primeiro representante de um novo subgrupo relacionado com os macrolídeos, o dos cetolídeos.

Sua estrutura química é semelhante à da eritromicina, porém com modificações nas posições 3, 11 e 12 do anel lactânico, o que lhe conferiu novas propriedades, como a ampliação de espectro e maior estabilidade em meio ácido.

A telitromicina age, à maneira dos demais macrolídeos, sobre o ribossomo bacteriano, impedindo a síntese proteica.

Após a administração por via oral, a droga é rápida e completamente absorvida, com concentrações plasmáticas máximas alcançadas em 1 a 3 horas. O antibiótico distribui-se amplamente pelo organismo e alcança maiores concentrações nos tecidos do que as observadas no sangue. Sofre metabolização hepática e elimina-se pelas fezes (76%) e urina, a maior parte em atividade.

O espectro abrange o *Streptococcus pyogenes, Streptococcus pneumoniae, Staphylococcus aureus*, entre as bactérias Gram-positivas.

Age sobre os germes Gram-negativos, como *H. influenzae, H. parainfluenzae* e *Moraxella catarrhalis*. Atua também sobre patógenos atípicos como *Chlamydia* sp., *Mycoplasma* sp. e *Legionella* sp.

Deve ser ressaltado que sua atuação sobre os principais patógenos causadores de infecções respiratórias, típicas ou atípicas, faz-se independentemente da suscetibilidade destes para betalactâmicos ou outros macrolídeos. As enterobactérias e a *Pseudomonas aeruginosa* são resistentes.

Telitromicina é, como os demais macrolídeos, um antibiótico bacteriostático, mas, ante o pneumococo, atua como um bactericida, devido à grande sensibilidade desta bactéria ao antimicrobiano.

Há referência ao efeito pós-antibiótico da telitromicina sobre a maioria dos patógenos que causam as infecções respiratórias, notadamente sobre o *S. pneumoniae*.

As reações adversas mais comuns são diarreia, náuseas, vômitos, cefaleia, tontura. Foram descritos outros efeitos adversos de natureza mais grave, como a possibilidade de lesão hepática grave. Há relato de casos em que alguns pacientes necessitaram de transplante de fígado, bem como relatos de óbitos por insuficiência hepática. Portadores de *miastenia gravis* podem ter piora dos sintomas, inclusive com risco de morte, por insuficiência respiratória.

Logo que foi lançado, o antibiótico tinha como indicações principais o tratamento das infecções respiratórias, incluindo as amidalites, sinusites, faringites, exacerbações bacterianas agudas da bronquite crônica e pneumonias comunitárias de leve a moderada gravidade. Em virtude dos graves efeitos adversos observados após o início do uso clínico da droga, verificou-se que o balanço entre os benefícios e os riscos não mais justificava seu uso nas quatro primeiras situações, permanecendo a indicação para o tratamento de pneumonia adquirida na comunidade, de gravidade leve a moderada.

### Posologia

- **Uso por via oral**: adultos ou maiores de 12 anos – 800 mg/dia em dose única durante 7 a 10 dias.

## Cetromicina

Resistência bacteriana é um problema em constante evolução e o surgimento de cepas de *Streptococcus pneumoniae* macrolídeos resistentes (*telithromycin-resistant S. pneumoniae*) levou a indústria farmacêutica à persistência na busca de novos agentes para o tratamento da PAC.

Cetromicina é um novo cetolídeo que se encontra em fase de ensaios, esperando-se sua liberação para utilização clínica na terapêutica da pneumonia comunitária.

Cetromicina exibe atividade *in vitro* contra bactérias Gram-positivas, Gram-negativas e atípicas.

O traço mais marcante da cetromicina é o perfil de segurança, haja vista que não tem na sua estrutura (como a telitromicina) a fração piridina, responsável pelos efeitos deletérios daquele antibiótico.

## Solitromicina

Trata-se de um novo macrolídeo em desenvolvimento (CEM-101), inaugurando uma nova subclasse (fluoroketolide) com atividade contra bactérias resistentes aos macrolídeos antecedentes. A droga vem mostrando resultados promissores diante de bactérias com perfil de multirresistência, destacando-se sua atuação sobre *Staphylococcus aureus* e *Enterococcus* spp.

O antibiótico vem sendo testado como monodroga no tratamento das uretrites gonocócicas e outras infecções urogenitais – *Chlamydia trachomatis*, *Mycoplasma genitalium*. Antibiótico de utilização por via oral e que tem mostrado pequena incidência de efeitos colaterais.

## REFERÊNCIAS

Aventis Pharmaceutics Inc. Informações Técnicas aos Profissionais de Saúde: Telitromicina. Kansas City – USA, nov 2005.

European medicines agency. Comitê dos Medicamentos para uso humano. Relatório Europeu de Avaliação Público – Telitromicina. Londres, 2005.

Golparian D, Fernandes P, Ohnishi M, Jensen JS, Unemo M. In vitro activity of the new fluoroketolide solithromycin (CEM-101) against a large collection of clinical *Neisseria gonorrhoeae* isolates and international reference strains, including those with high-level antimicrobial resistance: potential treatment option for gonorrhea? Antimicrob Agents Chemother. 2012;56(5):2739-42.

Goodman A, Gilman L. As bases farmacológicas da terapêutica. Rio de Janeiro: Guanabara Koogan; 1983.

Gordon E, Blumer J. Rationale for single and high dose treatment regimens with azithromycin. In Prática Hospitalar, Ano VII, nº 38, mar-abr, 2005.

Grahane-Smith DG, Aronson JK. Tratado de Farmacologia Clínica e Farmacoterapia. 3ª ed. Rio de Janeiro: Guanabara Koogan; 2004.

Mansour H, Chahine EB, Karaoui LR, e L-lababidi RM. Cethromycin: a new Ketolid antibiotic. Ann Pharmacother. 2013;47(3):368-79.

Penildon S. Farmacologia. 7ª ed. Rio de Janeiro: Guanabara Koogan; 2006.

Prado FC, Ramos J, Valle JR. Atualização Terapêutica. 21ª ed. Artes Médicas; 2003.

Pucci MJ, Bush K. Investigational antimicrobial agents of 2013. Clin Microbiol Rev. 2013;26(4):792-821.

Putnam SD, Sader HS, Farrell DJ, Biedenbach DJ, Castanheira M. Antimicrobial characterisation of solithromycin (CEM-101), a novel fluoroketolide: activity against staphylococci and enterococci. Int J Antimicrob Agents. 2011;37(1):39-45.

Rothermel C. Single-dose azithromycin for acute otitis. In Prática Hospitalar, Ano VII, nº 38, mar-abr; 2005.

Starling CEF, Silva EU. Antimicrobianos e Síndromes Infecciosas. Guia Prático. 2ª ed. Rio de Janeiro: Guanabara Koogan; 2004.

Tavares W. Antibióticos e Quimioterápicos para o Clínico. 2ª ed. rev. e atual. São Paulo: Editora Atheneu; 2009.

Tavares W. Antibióticos e Quimioterápicos para o Clínico. 3ª ed. rev. e atual. São Paulo: Atheneu; 2014.

Tavares W. Manual de Antibióticos e Quimioterápicos Anti-infecciosos. 3a ed. Rio de Janeiro: Atheneu; 2002.

Vasconcelos AM, Soares FT,Vieira M, Souza LBS, Santana WJ, Coutinho HDM. et al. Mecanismos de ação e de resistência aos cetolídeos. Revista de Ciências Médicas. 2006;15(5):427-36.

Veronesi R. Tratado de Infectologia. 3ª ed. São Paulo: Atheneu; 2006.

Zervos M, Breen J, Jorgensen D, Goodrich J. Single-dose azithromycin microspheres. Prática Hospitalar, Ano VII, no 38, mar-abr, 2005.

capítulo 15

André B. L. Constant

# ESTREPTOGRAMINAS

## CONCEITO

As estreptograminas constituem um grupo variado de substâncias, algumas com ação antimicrobiana. Possuem estrutura complexa onde um dos componentes é o anel lactânico macrocíclico, também um dos constituintes da molécula dos macrolídeos. Estas duas famílias de antimicrobianos possuem outras semelhanças, como mecanismo de ação, farmacocinética, farmacodinâmica e espectro antimicrobiano.

A despeito do grande número de constituintes deste grupo, poucas preparações tiveram uso terapêutico. Na década de 1960 foi isolada a pristinamicina, antibacteriano obtido naturalmente, de culturas de um estreptomiceto, o *Streptomyces pristinaespiralis*.

A baixa hidrossolubilidade da pristinamicina impedia seu uso por via parenteral. Além disso, utilizada por via oral, era absorvida de forma irregular. Tais limitações praticamente a excluíram da terapêutica.

No entanto, a partir dela, pristinamicina, outros compostos foram obtidos, entre eles a quinupristina (Q) e a dalfopristina (D), respectivamente, derivados da pristinamicina I A e pristinamicina II A. As duas drogas isoladamente possuem atividade antibiótica limitada, porém (à maneira dos clássicos sulfametoxazol/trimetoprima), quando combinadas, elevam de tal maneira a atividade antimicrobiana que não se justifica seu uso isoladamente. Por esse motivo, às vezes, falaremos das duas drogas como se fossem uma só.

As preparações comerciais apresentam uma proporção de 30% (Q)/70% (D).

## MECANISMO DE AÇÃO

Dalfopristina/quinupristina ligam-se irreversivelmente a diferentes alvos na subunidade 50S do ribossomo, interferindo de maneira sequencial no processo da síntese proteica bacteriana. Esta dualidade de composição e consequente atuação sequencial resultam em ação antibacteriana superior à das drogas usadas isoladamente. São antibióticos bacteriostáticos, embora deva ser ressaltado que, sobre alguns microrganismos Gram-positivos, podem ter uma ação bactericida.

Estudos têm mostrado ainda atuação imunomoduladora desta associação, por inibir a liberação de determinados mediadores pró-inflamatórios.

## ESPECTRO

O complexo dalfopristina/quinupristina atua sobre cocos Gram-positivos, como estreptococo, estafilococo e enterococo, merecendo destaque sua atividade sobre cepas bacterianas resistentes a outros antimicrobianos que normalmente estão envolvidos em graves processos infecciosos (*S. aureus* resistentes à meticilina e aos glicopeptídeos, *E. faecium* resistente aos glicopeptídeos e *Streptococcus pneumoniae* resistentes à penicilina).

É também eficaz contra *Legionella* spp, *C. pneumoniae, M. catarrhalis,* menigococo, gonococo, *Ureaplasma* spp. e *M. hominis, Toxoplasma gondii.* O *Enterococcus faecalis* e *P. aeruginosa* são resistentes.

## FARMACOCINÉTICA

Esta associação é de uso exclusivamente parenteral por não ser absorvida pela via oral. Por ser muito irritante, deve-se evitar seu uso por via intramuscular e em veia periférica.

As duas drogas têm meia-vida de 1 hora e distribuem-se bem por líquidos e tecidos, com exceção do líquido cefalorraquidiano. Não atravessam a barreira placentária.

Ambas as moléculas atingem níveis mais elevados no citoplasma das células (especialmente macrófagos) do que na circulação sanguínea. A partir das células, são liberadas gradualmente, à medida que seus níveis hemáticos vão decaindo.

Metabolizadas no fígado, são biotransformadas em metabólitos ativos que mantêm, portanto, a atividade antimicrobiana.

São eliminadas predominantemente pela via biliar-fecal, e cerca de 19%, por via renal.

## EFEITOS ADVERSOS

Têm como principais efeitos adversos artralgias e mialgias (até 15% dos pacientes), podendo ser observado ainda náuseas, vômitos, diarreia e *rash* cutâneo. Se administradas por veia periférica, o que não se recomenda, causam intensa dor, devido à ocorrência muito frequente de flebite. Também foram observados leucopenia, eosinofilia, aumento da ureia sérica, aminotransferases (transaminases) e creatinina.

## INDICAÇÕES E POSOLOGIA

Pelo perfil de atuação antimicrobiana, fica evidente que estes fármacos têm sua melhor indicação no tratamento de infecções graves causadas por bactérias Gram-positivas resistentes a antibióticos, como os betalactâmicos e os glicopeptídeos, ou na impossibilidade de sua utilização.

Têm excelente indicação nas infecções causadas pelo *S. aureus* (MRSA e VRSA) e *Enterococcus faecium* glicopeptídeos-resistentes, incluindo endocardite, sepse, pneumonia hospitalar, infecções intra-abdominais, osteoartrites, infecções urinárias graves, entre outras.

Fora do ambiente hospitalar, podem ser empregadas em infecções de pele e tecidos moles, principalmente quando houver a suspeita do envolvimento do *S. aureus* (MRSA, VRSA), pneumonias comunitárias causadas pelo pneumococo ou micoplasma, notadamente nos portadores de comorbidade. Deve ser ressaltado que os cuidados com a preparação e administração do fármaco, que será abordado mais à frente, limitam bastante seu uso não hospitalar.

A posologia indicada é de 7,5 mg/kg a cada 8 ou 12 horas. Devem ser diluídos em solução glicosada e administrados por acesso venoso central em um intervalo de pelo menos 1 hora. Deve ser evitada a diluição do antibiótico, juntamente com outros fármacos, em um mesmo frasco. Recomenda-se ainda "lavar" o acesso venoso após a infusão, buscando minimizar a ocorrência de flebite.

Os estudos disponíveis até o momento recomendam a utilização deste fármaco em pacientes com mais de 16 anos de idade.

## REFERÊNCIAS

Eliopoulos GM, Wennersten CB. Antimicrobial activity of quinupristin-dalfopristin combined with with other antibiotics against vancomycin-resistant Enterococci. Antimicrob Agents Chemother. 2002;46(5):1319-24.

Nadler H, et al. Quinupristin/dalfopristin: a novel selective-spectrum antibiotic for the treatment of multi-resistant and other gram-positive pathogens. Clin Microbiol Newsletter. 1999; 21(13):103-12.

Roberto M. A re-emerging class of antimicrobial agents: streptogramins (quinupristin/dalfopristin) in the management of multiresistant. Mini Rev Med Chem. 2005;5(12):1075-81.

Sader HS, et al. Antimicrobial susceptibility of quinupristin/dalfopristin tested against Gram-positive cocci from Latin America: results from the Global SMART (GSMART) surveillance study. Braz J Infect Dis. 2001;5(1):21-31.

capítulo 16

José Maria C. Constant

# CLORANFENICOL

Foi obtido em 1947, a partir de cultura de fungos, e sintetizado logo a seguir, em 1949. Trata-se de antibiótico cujo espectro amplo foi progressivamente "estreitado" pela crescente resistência surgida principalmente entre os Gram--negativos, que foi seu melhor campo de atuação. Além dessa limitação, o cloranfenicol carregou, desde o surgimento, o estigma de ser uma droga potencialmente mielotóxica, fenômeno que não observamos durante o longo tempo em que o empregamos no tratamento de febre tifoide, meningite meningocócica, meningite por *Haemophilus influenzae* e outras infecções de menor gravidade.

Um terceiro fator contribuiu para o ostracismo do cloranfenicol, chegando mesmo a lhe tirar uma das melhores indicações (febre tifoide): o surgimento de drogas tão ou mais eficazes e destituídas dos efeitos indesejáveis (ampicilina, cefalosporinas de 3ª geração, quinolonas fluoradas).

Hoje, o cloranfenicol é antibiótico de UTI, usado, junto com outras drogas, na abordagem de sepses por anaeróbios. Nada impede, no entanto, que se possa utilizá-lo, já que são bons os resultados na febre purpúrica Brasileira (*Haemophilus influenzae B*) e na febre maculosa brasileira, produzida pela *Rickettsia rickettsii* e transmitida por carrapatos.

## FARMACOCINÉTICA

Usado pelas vias oral e parenteral (IM ou IV), distribui-se bem pelo plasma, atravessa as meninges íntegras, bem como a barreira placentária, determinando níveis amnióticos e fetais proporcionais aos maternos. Não determina níveis biliares.

Tem meia-vida de 6 horas e é eliminado por via renal, maciçamente por secreção tubular (88%), inativado pela conjugação com o ácido glicurônico.

### Doses

Habitualmente, 30 a 50 mg/kg/dia, não ultrapassando 3 gramas diários. Em infecções graves pode subir para 100 mg/kg/dia. O tempo médio de uso é de 13 a 15 dias.

### Efeitos indesejáveis

Classicamente depressão medular, que pode levar a anemia, leucopenia, plaquetopenia ou mesmo pancitopenia. À luz de nossa experiência, no Hospital de Doenças Tropicais Constança de Goes Monteiro (hoje Hospital Hélvio Auto), tal acidente é pouco frequente e, certamente, dependente da dose e do tempo de uso.

Acidente grave, fatal na maioria dos casos, é a síndrome cinzenta, observada em recém-nascidos, especialmente prematuros, caracterizada por dispneia, cianose generalizada, convulsões, coma. A causa é o acúmulo do cloranfenicol, cuja meia-vida sobe de 6 para 27 horas, dada a impossibilidade de eliminação, porque o recém-nascido é pobre em ácido glicurônico, e o pouco que tem é cedido à bilirrubina indireta para seu processo de conversão em direta. Além disso, o acúmulo do antibiótico é agravado pela imaturidade renal do RN, que dificulta a eliminação da pequena fração livre (12%), por filtração glomerular.

Outros acidentes a serem considerados são alergia (rara) e disbacteriose, dada sua ação sobre os Gram-negativos da biota intestinal.

### Contraindicações

Em recém-nascidos, aliás, crianças em geral, idosos, gestantes, nutrizes, pessoas com discrasias sanguíneas.

## TIANFENICOL

É um derivado sintético do cloranfenicol, em que o grupo nitroso do anel benzênico é substituído por uma radical metilsulfônico.

É bacteriostático e seu espectro antimicrobiano é o mesmo do cloranfenicol.

Tem boa absorção quando utilizado pela via oral e sua taxa de ligação proteica é menor do que a do cloranfenicol. Seus níveis liquóricos são baixos quando não há lesão meníngea. Concentra-se bem na bile, sendo inclusive eliminado por essa via. No entanto, a via principal de eliminação é a renal. Vale salientar que, por não ser metabolizado, o tianfenicol é eliminado em forma ativa, o que o torna uma opção terapêutica nas infecções urinárias e genitais, particularmente na gonorreia.

A ausência de conjugação com o ácido glicurônico isenta o tianfenicol da responsabilidade de causar a *síndrome cinzenta*.

## Posologia

A mesma do cloranfenicol.

Diferenças do tianfenicol em relação ao cloranfenicol:

- Níveis liquóricos baixos quando não há lesão meníngea.
- Concentração terapêutica na bile. Eliminação biliar discreta.
- Não é metabolizado: eliminação renal em atividade. Impossibilidade, portanto, de causar síndrome cinzenta.
- **Nome comercial:** Glitisol®.

## REFERÊNCIAS


Amato Neto V, et al. Antibioticoterapia na prática Médica. São Paulo: Gramet; 1972.

Auto HF. Acidentes da antibioticoterapia. In: Atualização em Antibióticos. Monografia Laborterápica. 2ª ed. Maceió, Edisa.

Fonseca LA. Antibióticos na Clínica Diária. São Paulo: Publicações Científicas; 1976.

Goodman L, Gilman A. As Bases Farmacológicas da Terapêutica. Rio de Janeiro: Guanabara Koogan; 1983.

Hutzle EV. Cloranfenicol. Revista Médica. 1970;54(4):56.

Lopes H.V. Antibióticos e antibioticoterapia. In: Veronesi R. Doenças Infeciosas e Parasitárias. Rio de Janeiro: Guanabara Koogan; 1976.

Miller O, et al. Terapêutica. Rio de Janeiro: Atheneu; 1982.

Penildon S. Farmacologia. 6ª ed. Rio de Janeiro: Guanabara Koogan; 2002.

Tavares W. Manual de Antibióticos. 2ª ed. Rio de Janeiro: Atheneu; 1976.

Tavares W. Manual de Antibióticos e Quimioterápicos Antiinfecciosos. Rio de Janeiro: Atheneu; 1990.

Tavares W. Manual de Antibióticos e Quimioterápicos Antiinfecciosos. Rio de Janeiro: Guanabara Koogan; 1996.

Tavares W. Antibióticos e Quimioterápicos para o Clínico. 2ª ed. rev. e atual. São Paulo: Atheneu; 2009.

Tavares W. Antibióticos e Quimioterápicos para o Clínico. 3ª ed. rev. e atual. São Paulo: Atheneu; 2014.

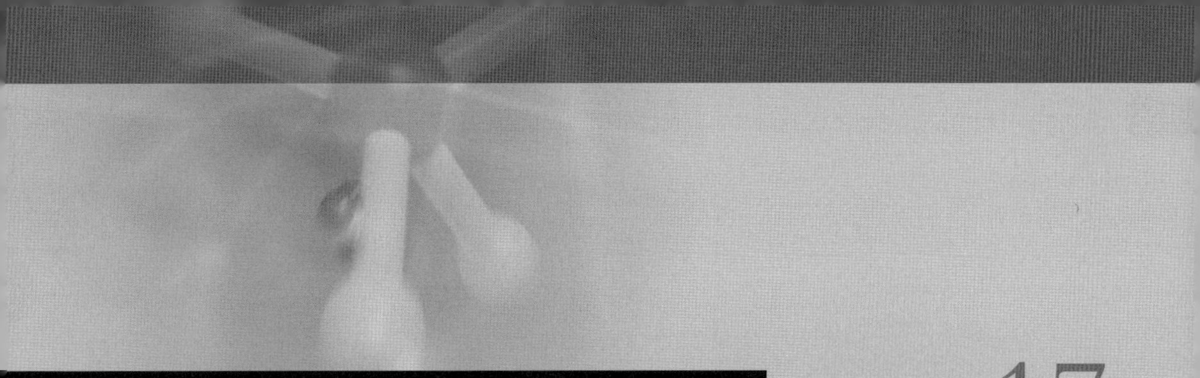

capítulo 17

José Maria C. Constant

# RIFAMICINA E RIFAMPICINA

## RIFAMICINA

Em 1957, a partir de culturas do *Streptomyces mediterranei*, foi obtido um novo antibiótico, a rifamicina B, do qual se isolou uma forma mais ativa e indicada para o uso humano, que recebeu o nome de rifamicina SV.

A rifamicina SV é um antibiótico bactericida, de espectro particularmente restrito a cocos Gram-positivos (estreptococos, estafilococos, pneumococos) e ao *M. tuberculosis*. Há referência sobre sua ação contra o bacilo de Hansen.

Rifamicina era usada por via parenteral. Por essa via, atinge altas concentrações na vesícula biliar, sendo maciçamente eliminada pela bile. A eliminação renal é desprezível.

Atualmente, a rifamicina é usada topicamente, sob forma de *spray*.

**Nome comercial:** Rifocina Spray®, Rifamicina Spray®.

## RIFAMPICINA

É um antibiótico derivado da 3 formilrifamicina, substância obtida sinteticamente da rifamicina SV.

É bactericida, de espectro semelhante ao da rifamicina, destacando-se, porém, em virtude de sua melhor ação sobre cocos Gram-negativos e maior atividade contra o bacilo de Koch.

## Mecanismo de ação, difusão e eliminação

Rifampicina inibe a síntese proteica da bactéria, por impedir a transcrição do DNA (passagem da informação genética do DNA para o RNA).

É usada exclusivamente por via oral, sendo muito bem absorvida, mormente quando ministrada em jejum, ou longe das refeições.

Sua difusão e eliminação são semelhantes às da rifamicina. No entanto, quando usada em doses mais altas, há saturação da capacidade de captação hepática do antibiótico, do que resulta aumento considerável dos níveis plasmáticos e eliminação renal superior à biliar.

Parte da rifampicina ministrada é transformada em desacetilrifampicina, metabólito que conserva íntegras as propriedades antibióticas. A forma desacetilada é a única encontrada na bile, horas depois do uso da rifampicina.

## Indicações

A rifampicina é indicada, principalmente, no tratamento de infecções hepatobiliares, sistêmicas, respiratórias e urinárias, por bactérias Gram-positivas. Pode ser usada no tratamento da gonorreia, na dose única de 900 mg. Está indicada na quimioprofilaxia da doença meningocócica. No entanto, sua indicação mais importante é no tratamento da tuberculose, juntamente com outras drogas.

## Interações

Rifampicina leva o fígado a produzir enzimas que inativam hipoglicemiantes orais, diazepam, barbitúricos, cetoconazol, contraceptivos orais, digital etc. O resultado prático é a redução da eficácia das drogas mencionadas, com consequências específicas para cada caso.

Antagoniza a ação das quinolonas e do cloranfenicol.

Em infecções estafilocócicas, pode ser útil a associação de rifampicina aos antibióticos glicopeptídicos (vancomicina e teicoplanina) e aos aminoglicosídeos.

## Efeitos colaterais e efeitos indesejáveis

Rifampicina provoca intensa coloração alaranjada da urina, que poderá assustar o usuário desavisado.

O principal efeito indesejável é hepatoxicidade, mais frequente após o uso prolongado (como no tratamento da tuberculose, por exemplo).

## REFERÊNCIAS

Coura JR. Profilaxia Antibiótica. Ars Curandi. 1974;7(5):54.

Eisenberg MS. Manual de Terapêutica Antimicrobiana. São Paulo: Ed. Rosa; 1982.

Goodman L, Gilman A. As Bases Farmacológicas da Terapêutica. Rio de Janeiro: Guanabara Koogan; 1983.

Miller O, et al. Terapêutica. Rio de Janeiro: Atheneu; 1982.

Nussengweig I. O emprego de antibióticos em pacientes com insuficiência renal. Ars Curandi Antibioticoterapia Atual, 1970;4:400.

Tavares W. Manual de Antibióticos. Rio de Janeiro: Atheneu; 1976.

Tavares W. Manual de Antibióticos e Quimioterápicos Antiinfecciosos. Rio de Janeiro: Atheneu; 1990.

Tavares W. Manual de Antibióticos e Quimioterápicos Antiinfecciosos. Rio de Janeiro: Atheneu; 1996.

Tavares W. Antibióticos e Quimioterápicos para o Clínico. 2ª ed. rev. e atual. São Paulo: Atheneu; 2009.

Tavares W. Antibióticos e Quimioterápicos para o Clínico. 3ª ed. rev. e atual. São Paulo: Atheneu; 2014.

capítulo 18

André B. L. Constant

# LINCOSAMIDAS

As lincosamidas são antibióticos que, apesar de serem quimicamente distintos e terem identidade familiar própria, possuem um espectro antimicrobiano e mecanismos de ação muito semelhantes aos dos macrolídeos, especialmente aos da eritromicina.

Por atuarem sobre o mesmo local no ribossomo, pode haver resistência cruzada entre as lincosamidas e a eritromicina, embora essa resistência seja parcial. A resistência cruzada é completa entre os membros da família.

O grupo das lincosamidas possui um antibiótico obtido de maneira natural, a lincomicina, e outros derivados semissintéticos, entre os quais só a clindamicina tem utilização prática.

## LINCOMICINA

O antibiótico foi obtido em culturas de um fungo, o *Streptomyces lincolnesis,* por Mason et al., que, em 1962, demonstraram suas propriedades antimicrobianas.

### Mecanismo de ação e espectro

Lincomicina é um antibiótico bacteriostático, cujo mecanismo de ação é igual ao da eritromicina. Liga-se ao ribossomo, especificamente à subunidade 50S, impedindo o alongamento da cadeia polipeptídica e, dessa forma, bloqueia a síntese proteica.

Seu espectro de atividade inclui bactérias aeróbias Gram-positivas, merecendo citação os estreptococos (*Streptococcus agalactiae, Streptococcus pneumoniae, Streptococcus pyogenes, Streptococcus* do grupo *viridans*), estafilococos (*Staphylococcus epidermidis, Staphylococcus aureus*), *Corynebacterium diphtheriae*. Entre as bactérias anaeróbias merecem destaque o *Bacteroides fragilis, Actinomyces, Clostridium perfringens* e *Clostridium tetani*. Meningococo e gonococo são naturalmente resistentes. Também não atua sobre *Chlamydia trachomatis, Bordetella pertussis, Haemophilus influenzae* e enterobactérias Gram-negativas.

## Farmacocinética

Sendo ácido estável e hidrossolúvel, pode ser administrada por via oral e parenteral. Apresenta taxa de absorção em torno de 30%, quando administrada por via oral, taxa essa que cai para a metade se o antibiótico for ingerido junto com alimentos. Quando utilizada por via parenteral (IM) possui ótima absorção.

Apresenta boa distribuição por vários tecidos orgânicos, como fígado, rins, baço, olhos, entre outros. Deve ser destacada a boa concentração no tecido ósseo, localização de difícil acesso para a maioria dos outros antimicrobianos.

Atravessa a barreira hematoencefálica de maneira irregular, e ainda assim, na vigência de processo inflamatório das meninges, não oferecendo, portanto, segurança para a utilização nas meningites. Atravessa mal a barreira placentária, determinando níveis no concepto em torno de 10 a 20% dos observados na mãe. Esta mesma taxa é encontrada no leite materno.

Apresenta alta taxa de ligação às proteínas séricas (70%).

A lincomicina é metabolizada no fígado. Por isso, se for imprescindível sua utilização em portadores de insuficiência hepática, a dose deverá ser ajustada.

A eliminação do antibiótico varia de acordo com a via de administração utilizada. Quando administrada por via oral, a lincomicina é eliminada principalmente pela via biliar-fecal, na taxa de 80 a 90%. O processo muda radicalmente na administração parenteral, sendo a eliminação urinária responsável por 70% da excreção do antibiótico. Deve, por isso, ser ressaltado que, nos pacientes com insuficiência renal, a posologia do antibiótico deverá ser alterada, com redução de 30% da dose.

## Indicações e posologia

Uma das mais lembradas indicações da lincomicina é o tratamento das osteomielites. Isso se deve, como já vimos, à ação do antibiótico sobre o principal agente causador dessa infecção, o estafilococo, e à sua excelente concentração no tecido ósseo.

Outras indicações são amidalites, otites, sinusites e celulites, que tenham como agentes causadores estreptococos e estafilococos. Também pode ser utilizada na terapêutica da difteria, se houver impossibilidade de utilização dos antibióticos de escolha (macrolídeos e penicilina).

Está formalmente indicada na infecção puerperal, que tem como um dos principais agentes causadores o *Bacteroides fragilis.* A lincomicina é usada ainda nas sepses, associadas com outras drogas, para dar cobertura sobre germes Gram-positivos, anaeróbios principalmente.

A dose para administração por via oral em adultos é de 2 gramas/dia, fracionada em 3 ou 4 tomadas. Em crianças, a posologia é de 30 a 50 mg/kg/dia. Nas administrações parenterais em adultos emprega-se 600 mg a cada 8 ou 12 horas, dependendo da gravidade da infecção. Para crianças a dose é de 10 a 20 mg/kg/dia.

## Reações adversas

Náuseas, vômitos e dor abdominal, de ocorrência rara, quando a droga é utilizada por via oral. Mais rara ainda é a possibilidade do aparecimento de colite, de natureza grave, causada pelo *C. difficile.*

A lincomicina interfere com a transmissão neuromuscular, não devendo, portanto, ser administrada em pacientes sob efeito de anestésicos. Pelo mesmo motivo, sua administração por via venosa deve ser realizada lentamente, pelo risco de ocorrer bradicardia, hipotensão, arritmias e até parada cardíaca, em caso de rápida infusão. Na aplicação por via intravenosa, o antibiótico deve ser diluído em 100 ml de solução glicosada ou salina e administrado por um período maior que 1 hora.

### Nomes comerciais

- Farmicina®, Frademicina®, Linatrox®, Lincofan®, Lincovax®.

# CLINDAMICINA

A clindamicina é um derivado semissintético da lincomicina, que foi introduzido na terapêutica em 1966. Apresenta melhor perfil farmacocinético, ampliação de espectro antimicrobiano e menor incidência de efeitos colaterais que a lincomicina.

## Espectro de ação

O espectro da clindamicina é semelhante ao da lincomicina, embora a clindamicina possua atividade antimicrobiana de 4 a 16 vezes maior que a sua predecessora. Isso é comprovado pela melhor atuação sobre as bactérias compartilhadas no espectro de atuação das duas drogas.

A clindamicina atua sobre protozoários como *T. gondii* e *Plasmodium falciparum* e sobre o fungo *P. jiroveci*, embora como esquema alternativo quando da impossibilidade de utilização das drogas de primeira linha.

Além de sua ação antimicrobiana, a droga potencializa a resposta imunológica estimulando a opsonização, a quimiotaxia e a fagocitose leucocitária.

## Farmacocinética

O antibiótico pode ser utilizado por via oral, parenteral e tópica. Quando utilizado por via oral apresenta rápida e quase total absorção, mesmo na presença de alimentos.

Apresenta taxa de 90% de ligação proteica. Alcança concentrações terapêuticas nos pulmões, fígado, baço, útero e rins. Nos tecidos ósseo e articular, a concentração do antibiótico alcança níveis que correspondem a 60 a 85% dos níveis hemáticos. Atinge ainda boa concentração na coroide e retina, resultando em boa indicação no tratamento de algumas infecções oculares.

Determina níveis fetais que correspondem a 30 a 50% dos níveis maternos. É encontrada no leite materno na mesma concentração que a lincomicina. Não atravessa bem a barreira hematoencefálica, embora tenha boa concentração no tecido cerebral. É uma droga de altas concentrações teciduais (50 vezes maior que a concentração sérica). Tem a capacidade de se concentrar no interior de abscessos.

É eliminada principalmente pela via biliar-fecal, em sua maior parte, inativada.

## Indicações e posologia

Uma das melhores indicações desse antibiótico é no tratamento de graves infecções mistas com participação de anaeróbios, notadamente o *B. fragilis* (supurações abdominopélvicas, abscesso pulmonar, gangrena bacteriana progressiva, sepse). A clindamicina pode ser usada como alternativa às penicilinas, nas infecções estafilocócicas e estreptocócicas, seja no tratamento dos processos infecciosos instalados, seja no uso profilático. Também é utilizada no tratamento da malária grave pelo *P. falciparum,* geralmente associada à quinina ou a derivados da artemisinina. Vale ressaltar que a associação quinina + clindamicina por via intravenosa é o esquema terapêutico preferencial no tratamento de gestantes, pela eficácia da associação e pela inocuidade para mãe e para o feto, o que não é observado em outros esquemas que usam a mefloquina e a doxiciclina.

Tem boa indicação nas osteomielites e artrites, tanto quanto a lincomicina. A clindamicina por via oral pode ser usada para manutenção do tratamento da osteomielite crônica.

Sua ação sobre o *T. gondii* é explorada nas coriorretinites, geralmente associada a um glicocorticoide. Na toxoplasmose cerebral, que usualmente acomete pacientes com AIDS, a clindamicina associada à pirimetamina é uma alternativa, quando existem inconvenientes (alergia à sulfa, ou anemia) na utilização da terapêutica de escolha, que é o uso conjunto de sulfadiazina e pirimetamina.

A despeito da fraca penetração na barreira hematoencefálica, a utilização da clindamicina na encefalite toxoplasmática explicar-se-ia pelo fato de a droga ter concentração satisfatória no tecido cerebral, além de alta concentração no interior dos leucócitos, sendo, dessa forma, levada ao cerne do processo inflamatório.

Outra indicação é o uso da clindamicina, associada à primaquina, no tratamento da pneumocistose, se houver impossibilidade de outras drogas preferíveis, como cotrimoxazol ou pentamidina.

Existem apresentações sob a forma de solução tópica e creme vaginal utilizadas, respectivamente, em infecções cutâneas e vulvovaginites por germes sensíveis ao antibiótico.

A dose habitual para adulto é de 150 a 300 mg a cada 6 ou 8 horas. Na criança, a dose é de 20-40 mg/kg/dia em 3 ou 4 tomadas iguais. Nas infecções mais graves, pode-se utilizar, em adultos, até 4.800 mg da droga por via intravenosa fracionada de 6/6 horas. Existem apresentações para uso oral (comprimidos de 300 mg) e parenteral IM/IV (solução injetável de 300/600 mg).

A administração por via intravenosa requer os mesmos cuidados que são observados com o uso da lincomicina. Os efeitos colaterais são idênticos aos da lincomicina.

### Nomes comerciais

- Anaerocid®, Clindarix®, Clindamicina®, Dalacin C®, Fosfato de Clindamicina®.

## REFERÊNCIAS

Goodman L, Gilmann A. As Bases Farmacológicas da Terapêutica. Rio de Janeiro: Guanabara Koogan; 1983.

Penildon S. Farmacologia. 6ª ed. Rio de Janeiro: Guanabara Koogan; 2002.

Penildon S. Farmacologia. 7ª ed. Rio de Janeiro: Guanabara Koogan; 2006.

Prado FC, Ramos J, Valle JR. Atualização Terapêutica. Artes Médicas; 2003.

Sanders E. Lincomicina: Realidade, Perspectivas e Futuro. Clínica Médica Norte-Americana, 1972. p. 1285.

Starling CEF, Silva EU. Antimicrobianos e Síndromes Infecciosas. Guia Prático. Rio de Janeiro, Guanabara-Koogan, 2004.

Tavares W. Manual de Antibióticos e Quimioterápicos Antiinfecciosos. Rio de Janeiro: Atheneu; 1996.

Tavares W. Antibióticos e Quimioterápicos para o Clínico. 2ª ed. rev. e atual. São Paulo: Atheneu; 2009.

Tavares W. Antibióticos e Quimioterápicos para o Clínico. 3ª ed. rev. e atual. São Paulo: Atheneu; 2014.

Veronesi R. Tratado de Infectologia. 3ª ed. São Paulo: Atheneu; 2006.

capítulo 19

André B. L. Constant

# GLICOPEPTÍDEOS

Os antibióticos pertencentes a esta família são assim denominados por possuírem uma estrutura química complexa que contém aminoácidos e açúcares.

O primeiro representante foi a vancomicina, descoberta na década de 1950 e seguida por outros componentes, merecendo ser destacada, por sua utilização clínica, a teicoplanina. Recentemente têm sido incorporados outros glicopeptídeos a essa família, de onde surgiu uma nova classe de antibióticos, os lipopeptídeos. Esses novos componentes ampliaram o espectro de atuação, permitiram uma redução das doses administradas, com consequente diminuição dos efeitos colaterais e aumento da eficácia do tratamento.

## VANCOMICINA

A Vancomicina é um glicopeptídeo de estrutura tricíclica, obtido de um actinomiceto, o *Streptomices orientalis,* isolado de amostras de solo da Indonésia e da Índia. Foi introduzido na terapêutica por Mc Cormick em 1956.

Quando surgiu, a vancomicina tornou-se rapidamente a terapêutica de escolha das infecções graves pelo *Staphylococcus aureus.* As formulações obtidas naquela época continham elevado grau de impureza, o que tornava frequente a ocorrência de efeitos adversos. Com o surgimento das isoxazolilpenicilinas, particularmente da oxacilina, em 1961, a vancomicina foi relegada a um segundo plano.

Com o passar do tempo, essa situação foi se modificando. A partir da década de 1990, com o número cada vez maior de infecções causadas por estafilococos meticilinorresistentes e com a obtenção de formas mais purificadas, a vancomicina voltou a desempenhar papel importante no cenário da terapia antimicrobiana.

## Mecanismo de ação

É uma droga bactericida que atua inibindo a síntese da parede celular, quando a bactéria se encontra em multiplicação. Com a bactéria em repouso, o antibiótico liga-se à sua membrana citoplasmática, alterando sua permeabilidade seletiva. Além disso, pode inibir a síntese de RNA. Outra atuação da vancomicina sobre as bactérias sensíveis manifesta-se pela sua capacidade, em concentrações subinibitórias, de dificultar a aderência dos microrganismos às células dos hospedeiros. Isso explica a utilização do antibiótico na profilaxia da endocardite produzida pelos estafilococos.

## Espectro de ação

A vancomicina possui atuação sobre *Staphylococcus aureus* e S. *epidermidis,* independente da sensibilidade desses cocos às penicilinas. Vale ser ressaltado que as concentrações de atuação da droga sobre o estafilococo são semelhantes às observadas com o uso da oxacilina. Ainda com relação aos cocos, a vancomicina é ativa contra *Streptococcus pyogenes,* gonococo e pneumococo. Atua ainda sobre *C. diptheriae, Bacillus anthracis* e *Actinomyces.* Com relação aos enterococos, a ação da vancomicina se faz de maneira mais satisfatória quando é associada a um aminoglicosídeo, por atuarem as duas drogas de maneira sinérgica sobre a bactéria.

A droga tem atuação sobre anaeróbios como os clostrídios, *Peptococcus* e *Peptostreptococcus.* Fica de fora o *Bacteroides fragilis.* Por fim deve ser citada a excelente atuação da vancomicina sobre o *C. difficile,* mesmo em concentrações muito baixas.

Bacilos Gram-negativos, micobactérias e fungos são insensíveis ao antibiótico.

## Farmacocinética

Devido à sua estrutura química, a vancomicina praticamente não é absorvida quando administrada por via oral. Após a administração por via parenteral (IV, já que a aplicação por via IM é extremamente irritante para a musculatura), a droga consegue distribuir-se bem por vários compartimentos orgânicos, alcançando níveis terapêuticos nos líquidos pericárdico, pleural e sinovial, assim como nos tecidos hepático, pulmonar e cardíaco, e na urina.

Consegue ainda determinar níveis terapêuticos em alguns locais de difícil acesso para boa parte dos antibióticos, como o tecido ósseo, inflamado ou não, e o interior de abscessos.

Não penetra facilmente no LCR com as meninges normais, porém o faz quando ocorre processo inflamatório. No entanto, a intensidade dessa penetração pode ser variável de um paciente para outro, sendo necessário observar criteriosamente a resposta clínica ou, se possível, medir a concentração da droga no LCR.

Atravessa a barreira placentária determinando níveis fetais que correspondem a 20% dos níveis séricos, já suficientes para determinar ação terapêutica, bem como causar possíveis efeitos adversos.

Sua ligação às proteínas plasmáticas pode variar de 10 a 55%.

Não é metabolizada.

Possui meia-vida de 4 a 6 horas. Sua eliminação é maciçamente renal, 80% em atividade, por filtração glomerular. Por isso, em pacientes anéfricos, sua meia-vida passa a ser de 7 e 1/2 dias. Nessa situação, se for imperioso o uso do antibiótico, é necessário fazer ajustes no esquema posológico.

## Resistência

A vancomicina não apresenta resistência cruzada com outros antibióticos, a não ser com glicopeptídeos, particularmente a teicoplanina. Por sua vez, os mais recentes membros dessa família têm atuação sobre as bactérias resistentes a essas duas drogas.

A resistência foi inicialmente observada em cepas de Enterococos. O *S. faecium* e o *S. faecalis* resistentes à vancomícina (VRE) - sendo o segundo mais prevalente no Brasil - estão entre os principais patógenos causadores de infecção hospitalar. Tal resistência ocorre pela produção, por parte dos microrganismos, de precursores de peptidoglicanos na parede celular que se ligam fracamente à vancomicina. Fato preocupante é que, em parte das amostras resistentes, esta característica é codificada por plasmídio, sendo, portanto, "transmissível" a outras bactérias.

Com relação aos estafilococos, nos últimos anos tem sido descrito em vários países, inclusive no Brasil, um número cada vez maior de cepas parcial ou completamente resistentes à vancomicina.

Os estudos realizados mostram que o desenvolvimento da resistência parece estar relacionado com o contato direto e prolongado do microrganismo com o antibiótico. Nos hospitais brasileiros observa-se elevada incidência de cepas de *Staphylococcus* coagulase-positiva resistentes às isoxazolilpenicilinas, o que leva ao consequente emprego da vancomicina. Este fato faz supor que, aqui como no exterior, poderá haver aumento no contingente de cepas de estafilococos resistentes à vancomicina. Para impedir ou pelo menos retardar tal fenômeno, é imprescindível rigoroso controle do uso da droga e rápida identificação e isolamento das referidas cepas.

## Indicações e posologia

Nas infecções estafilocócicas graves, a vancomicina é a droga de escolha, até que possam ser realizados testes de sensibilidade dos microrganismos. Nessas situações não podemos nos dar ao luxo de esperar pelos resultados de tais testes e, sabendo do alto percentual, em nossos hospitais, de cepas MRSA (*Staphylococcus aureus* meticilinorresistentes), a vancomicina ainda oferece segurança no combate a essas infecções.

Nas estafilococcias graves, em pacientes alérgicos a penicilinas e cefalosporinas, a vancomicina é excelente indicação.

Dessa maneira, a droga está indicada nas pneumonias, sepses, meningoencefalites, celulites, osteomielites e endocardites estafilocócicas. No caso da endocardite existe uma recomendação expressa que a vancomicina seja associada a um aminoglicosídeo, visando a um efeito sinérgico sobre o agente etiológico. Tal recomendação é válida também quando o microrganismo envolvido for um estreptococo, seja ele o enterococo ou o *S. viridans,* e o paciente alérgico à penicilina.

No emprego da droga para tratamento das menigoencefalites, o médico deve estar atento à resposta terapêutica, devido à possibilidade de penetração irregular da vancomicina no LCR. Se não houver resposta satisfatória em 48 horas, deve-se cogitar a possibilidade de administração intraventricular do antibiótico ou sua troca.

A vancomicina pode ser empregada também em infecções produzidas pelo *S. pneumoniae* multirresistente.

Em pacientes neutropênicos, com febre, a vancomicina pode ser utilizada em conjunto com uma "cefalosporina antipseudomona" (ceftazidima) e um aminoglicosídeo. Em pacientes submetidos a transplantes de medula óssea, ou naqueles em realização de quimioterapia, o uso da vancomicina e de uma fluoroquinolona por via oral tem sido eficaz como profilático de sepse.

Outra indicação da vancomicina é no tratamento da grave, e às vezes fatal, enterocolite determinada pelo *C. difficile*. Nessa situação, é administrada por via oral.

## Posologia

Em adultos com função renal normal, a posologia indicada é de 2 gramas/dia, fracionada em 500 mg a cada 6 horas, ou 1 grama a cada 12 horas. Nos lactentes e recém-nascidos, o esquema sugerido é de 15 mg/kg/dia, dose fracionada em duas aplicações, na primeira semana de vida, e depois aplicada de 8/8 horas, até o fim do primeiro mês. A partir daí, a droga pode ser administrada de 6/6 horas. Em crianças maiores, a posologia pode variar de 40-60 mg/kg/dia. Nos pacientes funcionalmente anéfricos, a aplicação de 1 grama a cada semana tem dado resultados satisfatórios.

O antibiótico deve ser diluído em 100 ml de solução fisiológica ou glicosada a 5% e infundido em um tempo mínimo de 30 minutos. Concomitantemente, devem ser administrados 20 mg de hidrocortisona, buscando diminuir a incidência de efeitos adversos locais e sistêmicos. É importante saber que as duas substâncias não devem ser misturadas no mesmo frasco, já que existe incompatibilidade química entre elas.

Para sua utilização por via oral, a dose é de 125 a 500 mg, diluída em água destilada, a cada 6 horas.

## Efeitos adversos

Devido às suas ações irritantes e tóxicas, a vancomicina pode causar efeitos adversos variados. A flebite é um dos mais frequentes, razão por que a droga deve ser aplicada em grandes diluições e em gotejamento lento.

Se infundida rapidamente, pode provocar reação de hipersensibilidade conhecida como "síndrome do homem vermelho", relacionada com a liberação de histamina que a droga provoca em alguns indivíduos. Nessa situação, o paciente vai apresentar exantema, prurido e angioedema na parte superior do corpo. Na maior parte dos casos, a diminuição do gotejamento é suficiente para fazer cessar o quadro, mas, em outras ocasiões, é necessário suspender a infusão e administrar anti-histamínico.

A vancomicina é nefro e ototóxica, acidentes que têm diminuído bastante devido ao grau de purificação das preparações atuais. Vale ser ressaltado ainda que tais efeitos estão relacionados ao tempo de utilização e à dose administrada.

### Nomes comerciais

- Cloridrato de Vancomicina®, Vancoson®, Vancotrat®.

# TEICOPLANINA

É um antibiótico glicopeptídico (produzido pelo *Actinoplanes teichomyceticus)*, constituído por cinco componentes principais, denominados de TA21 até TA25, que se diferenciam por pequenas alterações nas moléculas glicoproteicas.

## Mecanismo de ação e espectro

A teicoplanina compartilha com a vancomicina os mesmos mecanismos de ação sobre a célula bacteriana. Possui uma farmacocinética mais favorável. O espectro antimicrobiano é idêntico, embora alguns autores a considerem mais potente, já que as concentrações necessárias para atuar sobre o *S. aureus* e enterococo são ligeiramente menores que as da vancomicina.

## Farmacocinética

A droga não é absorvida quando administrada por via oral. Diferente da vancomicina, a teicoplanina é menos irritante, o que permite sua administração por via parenteral, tanto por via intravenosa como IM.

Após a aplicação, a droga penetra rapidamente nos tecidos, incluindo-se aí pele e ossos. Alcança também elevadas concentrações nos rins, pulmões, amídalas, fígado, pâncreas, vesícula biliar, líquidos sinovial, pleural e peritoneal.

Outra diferença importante é a incapacidade da teicoplanina de atravessar a barreira hematoencefálica, mesmo na presença de um processo inflamatório.

Possui ligação proteica de 90 a 95%. Sua eliminação se faz lentamente, em sua maioria por via renal, sem modificações, porquanto a droga não é metabolizada. Todas essas características fazem com que a teicoplanina tenha meia-vida bastante prolongada, variando de 70 a 100 horas.

Suas nefro e ototoxicidades são menores do que a da vancomicina.

## Indicações e doses

As indicações da teicoplanina são as mesmas da vancomicina, com exceção das infecções do sistema nervoso central. A droga pode ser administrada em uma gama variada de infecções graves causadas por formas sensíveis, como sepses, endocardites, pneumonias, osteomielites, celulites, entre outras.

## Posologia

A posologia usual para adultos é de um regime inicial de 3 doses de 400 mg por via IV a cada 12 horas, seguido de uma dose de manutenção de 400 mg por via IV ou IM uma vez ao dia. Em situações graves pode ser necessário esquema posológico maior. Em crianças com menos de 12 anos a dose é de 10 mg/kg a cada 12 horas durante 2 a 4 dias. Posteriormente, essa posologia será reduzida para a dose de manutenção de 6 a 10 mg/kg/dia. Em crianças é aconselhável administrar a infusão em pelo menos 30 minutos.

Na terapêutica da colite pseudomembranosa, a dose usual é de 200 mg por via oral, duas vezes ao dia, durante 7 a 14 dias.

## Resistência

A droga apresenta resistência cruzada com a vancomicina, para quase todas as cepas que sejam resistentes a essa.

## Reações adversas

A teicoplanina possui melhor tolerância que a vancomicina. Seus efeitos adversos são observados em cerca de 5% dos pacientes e compreendem o aparecimento de exantema urticariforme, febre, leucopenia transitória e elevação, também transitória, das aminotransferases (transaminases). Por ser menos nefrotóxica, é rara a ocorrência de insuficiência renal e sua toxicidade à orelha resume-se à perda transitória da audição e distúrbios vestibulares.

### Nomes comerciais

- Bactomax®, Kiron®, Koplan®, Targocid®, Teiconin®,Teicoplanina®, Teicoston®, Teiplan®.

## NOVOS GLICOPEPTÍDEOS

O aumento das infecções causadas por estafilococos (meticilinorresistente e vancomicinorresistente) e enterococos (vancomicinorresistente) tem mantido interesse no desenvolvimento de novos componentes do grupo.

## DAPTOMICINA

Daptomicina é um antibiótico de estrutura cíclica, derivado do *Streptomyces roseosporus* e representante de uma nova subclasse de antibióticos, os lipopeptídeos, que fazem parte da família dos glicopeptídeos.

Daptomicina é bactericida contra cocos Gram-positivos, incluindo o estafilococo resistente à oxacilina e à vancomicina e enterococos resistentes à vancomicina.

Atualmente, junto com a linezolida (oxazolidinona) e a quinupristina/dalfopristina (estreptogramina), a daptomicina é o antibiótico que possui maior atuação sobre estafilococos e enterococos resistentes à vancomicina. Possui efeito pós-antibiótico sobre estes dois agentes, que pode durar até 6 horas. Atua ainda sobre pneumococos multirresistentes.

Não se conhece até o momento, o desenvolvimento de resistência. Outra característica importante desse antimicrobiano é seu mecanismo de ação, diferente do observado nos outros componentes da família. Atua principalmente sobre a membrana citoplasmática da célula bacteriana, causando sua despolimerização, alterando seu funcionamento e por fim acarretando morte bacteriana. Também atua sobre a síntese do peptidoglicano da parede celular da bactéria.

É de administração por via intravenosa e possui meia-vida sérica de 7-9 horas. Apresenta alta taxa de ligação proteica, em torno de 94%. A daptomicina não atravessa bem a barreira hematoencefálica e a barreira placentária (categoria B de risco na gravidez).

Sua eliminação é predominantemente renal, a maior parte em atividade.

Como característica negativa destaca-se sua incapacidade de se concentrar nos pulmões, além de ser inativada pelo surfactante pulmonar, o que a exclui do tratamento de pneumonias. Sua principal indicação é no tratamento de infecções da pele e tecidos moles (celulites e abscessos), cujos agentes sejam estafilococos e estreptococos.

### Efeito adverso principal

- Miopatia esquelética que leva à fraqueza muscular distal.

A posologia é de 4 mg/kg com administração única diária, durante 7 a 10 dias. Para situações de maior gravidade, como sepse, estender o tempo de uso para 10 a 14 dias. Na endocardite o tempo de uso pode prolongar-se por até seis semanas. Nessas duas indicações, recomenda-se que o cálculo seja aumentado para 6 mg/kg dia.

Não há ainda segurança para o uso de daptomicina em idade inferior a 18 anos.

### Nome comercial

- Cubicin®.

## DALBAVANCINA

Trata-se de um glicopeptídeo semissintético, derivado da teicoplanina, e que tem como característica principal meia-vida extremamente longa (de 9 a 12 dias), o que permite sua administração uma vez por semana.

Seu mecanismo de ação é igual ao dos demais representantes da família, porém sua potência antimicrobiana é muito superior. Esse antibiótico é 8 a 16 vezes mais potente do que a vancomicina e teicoplanina sobre o enterococo, inclusive nas formas resistentes à vancomicina com fenótipo VanB (resistentes à vancomicina e sensíveis à teicoplanina).

A dalbavancina age sobre cocos Gram-positivos aeróbios, destacando-se sua excelente ação sobre estafilococos (incluindo os MRSA) e estreptococos multirresistentes. Estudos clínicos com dose semanal têm mostrado bons resultados no tratamento de infecções de pele e tecidos moles.

## ORITAVANCINA

Trata-se de mais um glicopeptídeo semissintético com meia-vida longa, variando de 150-200 horas.

Outra peculiaridade é a grande capacidade da oritavancina de penetrar no interior das células e concentrar-se bem em macrófagos, característica muito importante quando se quer agir sobre cepas de estafilococos que são capazes de se reproduzir no interior de fagócitos, local onde boa parte dos antibióticos não consegue determinar níveis terapêuticos. Sua concentração intracelular chega a ser 300 vezes superior às concentrações plasmáticas.

Seu espectro atinge o enterococo, inclusive os resistentes à vancomicina (VRE), estafilococos resistentes à meticilina e à vancomicina (MRSA, VRSA), *Streptococcus pneumoniae* multirresistente, além bactérias anaeróbicas Gram-positivas.

Possui efeito pós-antibiótico *in vitro* (2,5-7 horas para MRSA e 2-4,3 horas para VRE) que, somado à sua longa meia-vida, pode permitir a administração uma vez ao dia ou em dias alternados.

Atravessa bem a barreira hematoencefálica, podendo ser utilizada no tratamento de meningite por pneumococos multirresistentes.

Os efeitos adversos mais comumente relatados entre os usuários do antibiótico durante os testes clínicos que estão sendo realizados foram dor de cabeça, náuseas, constipação e flebite.

O esquema posológico proposto até o momento tem sido de 200 mg 1 vez/dia durante 3-7 dias.

# TELAVANCINA

Lipoglicopeptídeo aprovado pelo FDA em setembro de 2009, para o tratamento de infecções complicadas da pele e tecido celular subcutâneo, em adultos. Possui atividade contra estafilococos, incluindo cepas resistentes a meticilina, estreptococos e enterococos (sensíveis à vancomicina). Especificamente sobre estafilococos (MRSA), possui concentração inibitória mínima menor que a vancomicina e a teicoplanina.

Apresenta duplo mecanismo de ação: inibe a síntese de peptidoglicano, atuando, dessa forma, sobre a parede celular bacteriana, ao mesmo tempo que inibe a síntese de lipídios essenciais à impermeabilização da membrana citoplasmática.

Sua meia-vida é de cerca de 8 horas. Tem alta taxa de ligação proteica, aproximadamente de 90%. Eliminação renal.

## Efeitos adversos

Distúrbios do paladar, náuseas e nefrotoxicidade mais frequente que a observada com vancomicina. Possibilidade de prolongamento do intervalo QT no ECG.

### Posologia

- 10 mg/kg administrado durante 60 minutos em infusão por via intravenosa a cada 24 horas, durante 7 a 14 dias.

# REFERÊNCIAS


Biedenbach DJ, Ross JE, Fritsche TR, Sader HS, Jones RN. 2007. Activity of dalbavancin tested against *Staphylococcus* spp. and β-hemolytic *Streptococcus* spp. isolated from 52 geographically diverse medical centers in the United States. J Clin Microbiol. 2007;45:998-1004.

Donadio S, Maffioli S, Monciardini P, Sosio M, Jabes D. Antibiotic discovery in the twenty--first century: current trends and future perspectives. J Antibiotics. 2010;63:423-30.

Gales AC, Sader HS, Jones RN. Antimicrobial activity of dalbavancin. In Prática Hospitalar. Ano VII, nº 41, set-out; 2005.

Hinrichsen SL. Doenças Infecciosas e Parasitárias. 1ª ed. Rio de Janeiro: Guanabara Koogan; 2005.

Jones RN. Antimicrobial activity of daptomycin. In Prática Hospitalar. Ano VII, nº 41, Set-out 2005.

Karou LR, El-Lababidi R, Chahine EB. Oritavancin: An investigational lipoglycopeptide antibiotic. Am J Health Syst Pharm. 2013;70:23-33.

Kurosu M, Siricilla S, Mitachi K. Advances in MRSA drug discovery: where are we and where do we need to be? Expert Opin Drug Discov. Author manuscript; available in PMC 2013 September 1.

Liu C, Bayer A, Cosgrove SE, et al. Clinical practice guidelines by the Infectious Diseases Society of America for the treatment of methicillin-resistant *Staphylococcus aureus* infections in adults and children. Clin Infect Dis. 2011;52:e18-e55.

Lovering AM, Reeves DS. Dalbavancin, a novel second generation lipopeptide. In Prática Hospitalar Ano VII, nº 41. Set-out 2005.

Penildon S. Farmacologia. 7ª ed. Rio de Janeiro: Guanabara Koogan; 2006.

Starling CEF, Silva EU. Antimicrobianos e Síndromes Infecciosas. Guia Prático. Rio de Janeiro: Guanabara Koogan; 2004.

Tavares W. Antibióticos e Quimioterápicos para o Clínico. 2ª ed. rev. e atual. São Paulo: Atheneu; 2009.

Tavares W. Antibióticos e Quimioterápicos para o Clínico. 3ª

ed. rev. e atual. São Paulo: Atenheu; 2014.

Veronesi R, Focaccia R. Tratado de Infectologia. 3ª ed. São Paulo: Atheneu; 2005.

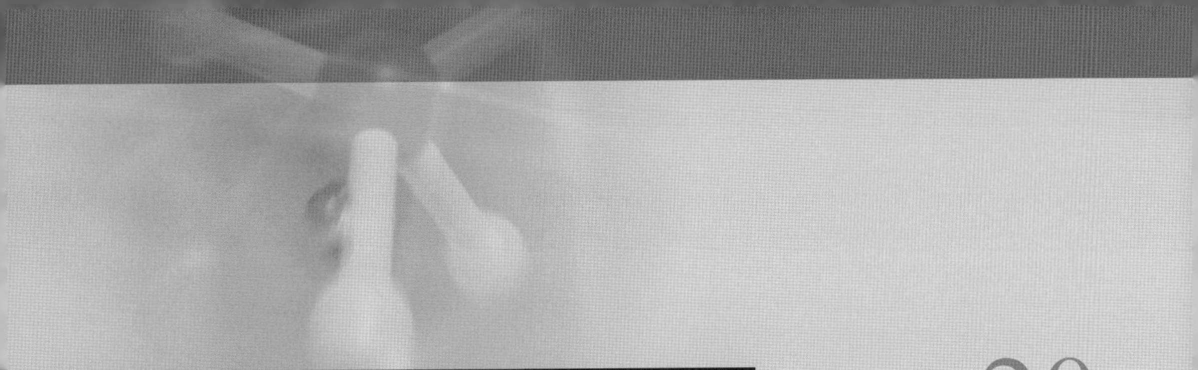

capítulo 20

André B. L. Constant

# OXAZOLIDINONAS

O número de cepas bacterianas com perfil de multirresistência tem aumentado de forma alarmante, fato que vem impondo grandes desafios para instituição de terapêuticas eficazes nos processos infecciosos em que esses patógenos estejam envolvidos. Por isso é imperioso que, além do uso racional das armas terapêuticas de que já dispomos, a indústria farmacêutica seja incitada cada vez mais a pesquisar novos antimicrobianos que possam ser somados aos já existentes. O que mais frequentemente tem ocorrido são modificações nas estruturas moleculares, criando variantes de antibióticos já existentes. Uma grata exceção a essa regra foi a introdução da linezolida, em 1999, representante de uma nova classe de antibióticos, as oxazolidinonas. Esse fato, que não ocorria há mais de quatro décadas, abriu caminho para pesquisa e desenvolvimento de uma nova oxazolidinona que em breve será incorporada ao arsenal terapêutico.

Tais antibióticos são obtidos sinteticamente e sua estrutura química caracteriza-se pela presença do anel oxazolidinona.

## Mecanismo de ação, espectro e resistência

A linezolida é um antibiótico bacteriostático que atua inibindo a síntese proteica, especificamente sobre a subunidade 50S do ribossomo, porém de maneira diversa de outros antimicrobianos, como os macrolídeos, lincosamidas e estreptograminas. Estes também se ligam ao ribossomo bloqueando as etapas intermediárias (alongamento da cadeia) e finais (liberação da cadeia), da formação das proteínas. A linezolida, por sua vez, atua inibindo a síntese de proteínas bacterianas no estágio inicial, mais especificamente no bloqueio da formação do complexo de iniciação (processo de translação bacteriana).

Com relação ao espectro, tem destacada atuação sobre cocos Gram-positivos aeróbios: *Staphylococcus aureus* (incluindo as cepas resistentes à oxacilina e aos glicopeptídeos), *Streptococcus agalactiae, Streptococcus pyogenes, Streptococcus pneumoniae* (incluindo as cepas com perfil de multirresistência), *Enterococcus faecalis, Enterococcus faecium* (incluindo os resistentes aos glicopeptídeos).

A linezolida possui também atividade contra *Corynebacterium, Listeria, Clostridium* spp., *Peptostreptococcus* spp. e *Mycobacterium tuberculosis*. Não possui atividade sobre *Haemophilus influenzae, Moraxella catarrhalis, Neisserias*, Enterobacteriaceae, pseudomonas e *Bacteroides fragilis*.

Possui efeito pós-antibiótico (EPA) sobre *Staphylococcus aureus*, de aproximadamente 2 horas.

Em virtude do mecanismo ímpar de ação, não se conhece resistência cruzada com outras famílias de antibióticos. No entanto, já foi relatada resistência à linezolida, felizmente ainda incipiente. É importante ressaltar que esse fenômeno de resistência resulta de mutação genética, alterando o RNA ribossômico, impedindo, dessa forma, a ligação do antibiótico a este.

## Farmacocinética

Linezolida pode ser usada pelas via parenteral e oral. Com relação a esta última, vale salientar que a absorção é excelente (taxa de biodisponibilidade de quase 100%) e não afetada pela presença de alimentos. Nesse caso, as concentrações séricas máximas serão obtidas em 2 horas.

A meia-vida varia de 4 a 6 horas.

A droga tem boa distribuição na maioria dos líquidos e tecidos orgânicos, determinando níveis que chegam a 70% das concentrações encontradas no plasma. Merecem destaque positivo as elevadas concentrações na saliva e tecido pulmonar, onde chegam a alcançar, respectivamente, níveis de 125% e 450% acima dos níveis séricos. Também no LCR sua concentração é maior (50%) que a concentração sérica. Por outro lado, na urina são encontrados apenas 30% dos níveis hemáticos e menores ainda são as concentrações do antibiótico no tecido pleural (15%).

Apesar da metabolização parcial no fígado, não é necessário o ajuste de dose nos pacientes com insuficiência hepática de leve a moderada.

A eliminação é predominantemente renal (70%), sendo 40% como metabólito inativo. Como sua depuração renal é independe da depuração da creatinina, a posologia não precisa ser corrigida nos portadores de insuficiência renal de leve a moderada. A droga é eliminada por diálise, sendo necessário complementação da dose (30% a 50%) após a hemodiálise.

## Indicações clínicas

Pelo que já foi exposto, principalmente no que concerne ao espectro antimicrobiano, a linezolida é um recurso terapêutico que deve ter seu uso resguardado para fazer frente a graves infecções causadas por agentes sensíveis ao antibiótico, notadamente quando houver presunção ou confirmação do envolvimento de espécies com perfil de resistência a outros fármacos, ou em pacientes alérgicos a essas mesmas drogas.

- Pneumonia comunitária, principalmente se associada a comorbidade ou pneumonia adquirida em ambiente hospitalar (incluindo aquelas relacionadas à ventilação mecânica).
- Infecções complicadas de pele e tecidos moles, incluindo pé diabético.
- Infecções enterocócicas, incluindo aquelas causadas por cepas de *Enterococcus faecium* e *Enterococcus faecalis* resistentes à vancomicina (sepse, infecções intra-abdominais).

Existem relatos da utilização da linezolida (associada a outros fármacos) em esquemas para tratamento de tuberculose multidrogarresistente.

Na endocardite causada pelo estafilococo tem mostrado bons resultados, mormente pelo efeito pós-antibiótico que exerce sobre essa bactéria. Por fim o antibiótico pode ser utilizado para o tratamento de meningites causadas por estafilococo, pneumococos e enterococos.

## Reações adversas

Os efeitos adversos são observados em aproximadamente um terço dos pacientes que utilizam o antibiótico. São problemas, na sua maior parte, de pouca monta, não exigindo a interrupção do uso do antibiótico.

Os mais frequentes desses efeitos indesejados são náuseas, vômitos, dor abdominal, cefaleia, vertigens e insônia. Mais grave e menos frequente é a mielodepressão, que pode expressar-se por anemia, trombocitopenia, leucopenia, ou mesmo pancitopenia. Tal fenômeno é reversível e está ligado ao uso prolongado do antibiótico.

Cuidados especiais devem ser dispensados quando a linezolida é usada concomitantemente com outras drogas que podem apresentar o mesmo paraefeito, tais como sulfonamidas, trimetoprima, cloranfenicol, antiagregantes plaquetários etc.

Recomenda-se a realização de exames hematológicos nos pacientes que utilizarem linezolida por mais de quinze dias.

Outro efeito adverso possível e sério é de neurite óptica e neuropatia periférica.

Foram relatadas reações graves nos sistemas nervoso central e cardíaco, quando do uso conjunto de linezolida e substâncias serotinérgicas (como a pseudoefedrina) e antidepressivos inibidores seletivos de recaptação da serotonina – ISRS (paroxetina, fluoxetina, sertralina, citalopram). A síndrome serotoninérgica manifesta-se por sinais e sintomas, como inquietação, rigidez muscular, hipertermia, hiper-reflexia, tremores, elevação da pressão arterial e insuficiência respiratória.

A linezolida é um medicamento classificado pelo FDA na categoria C de risco na gravidez. Não existem até o momento estudos que mostrem segurança no uso da droga em nutrizes.

## Posologia

Linezolida possui preparações para utilização por via oral e intravenosa, na dosagem de 600 mg em ambas as apresentações. A maior parte dos protocolos recomenda a preferência pela via parenteral no início do tratamento, facultando a mudança para a administração por via oral quando da melhora clínica e laboratorial do paciente. É importante lembrar que a droga tem absorção de quase 100% quando ministrada por essa via.

Em crianças, a posologia é de 20-30 mg/kg/dia dividida em duas tomadas. Para adultos prescreve-se 600 mg de linezolida de 12/12 horas, independente da via de administração utilizada. A infusão por via intravenosa deve ocorrer por um período de tempo variável, entre 30 e 120 minutos. O tempo médio de utilização do antibiótico, na maior parte das indicações, varia entre 10 e 28 dias.

## REFERÊNCIAS

Amato Neto V, Nicodemo AC, Lopes HV. Antibióticos na Prática Clínica. 6ª ed. São Paulo: Sarvier; 2007.

Farrell DJ, Mendes RE, Ross JE, Sader HS, Jone RN. LEADER Program Results for 2009: an Activity and Spectrum Analysis of Linezolid Using 6,414 Clinical Isolates from 56 Medical Center in the United States. Antimicrob Agents Chemother. 2011;55(8):3684-90.

Hall RG 2nd, Michaels HN. Profile of tedizolid phosphate and its potential in the treatment of acute bacterial skin and skin structure infections. Infect Drug Resist. 2015;8:75-82.

Kurosu M, Siricilla S, Mitachi K. Advances in mrsa drug discovery: where are we and where do we need to be? Expert Opin Drug Discov. Author manuscript; available in PMC 2013 September.

Tavares W. Antibióticos e Quimioterápicos para o Clínico. 1ª ed. São Paulo: Atheneu; 2006.

Tavares, W. Antibióticos e Quimioterápicos para Clínico. 2ª ed. rev. e atual. São Paulo: Atheneu; 2009.

Tavares W. Antibióticos e Quimioterápicos para o Clínico. 3ª ed. rev. e atual. São Paulo: Atheneu; 2014.

Veronesi R, Focaccia R. Tratado de Infectologia. 3ª ed. São Paulo: Atheneu; 2007.

capítulo 21

André B. L. Constant

# QUINOLONAS

A primeira quinolona com atividade antibacteriana foi identificada no início da década de 1960, sendo obtida a partir da síntese da cloroquina – ácido nalidíxico. A droga pioneira foi seguida por outros componentes que não apresentaram vantagens substanciais, o que levou ao desinteresse da classe médica.

Tal família de antibióticos voltou a chamar a atenção em meados dos anos 1970 e mais decisivamente a partir de 1980, com a incorporação de novos componentes que mudaram de maneira significativa o perfil farmacocinético e ampliaram o espectro de atividade antibacteriana. Tal fato se deveu à incorporação na estrutura química das quinolonas de um átomo de flúor na posição 6 e de um anel piperazínico na posição 7 da molécula.

São utilizados vários critérios para se classificar as quinolonas, sendo mais difundido o que leva em consideração a potência, o espectro antimicrobiano e a farmacocinética. Seguindo esse critério, as quinolonas são classificadas em gerações. Mesmo nesse critério existe divergência entre vários autores.

## 1ª GERAÇÃO

As quinolonas aqui agrupadas caracterizam-se por sua atividade sobre as bactérias Gram-negativas, especialmente as enterobactérias, porém com pequena ou nenhuma atividade sobre *Pseudomonas* e Gram-positivos. Ficam de fora, portanto, bactérias causadoras de graves processos infecciosos.

Outra característica que limita bastante sua utilização clínica está relacionada com a farmacocinética. São bem absorvidas pelo tubo digestivo, mas sofrem rápida metabolização hepática e rapidamente também são eliminadas pelos rins, não determinando níveis teciduais que permitam atingir as bactérias sensíveis, exceto no aparelho urinário. Dessa forma, está descartado o uso das quinolonas de primeira geração em infecções sistêmicas.

Os principais representantes desta geração são: ácido Nalidíxico, ácido oxolínico, rosoxacino e cinoxacino.

O ácido pipemídico merece uma citação particular, pois, a despeito de possuir uma farmacocinética idêntica à do ácido nalidíxico, sua atividade antimicrobiana também é observada sobre pseudomonas, além das bactérias já citadas. Essas características faz com que alguns autores classifiquem o ácido pipemídico como uma quinolona de 2ª geração.

## 2ª GERAÇÃO

São consideradas de 2ª geração as quinolonas que possuem concentrações terapêuticas limitadas às vias urinárias e intestinos.

Atuam sobre bactérias Gram-negativas e *Pseudomonas*. O mais importante componente desta geração é o norfloxacino e, para alguns autores, também o ácido pipemídico.

O norfloxacino possui farmacocinética bastante desfavorável, pois somente 30 a 40% da dose administrada por via oral é absorvida, o que determina níveis séricos transitórios e concentrações teciduais baixas, excetuando-se a concentração no tecido renal. A droga não pode ser administrada por via parenteral, por possuir pouca solubilidade. Pelo exposto, fica patente que, apesar de sua atuação sobre *Pseudomonas*, o norfloxacino não pode ser utilizado em infecções causadas por tal bactéria, exceto se o processo se limitar ao aparelho urinário.

A partir da síntese do norfloxacino, foi possível classificar as quinolonas de outra maneira, agora levando em consideração a presença ou não de um átomo de flúor na sua composição química. Então as quinolonas doravante sintetizadas passaram a ser chamadas de fluoroquinolonas.

## 3ª GERAÇÃO

As quinolonas desta geração têm como caracteres principais a atuação sobre bactérias Gram-negativas (inclusive a *P. aeruginosa)*, bactérias Gram-positivas, como o estafilococo (excetuando os MRSA), ficando porém fora da sua área de atuação outros patógenos importantes como o *Streptococcus pneumoniae* e as bactérias anaeróbias.

Temos nesta geração vários representantes, sendo destacados ciprofloxacino, pefloxacino, ofloxacino, lomefloxacino, entre outros, que são menos utilizados na prática diária.

Possuem farmacocinética satisfatória com capacidade de atuarem sistemicamente e apresentam formulações para a administração por via oral e parenteral (IV). Há exceção com o lomefloxacino, que só determina níveis satisfatório no aparelho urinário e pulmão e só pode ser administrado por via oral.

## 4ª GERAÇÃO

As quinolonas mais recentes, que começaram a chegar ao mercado depois de 1997, estão classificadas nesta geração. É o que se tem de mais avançado, até o momento, nesta família de antibióticos. Possuem atividade sistêmica e seu espectro de atuação inclui a maior parte das formas bacterianas já citadas, além de sua ação sobre estreptococos (inclusive *S. pneumoniae* penicilinorresistente), *Haemophilus influenzae, Moraxella catarrhalis*, bactérias atípicas (*Chlamydia, Legionella* e *Mycoplasma*), além de germes anaeróbios, incluindo *Bacteroides fragilis*. Por atuarem sobre os patógenos mais prevalentes nas infecções respiratórias, os componentes desta geração ficaram conhecidos como "quinolonas respiratórias".

Existem vários representantes quinolônicos desta geração (temafloxacino, esparfloxacino, clinafloxacino), embora atualmente no Brasil dispomos para uso terapêutico de moxifloxacino, levofloxacino, gemifloxacino. O gatifloxacino foi retirado, para uso sistêmico (administrado por via oral), devido à possibilidade de vir a determinar distúrbios glicêmicos graves, só permanecendo sob a apresentação de colírio.

É importante ressaltar que um ou outro componente pode vir classificado em gerações diferentes, dependendo do autor consultado.

Tendo-se mostrado uma família de antimicrobianos promissores, as pesquisas sobre quinolonas se intensificaram, resultando na obtenção de novos componentes. Entre alguns que se encontram em estudos podemos citar:

- **Delafloxacino** (originalmente RX-3341), nova fluoroquinolona que vem sendo testada. Tem demonstrado excelente potência antibacteriana, mercê da capacidade de oferecer a cobertura de amplo espectro, como monoterapia potente, contra uma variedade de bactérias Gram-positivas e Gram-negativas resistentes a outras quinolonas, inclusive o *Staphylococcus aureus* quinolonarresistente e meticilinorresistente.

  Possui formulações tanto para uso oral como intravenoso. Outra característica positiva do delafloxacino é que, ao contrário de outros antibióticos, tem sua potência aumentada, em até 32 vezes, quando se encontra em pH ácido, situação observada especificamente nos locais onde se desenvolvem os processos infecciosos.

- Outro quinolônico que se encontra em desenvolvimento é o **nemonoxacino.** Trata-se de uma quinolona desfluorada que tem mostrado boa atividade contra *Staphylococcus aureus* meticilinorresistente e vancomicina resistente, S. *pneumoniae* resistente a múltiplas drogas e uma gama de outras bactérias Gram-positivas, Gram-negativas e atípicas.

  Estudos clínicos têm revelado excelentes resultados no tratamento de pneumonia adquirida na comunidade e graves infecções de pele e tecidos moles, de maneira especial no pé diabético. A droga tem-se mostrado bastante segura com baixos índices de reações adversas e as que têm ocorrido são de natureza não grave.
- **JNJ-Q2** é uma fluoroquinolona de amplo espectro com atividade contra patógenos Gram-positivos e negativos. Tem mostrado atividade *in vitro* contra *Neisseria gonorrhoeae*, incluindo cepas resistentes a ciprofloxacino e *Staphylococcus aureus* meticilinorresistente. Contra *S. pneumoniae* apresenta atuação 32 vezes maior que o moxifloxacino. Está sendo testada para tratamento de infecções de pele e tecidos moles complicadas, pneumonia comunitária e como alternativa para o tratamento da uretrite gonocócica quando ocorrer falha nos esquemas atualmente preconizados.

## MECANISMO DE AÇÃO

As quinolonas são antibióticos bactericidas que atuam sobre o processo de replicação cromossômica bacteriana. Seus alvos são as enzimas DNA-girase e a topoisomerase IV que controlam este processo de duplicação do material genético. Em consequência da ação das quinolonas, a cadeia de DNA torna-se anormalmente longa, não cabendo mais dentro da célula bacteriana, que termina rompendo-se.

Ocorre, além disso, uma síntese descontrolada de proteínas e produção de exonucleases. Essas ações causam rapidamente a morte bacteriana. Em algumas bactérias, a DNA-girase funciona como alvo primário das quinolonas, ao passo que em outras o alvo preferencial é a topoisomerase IV, porém em ambas as situações a outra enzima se torna o alvo secundário.

Uma das razões que explica o aumento da potência dos quinolônicos que se encontram em desenvolvimento é que em boa parte deles existe potente inibição de maneira equivalente sobre as duas enzimas-alvo, levando ambas a funcionarem como alvos primários.

## RESISTÊNCIA

A resistência a esse grupo de drogas ocorre, na maioria das vezes, por mutação genética e só muito raramente foi observada resistência mediada por plasmídio.

A resistência da bactéria ao antibiótico pode manifestar-se por meio de três mecanismos principais:

- Alteração das enzimas-alvo, DNA-girase e topoisomerase IV, que se tornariam insensíveis à ação da droga.
- Impermeabilização das membranas celulares não permitindo a passagem da droga através de seus canais porínicos.

O terceiro mecanismo, de resistência bacteriana às quinolonas, é a capacidade que alguns microrganismos possuem de ativar uma bomba de efluxo que retiraria o antibiótico de seu interior.

Vale ressaltar que as quinolonas, ainda em pesquisa e desenvolvimento, têm-se mostrado muito menos suscetíveis à ação da bomba de efluxo bacteriana, mais uma explicação para sua maior eficácia.

## FARMACOCINÉTICA

As quinolonas em geral são bem absorvidas quando utilizadas por via oral, não sofrendo interferência significativa se administrada na presença de alimentos, embora substâncias alcalinas diminuam sua biodisponibilidade. Algumas quinolonas também podem ser administradas por via parenteral (IV).

Apresentam baixa taxa de ligação às proteínas séricas, variando de 15 a 30%, com exceção das quinolonas de 1ª geração, que chegam a apresentar taxas de 70%.

As quinolonas fluoradas possuem boa distribuição, determinando níveis terapêuticos em vários tecidos e líquidos orgânicos, excetuando-se o norfloxacino que, por ser pouco absorvido por via oral (30 a 40%), apresenta concentração tecidual baixa.

As quinolonas de 1ª geração também apresentam pequena concentração nos tecidos, por motivos diferentes, qual seja sua grande metabolização hepática e rápida eliminação renal. As quinolonas de 1ª geração e o norfloxacino só determinam níveis elevados nas vias urinárias, próstata e na luz intestinal. Os demais membros da família apresentam concentrações na urina, nos rins, pulmões, tecido prostático, na bile e nos macrófagos e neutrófilos, maiores do que as observadas no soro. Também determinam concentrações, embora em níveis abaixo das taxas plasmáticas, na saliva, nos ossos e no LCR.

A meia-vida também apresenta grandes variações, indo de 3 a 5 horas para o Norfloxacino e ciprofloxacino, até o máximo de 20 horas no caso do esparfloxacino.

A via de eliminação vai depender do membro da família em questão. Ciprofloxacino e ofloxacino são eliminados preferencialmente por via renal. Já o esparfloxacino, o pefloxacino e o ácido nalidíxico têm a via hepatobiliar como principal mecanismo de eliminação. Outras quinolonas apresentam eliminação mista, por via renal e não renal.

Todas sofrem metabolização hepática, porém em proporções diferentes, variando de altas taxas de metabolização para o ácido nalidíxico (95%) até taxas bem reduzidas, como as observadas no ofloxacino (5%).

## ESPECTRO ANTIBACTERIANO

São drogas de amplo espectro de ação. A atividade antibacteriana já foi citada, uma vez que ela é um dos critérios utilizados para a classificação das quinolonas em gerações. Entretanto, convém fazer algumas observações e aqui nos ateremos às quinolonas fluoradas:

- Quinolonas de 4ª geração possuem boa atividade sobre os estafilococos, porém a resistência tem crescido bastante ante os estafilococos meticilinorresistentes (MRSA).
- Com relação ao *S. pneumoniae*, e aí se incluindo as cepas multirresistentes, das denominadas "quinolonas respiratórias", a que possui maior atividade sobre a bactéria é o gemifloxacino.
- O ciprofloxacino é a quinolona que possui maior atividade sobre a *P. aeruginosa.*
- A atividade sobre germes anaeróbios, incluindo *Bacteroides fragilis*, é observada em algumas das quinolonas mais novas, especialmente o moxifloxacino.
- O ciprofloxacino e o ofloxacino possuem atividade sobre as micobactérias, embora atualmente se dê preferência, quando da falência do esquema tradicional, à utilização de algumas das novas quinolonas "respiratórias", como o levofloxacino e o moxifloxacino.
- O ciprofloxacino e o enofloxacino possuem atividade sobre o *P. falciparum.* Não atuam sobre o *Treponema pallidum.*

## EFEITOS COLATERAIS

A despeito de serem drogas normalmente bem toleradas, em média 5 a 15% dos pacientes apresentam algum tipo de efeito colateral. Os mais comuns são observados no aparelho gastrintestinal e incluem náuseas, vômitos, desconforto gástrico e diarreia.

É relatada ainda a possibilidade de ocorrência de efeitos adversos sobre o SNC traduzido por cefaleia, tonturas, sonolência e muito raramente convulsão.

Essas drogas podem causar artralgia, edema articular e, em alguns casos, chegam a determinar erosão do tecido articular, quando são administradas a crianças e adolescentes. Sua utilização nesta faixa etária só está preconizada quando os benefícios superarem os riscos. Já foram narrados casos de rupturas de tendões.

Outro possível efeito colateral é o alongamento do segmento QR do ECG, sendo um problema importante se vier a ocorrer em pacientes com arritmias. Este efeito colateral é mais observado com o uso do moxifloxacino.

O aparecimento *rash* cutâneo tem sido relatado em pacientes que estão realizando tratamento com o gemifloxacino.

# INDICAÇÕES

## Infecção do trato urinário

As quinolonas de 1ª geração tem sua melhor indicação na infecção do trato urinário (ITU) baixa ou quando o agente causador é sabidamente sensível. Já as fluoroquinolonas dão maior segurança para sua utilização por possuírem maior potência antimicrobiana e terem um espectro mais ampliado.

## Prostatite

As fluoroquinolonas têm apresentado bons resultados em esquemas de 4 a 6 semanas de utilização.

## DST

As quinolonas fluoradas são drogas bastante utilizadas em várias doenças sexualmente transmissíveis, como gonorreia, granuloma inguinal, linfogranuloma venéreo e nas uretrites causadas pela clamídia. O ciprofloxacino constitui hoje a terapia de eleição, em dose única, para a gonorreia, segundo o Ministério da Saúde.

Apesar de muitas quinolonas fluoradas possuírem atividade *in vitro* sobre *C. trachomatis, U. urealyticum* e *M. hominis*, os melhores resultados são observados quando se utiliza o ofloxacino como alternativa no tratamento das uretrites não gonocócicas, com doxiciclina por 7 dias ou azitromicina em dose única.

Na doença inflamatória pélvica, um esquema bastante utilizado é a associação do ofloxacino ou mais comumente o ciprofloxacino com alguma droga que possua atuação sobre anaeróbios, como o metronidazol ou a clindamicina.

## Infecções do trato respiratório

As novas "quinolonas respiratórias" – levofloxacino, moxifloxacino e gemifloxacino –, por possuírem boa concentração no tecido pulmonar (quinolonas têm melhor penetração no tecido do pulmão do que betalactâmicos) e por terem excelente atuação sobre os principais patógenos causadores das pneumonias adquiridas na comunidade (*S. pneumoniae, H. influenzae* e *Moraxella catarrhalis*) e sobre os principais agentes etiológicos das pneumonias atípicas (*M. pneumoniae, C. pneumoniae* e *L. pneumophila*), são drogas sempre lembradas nessas situações.

Sendo, porém, produtos de preço elevado e que devem ser preservados, visando não aumentar o número de cepas resistentes, sua utilização deve ficar restrita aos pacientes com comorbidade e nos casos de patógenos conhecidos e sabidamente resistentes aos betalactâmicos ou aos macrolídeos.

As quinolonas fluoradas são utilizadas em conjunto com outras drogas no tratamento de tuberculose multirresistente, incluindo-se aí o tratamento das infecções causadas por micobactérias atípicas.

- **Infecções gastrintestinais** – as quinolonas fluoradas obtêm bons resultados quando utilizadas no tratamento das enterites que tenham como agentes a *E. coli, Shigella* e *Salmonella*. Também podem ser utilizadas como alternativa, muito eficaz, no tratamento da febre tifoide.
- **Infecção osteoarticular** – o tratamento da osteomielite crônica requer uma droga que consiga determinar concentrações terapêuticas no tecido ósseo e que atue sobre os principais agentes envolvidos, sendo o principal deles o *S. aureus*. As fluoroquinolonas possuem estas características e chegam a alcançar percentuais de 75% de cura clínica, em esquemas que se estendem por 4-6 semanas ou mais.
- **Sepse, meningites, peritonites** – por se tratarem de antibióticos que atuam sobre boa parte das bactérias envolvidas nestes graves processos infecciosos, as quinolonas são sempre lembradas nestas situações.

Dá-se preferência aos representantes de gerações mais recentes. É válido salientar que frequentemente são utilizados esquemas que associam essas quinolonas com antibióticos, como as carbapenemas, cefalosporinas de 3ª geração, metronidazol ou com os aminoglicosídeos.

No caso das infecções que envolvem o SNC, é prudente aumentar a posologia, por serem normalmente essas infecções de natureza grave e pela necessidade de o antibiótico transpor uma barreira.

## POSOLOGIA

Apesar de as quinolonas terem posologia básica, esta pode sofrer grandes variações, dependendo do agente etiológico envolvido, da localização e da gravidade do processo infeccioso em questão. Será descrita abaixo a posologia usual das principais quinolonas em uso atualmente.

| | |
|---|---|
| Ácido nalidixico | **Crianças:** 50 mg/kg dia fracionados em 4 tomadas, VO |
| | **Adultos:** 2 a 4 gramas dia fracionados 4 tomadas, VO |
| Norfloxacino | 400 mg 12/12 horas, VO |
| Pefloxacino | 400 mg 12/12 horas, VO e IV |
| Ofloxacino | 200 a 400 mg 12/12 horas, VO e IV |
| Ciprofloxacino | 250 a 750 mg 12/12 horas, VO |
| | 200 a 400 mg 12/12 horas, IV |
| Levofloxacino | 250 a 500 mg diário, VO ou IV |
| Moxifloxacino | 400 mg diário, VO ou IV |
| Gemifloxacino | 320 mg diário, VO |

## REFERÊNCIAS

Appelbaum PC, Gillespie SH, Burley CJ, Tillotson GS. A review of gemifloxacin. In Prática Hospitalar, Ano VII, nº 41, set-out 2005.

Coura JR. Dinâmica das Doenças Infecciosas e Parasitárias. Rio de Janeiro: Guanabara Koogan; 2006.

Donadio S, Maffioli S, Monciardini P, Sosioand M, Jabes D. Antibiotic discovery in the twenty-first century: current trends and future perspectives. J Antibiotics. 2010;63:423-30.

Fernandez J, Hilliard JJ, Morrow BJ, Melton JL, Flamm RK, Barron AM, Lynch AS. Efficacy of a new fluoroquinolone, JNJ-Q2, in murine models of *Staphylococcus aureus* and *Streptococcus pneumoniae* skin, respiratory, and systemic infections. Antimicrob Agents Chemother. 2011;55(12):5522-8.

Goodman L, Gilman A. As Bases Farmacológicas da Terapêutica. Rio de Janeiro: Guanabara-Koogan; 2012.

Li CR, Li Y, Li GQ, Yang XY, Zhang WX, Lou RH, et al. In vivo antibacterial activity of nemonoxacin, a novel non-fluorinated quinolone. Institute of Medicinal Biotechnology, Chinese Academy of Medical Sciences and Peking Union Medical College, Beijing 100050, China; 2010. Autor conferir

Penildon S. Farmacologia. 7ª ed. Rio de Janeiro: Guanabara Koogan; 2006.

Prado FC, Ramos J, Valle JR. Atualização Terapêutica. 21ª ed. Artes Médicas; 2005.

Starling CEF, Silva EU. Antimicrobianos e Síndromes Infecciosas. Guia Prático. Rio de Janeiro: Guanabara Koogan; 2004.

Tavares W. Manual de Antibióticos e Quimioterápicos Antiinfecciosos. 3ª ed. Rio de Janeiro: Atheneu; 2002.

Tavares W. Antibióticos e Quimioterápicos para o Clínico. 2ª ed. rev. e atual. São Paulo: Atheneu; 2009.

Tavares W. Antibióticos e Quimioterápicos para o Clínico. 3ª ed. rev. e atual. São Paulo: Atheneu; 2014.

Vardakas KZ, Siempos IL, Grammatikos A, Athanassa Z, Korbila IP, Falagas ME. Respiratory fluoroquinolones for the treatment of community-acquired pneumonia: a meta-analysis of randomized controlled trials. CMAJ: Canadian Medical Association Journal. 2000.

Zhang L, Wang R, Falagas ME, Chen LA, Liu YN. Gemifloxacin for the treatment of community-acquired pneumonia and acute exacerbation of chronic bronchitis: a meta-analysis of randomized controlled trials. Chinese Med J. 2012;125(4):687-95.

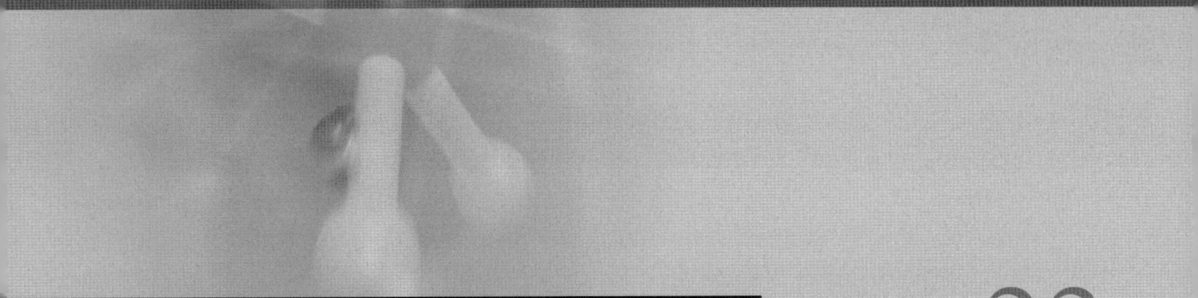

capítulo 22

José Maria C. Constant

# POLIMIXINAS

As polimixinas foram descobertas em 1949, quando existiam poucos antibióticos (penicilina, estreptomicina, tetraciclina e cloranfenicol), nenhum deles com ação sobre *Pseudomonas*. Preenchendo essa lacuna, foram as polimixinas incorporadas à terapêutica, a despeito dos efeitos adversos severos (nervosos e renais) que podiam causar.

Com o surgimento da gentamicina, carbenicilina, cefalosporinas de 3ª geração, mais eficazes e menos tóxicas, as polimixinas foram limitadas ao uso tópico. Com o passar do tempo, a emergência crescente de bactérias Gram-negativas multirresistentes provocou seu retorno ao uso sistêmico.

## OBTENÇÃO

As polimixinas são antibióticos naturais, obtidos de culturas de bactérias, constituindo um complexo de substâncias denominadas pelas letras A, B, C, D e E. Apenas as polimixinas B e E (também chamada de colistina) são utilizadas, por serem as menos tóxicas.

## MECANISMO DE AÇÃO

As polimixinas têm grande afinidade por **fosfolipídios** presentes na **membrana citoplasmática** da bactéria, comportando-se como uma espécie de detergente que provoca desarranjo da membrana e consequente desequilíbrio osmótico, com perda de substâncias essenciais ao metabolismo bacteriano. São, dessa forma, bactericidas.

Não agem sobre as bactérias Gram-positivas, em virtude do baixo teor de fosfolipídios em sua membrana citoplasmática.

## ESPECTRO ANTIMICROBIANO

*Pseudomonas aeruginosa, E. coli, Shigella, Salmonella, Vibrio, Haemophilus, Klebsiella, Enterobacter, Acinetobacter.*

### Indicações

Infecções por Gram-negativos multirresistentes. Em virtude da toxicidade, sua indicação deve estar apoiada no teste da sensibilidade bacteriana (antibiograma).

### Farmacocinética

- Não são absorvidas por via oral, exceto em recém-nascidos, especialmente prematuros. Usadas por via parenteral.
- A concentração máxima do antibiótico acontece 2 horas depois do uso por via intramuscular. Os níveis plasmáticos são eficazes durante 6 a 8 horas.
- As polimixinas difundem-se em cavidades serosas, atravessam a barreira placentária, determinam altas concentrações urinárias, porém não atravessam a barreira meníngea.
- São drogas organodepositárias, porquanto se fixam a membranas celulares, com uma concentração tecidual superior à sanguínea.
- Sua taxa de ligação proteica é de aproximadamente 70%.
- A eliminação é renal lenta no caso da polimixina B (presente na urina 12 horas após o uso da primeira dose) e rápida com a polimixina E (colistina), cuja concentração urinária é 10 a 20 vezes superior à plasmática.

### Efeitos indesejáveis

Em virtude de sua afinidade por células com alta concentração de fosfolipídios na membrana citoplasmática, as polimixinas tendem a lesar células humanas com esse padrão. Daí sua neurotoxicidade, traduzida por queixas de parestesias, sensação de formigamento, fraqueza muscular generalizada.

Outro problema das polimixinas é sua nefrotoxicidade, de mecanismo diferente, já que a membrana das células renais não é rica em fosfolipídios. A ação tóxica é explicada pela altíssima concentração do antibiótico nos túbulos renais, decorrente de sua não reabsorção, agravada pela reabsorção da água.

A nefrotoxicidade expressa-se por albuminúria, cilindrúria, hematúria, oligúria e depois anúria.

O uso desses antibióticos requer constantes observações clínica e laboratorial da função renal.

## Interações

A associação com drogas potencialmente nefrotóxicas (aminoglicosídeos e cefalosporinas, por exemplo) só deve ser feita em caso de extrema necessidade e sob intensiva vigilância da função renal.

Não atuando sobre a **parede celular**, as polimixinas não dependem da multiplicação bacteriana para agir. Portanto, não antagonizam os betalactâmicos. Pelo contrário, há sinergismo com eles, bem como entre polimixinas e rifampicina e sulfametoxasol-trimetoprima.

## Apresentações

- **Polimixina B:** frasco-ampola com 500.000 U.
  1 mg = 10.000 U.
- **Polimixina E (Colistina):** frasco-ampola com 1.000 U.
  1 mg = 10.000 U.
- **Doses**
  - Polimixina B – uso por via IV 15.000 a 25.000 U/kg dia.
  - Polimixina E – uso por via IV 5 mg/kg/dia, intervalo de 12 horas.

## REFERÊNCIAS

Falcão C, Guimarães MRAS. Polimixinas. In: Auto HF, Constant JMC. Antibióticos e Quimioterápicos 5ª ed. Maceió: EDUFAL; 2008.

Fuchs FD, Wannmarcher L, Ferreira MBC. Farmacologia Clínica. 3ª Ed. Rio de Janeiro: Guanabara Koogan; 2004.

Penildon S. Farmacologia. 7ª ed. Rio de Janeiro: Guanabara Koogan; 2006.

Tavares W. Antibióticos e Quimioterápicos para o Clínico. 2ª ed. rev. amp. São Paulo: Atheneu; 2009.

Tavares W. Antibióticos e Quimioterápicos para o Clínico. 3ª ed. rev. e atual. São Paulo: Atheneu; 2014.

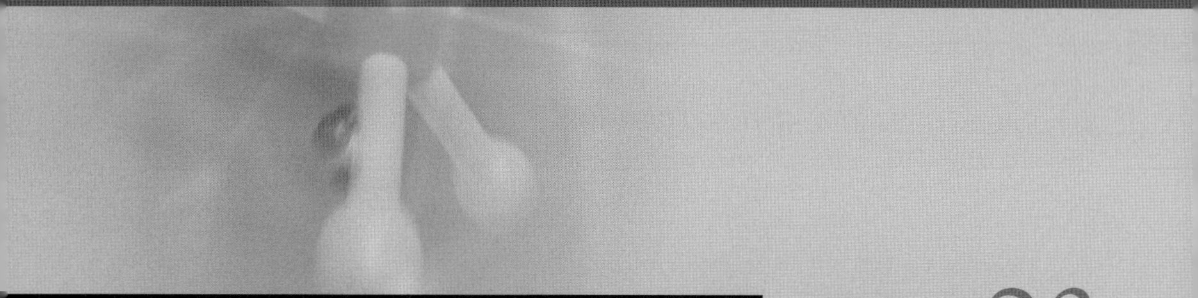

capítulo 23

André B. L. Constant

# SULFONAMIDAS E ICLAPRIM

Foram as sulfonamidas os primeiros antimicrobianos a serem empregados por via sistêmica para o tratamento de moléstias bacterianas em seres humanos, mais precisamente em 1935 por Gerhard Dogmak.

Todas as sulfas utilizadas na terapêutica antimicrobiana têm como estrutura basilar a sulfanilamida, à qual foram acrescidos diferentes radicais, sendo assim obtidos os diferentes componentes dessa classe de quimioterápicos antimicrobianos, merecendo destaque, por sua maior utilização hoje em dia, a sulfadiazina e o sulfametoxazol, este frequentemente associado à trimetoprima. Os demais derivados sulfamídicos foram ultrapassados por outros antimicrobianos como primeira linha na maior parte das indicações terapêuticas.

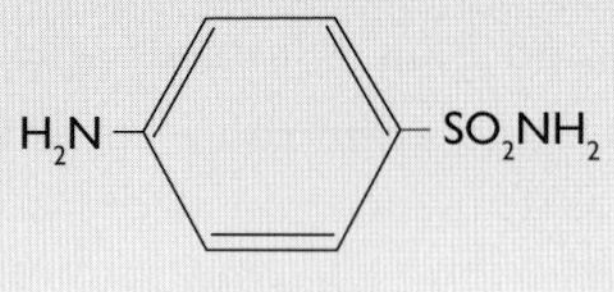


Sulfanilamida

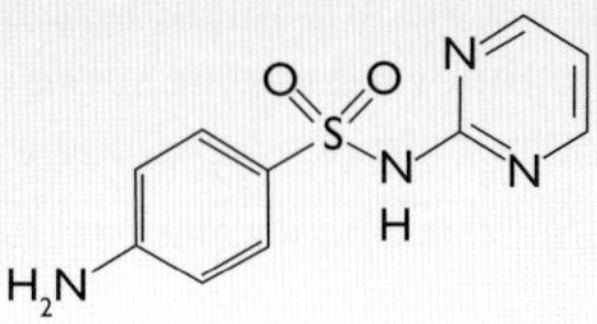


Sulfametoxazol

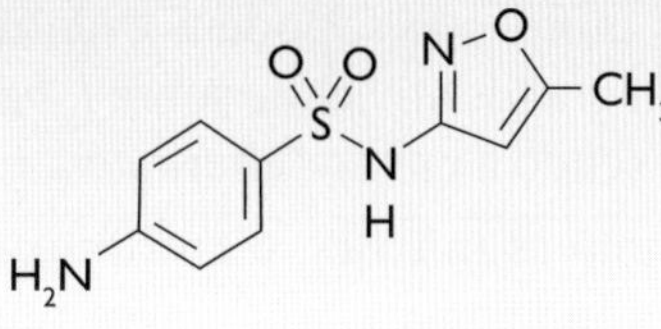


Sulfadiazina

## SULFAMETOXAZOL-TRIMETOPRIMA

Sulfametoxazol e trimetoprima são quimioterápicos que foram sintetizados e introduzidos no arsenal terapêutico em épocas distintas, respectivamente, em 1936 e 1962.

Usados isoladamente, são drogas bacteriostáticas. Estudos posteriores mostraram que, associados, por agirem sobre o mesmo mecanismo do metabolismo bacteriano e de maneira sequencial potencializam seus efeitos antimicrobianos, a ponto de tornarem-se praticamente uma "nova droga", com efeito bactericida.

Este fato fez com que eles não sejam mais utilizados isoladamente.

Sulfametoxazol foi a sulfonamida escolhida para esta associação, por possuir uma farmacocinética muito semelhante à da trimetoprima, embora existam no mercado apresentações em que a trimetoprima é associada a outra sulfonamida, no caso a sulfadiazina, cuja meia-vida não coincide com a da outra droga.

### Mecanismo de ação

Trimetoprima e sulfametoxazol inibem a síntese bacteriana do ácido tetra-hidrofólico (ácido folínico), que é a forma metabolicamente ativa do ácido di-hidrofólico (ácido fólico) e um cofator necessário para a síntese de timidinas, purinas e DNA bacterianos.

Sulfametoxazol é um análogo estrutural do ácido para-aminobenzoico e age inibindo a síntese do ácido di-hidrofólico, precursor do ácido tetra-hidrofólico.

Trimetoprima atua como inibidor competitivo da redutase de di-hidrofolato, a enzima final na transformação para ácido tetra-hidrofólico.

Este bloqueio sequencial de duas enzimas na mesma via resulta em sinergismo altamente potencializado, que leva a uma ação bactericida efetiva, que, como já foi dito, não se observa quando as drogas são utilizadas isoladamente.

### Espectro antimicrobiano

Sulfametoxazol-trimetoprima possuem um dos mais largos espectro que se conhece, podendo ser usados em infecções produzidas por bactérias, fungos e protozoários. As possibilidades de atuação do cotrimoxazol são bastante amplas, embora em boa parte desses processos atue como 2ª ou 3ª linha de ação.

Com relação às bactérias, agem sobre cocos Gram-positivos (inclusive como alternativa nas estafilococcias de menor gravidade), cocos Gram-negativos, *H. influenzae, H. ducrey, Salmonella typhi, Vibrio cholerae,* salmonelas enteropatogênicas e brucela. São naturalmente resistentes a pseudomona e enterococos.

Nas protozooses, podem eventualmente ser no tratamento da malária falcípara e possuem grande atividade sobre *I. belli.* Agem moderadamente sobre o *Toxoplasma gondii,* não sendo a melhor alternativa para o tratamento dessa patologia.

Quanto às micoses, o cotrimoxazol é uma das opções para o tratamento da paracoccidioidomicose, e nas graves pneumonias causadas pelo *P. jirovecii,* nos pacientes imunodeprimidos, encontra a sua melhor indicação.

Alguns autores relatam a atuação do cotrimoxazol nas infestações causadas pelo *Pediculus humanus*, embora saibamos que existem alternativas muito mais eficazes e práticas.

## Farmacocinética

Como já foi citado, as duas drogas possuem uma farmacocinética muito semelhante. São rapidamente absorvidas após administração por via oral, com biodisponibilidade entre 90 e 100%. Não se observa diminuição significativa dessa absorção mesmo na presença de alimentos.

Os níveis séricos são detectados em 2 horas, atingindo concentração máxima em torno de 4 horas. A partir daí, inicia-se o declínio. Possuem meia-vida de 12 horas.

Apresentam ligação às proteínas plasmáticas em média de 60%.

Distribuem-se amplamente no organismo, com especial concentração nos tecidos pulmonar e renal. Alcançam níveis terapêuticos em todos os líquidos orgânicos, como bile, líquido prostático e LCR, para citar exemplos.

As duas drogas têm eliminação renal, por filtração glomerular, sendo a trimetoprima eliminada 70% na forma ativa, não metabolizada, e o sulfametoxazol, que sofre metabolização hepática mais acentuada, com 30% excretado ainda em atividade.

É possível encontrar níveis urinários das drogas até 24 horas após seu uso.

Apesar de as drogas serem encontradas em concentração baixa no leite materno, seu uso durante a lactação não é seguro, como o dos betalactâmicos, por exemplo. Está formalmente contraindicado seu uso em recém-nascidos prematuros e de baixo peso, já que nestes pacientes os mecanismos glicuronoconjugados não se encontram completamente desenvolvidos, e a droga utiliza a mesma via de metabolização hepática que as bilirrubinas. Isso levará a uma competição pelo mecanismo, com grandes possibilidades de as bilirrubinas serem deslocadas, acarretando hiperbilirrubinemia de graves consequências.

## Indicações

Devido ao seu amplo espectro, a associação pode ser usada em diversas situações clínicas.

### Infecções do trato geniturinário

O cotrimoxazol há algum tempo deixou de ser a terapêutica de primeira escolha no tratamento da ITU, notadamente na pielonefrite, papel que passou a ser desempenhado por drogas como os quinolônicos de gerações mais recentes. Este fato se deve ao surgimento de um número cada vez maior de patógenos resistentes, especialmente a *E.coli*. Sua prescrição pode ser feita na impossibilidade da utilização de esquemas mais seguros, contando com o fato de que sua alta concentração na urina consiga superar alguma cepa bacteriana com resistência intermediária à droga. Dessa forma, sua utilização só está justificada como terapêutica alternativa nas cistites e por um período não inferior a 10 dias.

O cotrimoxazol pode ser utilizado na profilaxia das ITU recorrentes, nesse caso com redução da dose normalmente utilizada e extensão do tempo de uso.

Entre as DST, é utilizada no tratamento do cancro mole, granuloma inguinal e linfogranuloma venéreo.

### Infecções respiratórias

Devido a sua alta concentração no trato respiratório, é uma boa alternativa, sempre que a gravidade da situação permitir. As melhores respostas são observadas nas infecções de vias aéreas superiores. Por outro lado, é droga de primeira escolha nas pneumonias causadas pelo *P. jirovecii.*

Tem sido relatada a atuação do cotrimoxazol sobre o MAC (*Mycobacterium avium complex*), principalmente quando a droga é usada profilaticamente no paciente com AIDS que apresentem taxas reduzidas de CD4.

### Infecções gastrintestinais

Atua sobre *Salmonella* sp., *Vibrio cholerae* e *Shigella*. É eficaz no tratamento da febre tifoide, sendo utilizado quando da resistência ao cloranfenicol, ou no caso de colonização da vesícula biliar pela *S. typhi*, sítio onde o cloranfenicol não determina níveis satisfatórios.

Pode ainda ser usado na profilaxia, tanto primária quanto secundária, da toxoplasmose nos pacientes imunocomprometidos, especialmente nas ocasiões em que se encontram baixas as taxas de CD4.

## Posologia e apresentação

São usados 800 mg de sulfametoxazol/160 mg de trimetoprima. Isto se explica pela maior potência da trimetoprima, em geral 20 a 80 vezes maior que a da sulfametoxazol.

As apresentações comerciais são de comprimidos contendo 400 mg de sulfametoxazol e 80 mg de trimetoprima, suspensão com cada 5 ml contendo 200 mg de sulfametoxazol e 40 mg de trimetoprima e ampolas onde estão contidas 800 mg de sulfametoxazol e 160 mg de trimetoprima.

Para adultos, na maioria das indicações, são usados 800 mg de sulfametoxazol (160 mg de trimetoprima) a cada 12 horas.

Em crianças, a posologia é de 20 a 30 mg/kg/dia, fracionada em duas tomadas, tendo a sulfametoxazol como base de cálculo.

Na pneumocistose, pela gravidade da infecção, a dose é bastante aumentada, utilizando-se 75 a 100 mg/kg/dia (sulfametoxazol como base de cálculo), fracionada em 3 ou 4 aplicações diárias. Sempre por via parenteral, intravenosa.

## Efeitos colaterais

A associação sulfametoxazol-trimetoprima é bem tolerada, quando utilizada nas doses e tempo recomendados.

Existe maior risco de adversidades em idosos, recém-nascidos e em pacientes com lesão prévia do fígado e rim.

Os eventos mais frequentes são: náuseas, vômitos, sensação de plenitude gástrica, distúrbios hematológicos (leucopenia, sulfo-hemoglobinemia), *rash* cutâneo (Stevens-Johnson), kernicterus.

### Nomes comerciais

- Bactrim®, Bactrisan®, Espectroprima®, Infectrim®, Sulfametoxazol-Trimetoprima®.

## SULFADIAZINA

Compartilha com os demais componentes da família muitas caraterísticas, como mecanismo de ação, espectro, farmacodinâmica, efeitos adversos, embora algumas de suas especificidades mereçam ser destacadas.

Diferente do cotrimoxazol, que é rotulado como um sulfamídico de ação intermediária, levando em consideração seu tempo de depuração, a sulfadiazina é classificada como uma sulfa de ação rápida, visto que sua velocidade de eliminação é consideravelmente mais célere. Diferente das 12 horas no caso do cotrimoxazol, a sulfadiazina possui meia-vida de 6 horas. Sua eliminação é predominantemente renal, como a dos demais membros da família. Apresenta boa distribuição por vários tecidos e líquidos orgânicos, com destaque para o LCR e fluidos intraoculares, onde pode chegar a uma concentração de 80% maior que as séricas.

Muitas das outroras indicações da sulfadiazina já não permanecem, seja em virtude do surgimento de resistência nos mais variados agentes patológicos (bactérias, fungos, protozoários) anteriormente sensiveis, seja devido ao aparecimento de novas armas terapêuticas mais eficazes. Uma importante ressalva deve ser feita com relação a sua excelente atuação ante o *Toxoplasma gondii*. Das sulfonamidas em utilização no Brasil, a sulfadiazina é a que apresenta melhor atuação sobre esse protozoário, notadamente quando associada à pirimetamina. Esta associação constitui a primeira linha para o tratamento da toxoplasmose aguda, nas suas diversas formas clínicas. Constitui exceção a toxoplasmose aguda gestacional, quando se deve optar por outro esquema terapêutico (espiramicina, clindamicina, claritromicina), devido à possibilidade de os sulfamídicos causarem efeitos deletérios ao concepto, principalmente se a droga for usada no primeiro e no terceiro trimestres da gravidez.

A sulfadiazina pode ainda ser utilizada como alternativa na profilaxia secundária da febre reumática, na impossibilidade da uilização da droga de escolha, que é a penicilina G benzatina.

A posologia preconizada é de 75 a 100 mg/kg/dia, em média 4 gramas por dia, até o máximo de 6 g/dia. É importante ser dito que na sua principal indicação atual, o tratamento das formas graves da toxoplasmose (toxoplasmose generalizada grave, infecções oculares, neurotoxoplasmose), especialmente nos pacientes imunodeprimidos, o tempo de tratamento é prolongado, durando em média 30 a 60 dias, podendo, eventualmente, ser estendido para até 12 meses. Dessa forma, é nescessária a administração por via oral do ácido folínico (15 mg/dia), visando evitar possíveis alterações hematológicas decorrentes do uso prolongado dos derivados sulfamídicos.

A sulfadiazina é apresentada sob a forma de comprimidos com 500 mg da substância, sob os nomes comerciais de Suladrin® e Sulfadiazina®.

## ICLAPRIM

### Descrição

Trata-se de um novo derivado sintético das diaminopirimidinas que atua sobre a via do folato bacteriano, especificamente inibindo a DHFR (di-hidrofolato redutase). Encontra-se em desenvolvimento, com estudos clínicos mostrando bons resultados no tratamento de infecções pelo *S. aureus*, inclusive as estirpes resistentes à oxacilina.

Atualmente, a vancomicina é um dos principais recursos disponíveis para o tratamento de infecções graves produzidas por cepas de estafilococos MRSA. Porém, nos últimos anos, tem-se observado o surgimento de espécimes dessa bactéria com resistência intermediária ou total ao antibiótico. Dessa forma, teremos mais cedo ou mais tarde a vancomicina obsoleta para essa indicação.

### Espectro antimicrobiano

Os resultados até agora obtidos têm mostrado boa atuação do iclaprim contra cepas de *Staphylococcus aureus* resistentes à vancomicina (VISA, VRSA). Seu espectro estende-se também a outras bactérias Gram-positivas, como *Streptococcus pyogenes* e *Streptococcus pneumoniae,* sensível ou resistente aos betalactâmicos e macrolídeos. Tem atuação ainda sobre *Enterococcus* spp.

De maneira diversa da trimetoprima, quimioterápico pertencente à mesma classe, o espectro de atividade do iclaprim é muito mais dirigido contra patógenos Gram-positivos e sobre estes tem demonstrado uma atividade superior à da Trimetoprima. Ambas as drogas inibem a DHFR (di-hidrofolato redutase) bacteriana, porém o iclaprim possui afinidade mais elevada com a enzima do que a trimetoprima. Dessa forma, o iclaprim age contra alguns isolados trimetoprima resistentes.

### Indicações, efeitos adversos e resistência

Os ensaios clínicos realizados até o momento evidenciam elevadas taxas de cura no tratamento da infecção grave de pele e tecido celular subcutâneo produzida por estafilococos, independente de sua sensibilidade à oxacilina, bem como no tratamento das pneumonias nosocomiais, inclusive as associadas à ventilação mecânica.

A incidência de efeitos adversos, até o momento, tem sido baixa, normalmente de pequena monta e, na maioria das vezes, está relacionada ao aparelho digestivo.

A ocorrência de resistência tem sido rara. O iclaprim está em desenvolvimento, com formulações para a administração por via intravenosa e oral, como monoterapia, para as situações clínicas descritas acima. Não há resistência cruzada com a trimetoprima.

A posologia empregada tem sido de 0,8 mg/kg de 12/12 horas.

## REFERÊNCIAS


Ann Pharmacother. 2009;43(6):1107-14. doi: 10.1345/aph.1L167. Epub 2009 May 12. Review.

Goodman L, Gilman A. As Bases Farmacológicas da Terapêutica. Rio de Janeiro: Guanabara Koogan; 1983.

Hinrichsen SL. Doenças Infecciosas e Parasitárias. 1ª ed. Rio de Janeiro: Guanabara Koogan; 2005.

Kollef MH. New antimicrobial agents for methicillin-resistant *Staphylococcus aureus*. Crit Care Resusc. 2009;11(4):282-6. Review

Sincak CA, Schmidt JM. Iclaprim, a novel diaminopyrimidine for the treatment of resistant gram-positive infections. Ann Pharmacother. 2009;43(6):1107-14.

Penildon S. Farmacologia. 7ª ed. Rio de Janeiro: Guanabara Koogan; 2006.

Peterschimidt A, Stahl J. Sulfamides et associations. EMC. Maladies infectieuses. Paris: Editions Techniques; 1993.

Prado FC, Ramos J, Valle JR. Atualização Terapêutica. 21ª ed. Artes Médicas; 2003.

Tavares W. Manual de Antibióticos e Quimioterápicos Antiinfecciosos. 3ª ed. Rio de Janeiro: Atheneu; 2002.

Tavares W. Antibióticos e Quimioterápicos para o Clínico. 2ª ed. rev. amp. São Paulo: Atheneu; 2009.

Welte T, Pletz MW. Antimicrobial treatment of nosocomial meticillin-resistant *Staphylococcus aureus* (MRSA) pneumonia: current and future options. Crit Care Resusc. 2009;11(4):282-6. Review

Welte T, Pletz MW. Antimicrobial treatment of nosocomial meticcillin-resistant *Staphylococcus aureus* (MRSA) pneumonia: current and future. Int J Antimicrob Agents. 2010;36(5):391-400.

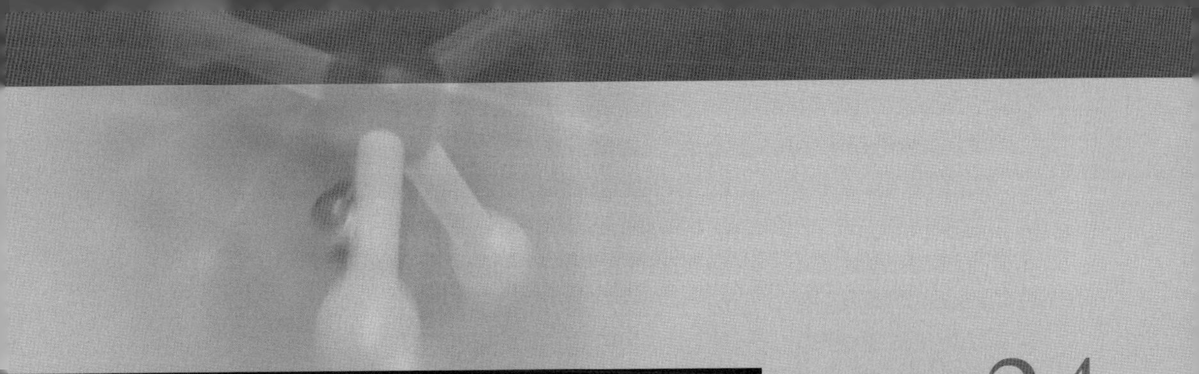

capítulo 24

André B. L. Constant

# ANTIFÚNGICOS

As doenças fúngicas, preocupação antiga para os profissionais da medicina, vem assumindo proporção maior, com o desenvolvimento de infecções mais graves e que requerem atuação mais incisiva destes profissionais. Em parte isso se deve ao uso abusivo e indiscriminado de antibióticos que levam à supressão da biota normal dos tecidos e também ao aparecimento e expansão da AIDS nas últimas três décadas e meia. Alguns fungos que já foram considerados inofensivos agora assumem um comportamento oportunista e patogênico no hospedeiro imunocomprometido. Somado a isto tem sido observado também aumento da resistência à terapia antifúngica.

Apesar das descobertas recentes de novas alternativas importantes no tratamento das infecções fúngicas, a velocidade dessas descobertas e principalmente sua incorporação na prática clínica estão aquém do que seria necessário para fazer frente à situação que hoje se apresenta.

O principal obstáculo para a obtenção de novas formulações reside no fato de que os fungos patogênicos são células eucarióticas e por isso possuem alguma relação com as células, também eucarióticas do hospedeiro, as quais estão parasitando. Dessa maneira, muitas vias de atuação de drogas sobre os fungos são partilhadas pela célula humana, o que invibializa a utilização terapêutica desses fármacos.

O alvo fundamental dos agentes antifúngicos em uso é a membrana citoplasmática do fungo, cujo um dos componentes principais é o ergosterol. Os seres humanos não empregam o ergosterol utilizando o colesterol como esterol predominante em suas membranas celulares.

A maioria dos antifúngicos atua ligando-se ao ergosterol na membrana citoplasmática do fungo (anfotericina B) ou impedindo sua biossíntese (azóis antifúngicos). A exceção é o mecanismo de ação das equinocadinas que, nesse caso, faz-se sobre a parede celular do fungo.

As principais drogas com atividade antifúngica usadas atualmente na prática clínica são os antibióticos poliênicos (anfotericina B, nistatina), os azóis antifúngicos que, por sua vez, são subdivididos em imidazóis antifúngicos (clotrimazol, cetoconazol, miconazol, isoconazol, tioconazol) e triazóis (fluconazol, itraconazol,voriconazol e posaconazol), além das equinocadinas(caspofungina, micafungina, anidulafungina).

A griseofulvina, apesar da sua pouca utilização nos tempos atuais, merece um destaque neste capítulo, por ter sido o primeiro antibiótico com atividade antifúngica.

## GRISEOFULVINA

Foi isolada pela primeira vez em culturas do *Penicillium griseofulvum*, em 1939, por Oxford et al., sendo introduzida em 1958 na terapêutica antifúngica, mais especificamente no tratamento das dermatofitoses. Não possui atuação sobre as micoses sistêmicas.

Seu espectro de ação inclui os fungos dos gêneros *Trchophyton, Epidermophyton,* e *Microsporum,* que podem ser causadores de infecções da pele, unhas e cabelos. Não possui atividade sobre a candidíase superficial.

Após sua administração por via oral a droga difunde-se por todo corpo, com maior concentração na epiderme e outros tecidos queratinizados (unhas e cabelos). Ao ingerir sua principal fonte nutricional, o fungo carreia para dentro de si o fármaco, que atua sobre seu metabolismo parasilando-lhe o crescimento.

A griseofulvina é usada na posologia de 500 mg a 1g por dia para adultos e, em crianças, 10 mg/kg/dia. Esta dose pode ser fracionada em intervalos de 6 ou 8 horas.

O tempo de duração do tratamento nunca deve ser inferior a 4 ou 6 semanas. Em algumas situações, como nas onicomicoses, esse tempo pode estender-se por até 1 ano.

Apesar de bem tolerada, pode ter como efeitos colaterais cefaleia, distúrbios gastrintestinais, neurite periférica, letargia, confusão mental, lassidão, síncope, vertigem, sonolência, fotossensibilidade e hepatotoxicidade.

**Nomes comerciais:** Sporostatin®, Fulcin®.

## ANTIBIÓTICOS POLIÊNICOS

Constituem esse grupo anfotericina B, nistatina, filipina, partricina, entre outros. Só têm uso rotineiro as duas primeiras drogas.

O grupo caracteriza-se quimicamente pela presença de átomos de carbono com dupla ligação.

Os poliênicos ligam-se ao ergosterol presente na membrana citoplasmática do fungo, alterando suas propriedades físico-químicas. A membrana torna-se permeável a determinados constituintes essenciais do metabolismo fúngico (fosfatos, nucleotídeos e proteínas), e a saída desses constituintes leva à morte do microrganismo.

## ANFOTERICINA B

Antibiótico poliênico descoberto por Gold et al. (1956), produzido a partir de culturas do *Estreptomyces nodosus*, obtido em amostra de solo do vale do rio Orinoco na Venezuela.

Em meio de cultura, são obtidas duas frações, anfotericina A e anfotericina B, sendo que a fração A, por apresentar pequena potência antifúngica, não é utilizada nos preparados comerciais.

A anfotericina B possui atividade fungistática e fungicida, dependendo de sua concentração no meio. Além do efeito antifúngico, apresenta ação imunoestimulante. Dessa maneira, esse polieno não só atua sobre os microrganismos infectantes, como também parece estimular a resistência do hospedeiro à infecção.

É uma substância instável em pH muito ácido ou muito básico, além de ser pouco solúvel em água, problema resolvido pela combinação da droga com um sal biliar, o desoxicolato.

Precipita-se na presença de determinadas substâncias, como o cloreto de sódio, o que invibializa sua administração em solução salina. Não é utilizado pela via oral porque, além de ser inativado pelo suco gástrico, não tem absorção intestinal. Dessa maneira, só é usado pelas via parenteral (IM ou IV) e tópica.

É eliminado lentamente por via renal, permanecendo na circulação em níveis terapêuticos por até 48 horas.

Seu emprego, devido à dificuldade de manejo e grande toxicidade, só está justificado no combate às infecções fúngicas sistêmicas graves e ainda assim quando não for encontrada alternativa com mesma eficácia e melhor tolerabilidade.

Apresenta boa indicação no tratamento da criptococose, aspergilose invasiva, esporotricose extracutânea. Embora os azóis antifúngicos sejam bastante úteis em pacientes com blastomicose, histoplasmose e candidíase sistêmica, a escolha recai sobre a anfotericina, em hospedeiros imunodeprimidos e que apresentam infecções rapidamente progressivas. É uma alternativa que deve ser lembrada no tratamento do calazar, quando houver falha no tratamento com os antimoniais.

O esquema posológico apresenta variações. Em um dos sugeridos, inicia-se com a infusão de 0,25 mg/kg/dia, aumentando-se diariamente a concentração da droga até que o paciente esteja recebendo uma dose diária de 0,5 a 1 mg/kg/dia. A velocidade desse aumento diário vai depender da sensibilidade do paciente à droga. Recomenda-se não ultrapassar a dose diária de 50 mg.

Dependendo da gravidade do caso, o antibiótico pode ser administrado a cada 24 ou 48 horas. O tratamento, na maioria dos casos, dura em média 6 a 12 semanas, com uma dose total que se situa entre 2 e 4 gramas.

Visando à diminuição dos efeitos colaterais durante a infusão, que inclui febre, cefaleia, calafrios, náuseas, preconiza-se a administração prévia de um antitérmico/analgésico, glicocorticoide venoso, além de "lavagens" generosas na veia onde está sendo administrado o antibiótico, com a finalidade de diminuir a ocorrência de flebites. O preparado deve ser infundido lentamente.

Outro efeito adverso de natureza mais grave é a possível ação tóxica da droga sobre o fígado, rim e coração, o que requer vigilância contínua do médico quando a utilizar.

Pesquisas desenvolvidas por laboratórios farmacêuticos levaram à obtenção de formulações lipídicas da anfotericina B (LFAB). Essas novas formulações lipídicas possuem, *in vitro*, atividade antifúngica igual à da anfotericina B convencional. No entanto, por determinarem menos efeitos colaterais e permitirem o emprego de doses mais elevadas (3 a 6 mg/kg/dia) e por um tempo mais prolongado, quando necessário, oferecem maior percentual de sucesso terapêutico.

Os LFAB compreendem: anfotericina B lipossomal, anfotericina B dispersão coloidal e anfotericina B complexo lipídico.

**Nomes comerciais:**

- Anfotericina B (Fugizone®).
- Anfotericina B lipossomal (Ambisome®).
- Anfotericina B dispersão coloidal (Amphotec®).
- Anfotericina B complexo lipídico (Abelcet®).

## NISTATINA

A nistatina é um antibiótico produzido pelo *Streptomyces nourcei*, com grande atividade *in vitro* contra leveduras e outros fungos.

É estruturalmente semelhante à anfotericina B, porém, por ser extremamente tóxica, não é usada por via sistêmica. Não tem absorção intestinal, nem através da pele ou mucosa. Dessa forma, só pode ser empregada topicamente, ou por via oral quando se quer um efeito superficial na mucosa digestiva.

É indicada e apresenta bons resultados no tratamento da candidíase oral e dos demais segmentos do tubo digestivo, vulvovaginites e lesões cutâneas que tenham como agente a *Candida*. Por outro lado, as infecções das unhas e lesões cutâneas hiperceratósicas não respondem.

Deve ser ressaltado que, nos pacientes imunocomprometidos, o tratamento tópico realizado com a nistatina deve ser complementado com outras drogas de uso sistêmico, como, por exemplo, os azóis antifúngicos.

A nistatina é praticamente desprovida de efeitos adversos, podendo, eventualmente, ocorrer quadros de dermatite ou vômitos e diarreia.

No tratamento da candidíase oral, esofágica ou intestinal, a dose é de 500.000 U 4 vezes ao dia. No caso da estomatite é importante que o medicamento permaneça na cavidade oral por 1 ou 2 minutos, com o paciente realizando bochechos.

Em recém-nascidos e lactentes a posologia é de 100.000 U e 200.000 U, respectivamente. Nas vulvovaginites utiliza-se o fármaco sob forma de geleia ou óvulos na concentração de 100.000 U/1g, com aplicações diárias durante 7 a 10 dias.

**Apresentação comercial:**

- **Micostatin®:** drag. 500.000 U, suspensão com 100.000 U/1 ml.
- **Nistatina®:** creme vaginal 100.000 U/1g.

## AZÓIS ANTIFÚNGICOS

A introdução desse novo grupo de drogas antifúngicas representa um grande avanço no tratamento das micoses, com produtos que podem ser usados em micoses superficiais e sistêmicas.

Este grande grupo pode ser dividido em imidazóis antifúngicos e triazóis.

Os **imidazóis antifúngicos** têm como seus principais representantes clotrimazol, miconazol, isoconazol, tioconazol, oxiconazol e cetoconazol.

Todos os componentes citados, com exceção do cetoconazol, são utilizados para o tratamento das micoses superficiais. Isto se deve à pequena absorção oral e rápida metabolização hepática que determinam níveis sanguíneos e teciduais muito baixos.

O cetoconazol, sendo absorvido por via oral e menos lipofílico, provoca maior concentração tecidual e, por isso, é o único dos imidazóis antifúngicos que pode ser usado por via oral.

Os **triazóis**, apesar de estruturalmente relacionados com os imidazóis, representam um passo à frente no tratamento das doenças fúngicas, principalmente as sistêmicas, devido à sua melhor absorção oral, ampliação de espectro de atuação, acesso a algumas localizações antes não atingidas, metabolização mais lenta e menor interferência sobre a síntese esterólica humana.

É evidente que a comparação é feita com o único imidazol antifúngico utilizado sistemicamente, o cetoconazol.

O mecanismo de atuação é compartilhado por todos os azóis antifúngicos, que atuam sobre a enzima citocromo P450, levando à síntese de uma membrana citoplasmática defeituosa com a consequente perda da permeabilidade seletiva.

# IMIDAZÓIS ANTIFÚNGICOS

## Cetoconazol

Introduzido na terapêutica no final da década de 1960, com grande vantagem em relação ao arsenal até então disponível.

### Farmacocinética

Tem rápida absorção oral, que pode ser dificultada pela presença de alcalinizantes. Recomenda-se a administração junto com alimentos, para evitar, ou diminuir, os efeitos colaterais ligados ao trato digestivo.

Alcança níveis séricos máximos em 2 horas, que se mantêm por aproximadamente 11 horas. A partir daí, começa a declinar lentamente, o que permite sua administração única diária, ou a cada 48 horas se a situação permitir.

Determina níveis satisfatórios nos queratinócitos e os do fluido vaginal são semelhantes aos encontrados no plasma. A concentração no LCR é desprezível, menor que 1%. É metabolizado no fígado e tem eliminação eminentemente biliar, sob forma de metabólitos inativos, embora também sejam encontradas pequenas quantidades na urina.

### Espectro

Possui atividade sobre *Malassezia furfur, Candida* sp., *Histoplasma capsulatum, Blastomyces dermatitidis, Aspergillus, Paracoccidioides braziliensis.* Possui atividade *in vitro* sobre *C. neoformans*, porém isso não se traduz em aplicação prática, já que o principal processo infeccioso causado por esse fungo oportunista ocorre nas meninges, local praticamente inacessível ao cetoconazol.

### Efeitos colaterais

É normalmente bem tolerado, embora exista a possibilidade de surgirem náuseas, vômitos, astenia, cefaleia e tonturas. Pode ocorrer também, dependendo da dose e tempo de administração, lesão hepática que se caracteriza por elevação das aminotransferases e diminuição do tempo de protrombina. A droga interfere na síntese de testosterona no homem, podendo levar à ginecomastia.

### Posologia

- Na candidíase vaginal a dose é de 400 mg/dia, em dose única ou fracionada em duas tomadas, durante 5 dias.
- Na ptiríase é de 200 mg diários durante 10 dias, repetindo-se o tratamento se necessário.
- Na paracoccidioidomicose, histoplasmose, aspergilose e cromomicose a posologia indicada é de 400 mg/dia durante 30 dias. Após esse período a dose é reduzida para 200 mg/dia, mantida durante 12 meses.

- **Nomes comerciais:** Cetonax®, Candoral®, Nizoral®.
- Comprimidos com 200 mg. Creme a 2% e xampu.

## Clotrimazol

Sintetizado em 1969, foi inicialmente utilizado por via oral, sendo logo abandonado pelos motivos já citados. Hoje só é comercializado sob forma de cremes, soluções tópicas e óvulos vaginais.

Está indicado no tratamento das dermatomicoses causadas pela *C. albicans, M. furfur, Epidermophyton, Tricophyton* e na candidíase vaginal.

**Nomes comerciais:** Clotrimix®, Canesten®, Lotramina®.

## Miconazol

Outro dos imidazóis que só possui utilização tópica. Apresenta uma estrutura química semelhante ao econazol.

A droga penetra rapidamente no estrato córneo, permanecendo durante até 4 dias. Apresenta absorção cutânea muito baixa, o que a faz segura para sua utilização durante a gravidez. No entanto, alguns autores advertem que o uso por via vaginal, devido à melhor absorção, deve ser evitado no primeiro trimestre.

Indicado no tratamento das dermatofitoses, ptiríase versicolor e candidíase superficial (vaginal e mucocutânea).

**Nomes comerciais:** Daktarin®, Vodol®, Ginotarin®.

## Isoconazol, Econazol e Oxiconazol

Todos esses imidazóis antifúngicos não apresentam diferenças significativas dos demais, já que só podem ser utilizados topicamente.

São apresentados sob forma de cremes, pomadas e loções para uso nas micoses superficiais e óvulos para tratamento das vulvovaginites fúngicas.

**Nomes comerciais:**

- **Isoconazol:** Icaden®.
- **Econazol:** Candix®.
- **Oxiconazol:** Oceral®.

# TRIAZÓIS

## Itraconazol

Sintetizados em 1980 por pesquisadores do laboratório Jansen, os triazóis foram recebidos com grande satisfação pelos profissionais da medicina. Entre os motivos dessa satisfação podemos citar não só a possibilidade de administração por via oral com atuação sistêmica, mas também uma ampliação do espectro contra os fungos patogênicos, tudo isso sem causar interferência nos sistemas enzimáticos do homem. Disso resulta uma redução acentuada das reações adversas, desde que respeitada a posologia da droga.

O itraconazol é absorvido por via oral, não sendo possível sua utilização por via parenteral. Apresenta grande concentração no fígado, pele e mucosas. Sua meia-vida é de 24 horas. Metabolizado pelo fígado, é eliminado, inativado, pelas fezes.

### Uso

- Na candidíase vaginal, preconizam-se 400 mg (4 comprimidos). Esta dose é fracionada em duas tomadas.
- Na ptiríase versicolor, a posologia é de 100 mg de 12/12 horas, durante 15 dias.
- Nas onicomicoses, o tempo de tratamento deve ser de, no mínimo, de 30 dias, podendo ser estendido por meses. Se possível, deve ser complementado pelo uso tópico de algumas preparações que vêm sob a forma de esmalte terapêutico.
- No tratamento da paracoccidioidomicose, deve-se utilizar 100 mg/dia do itraconazol durante 6 meses. O esquema tem-se mostrado adequado também para os pacientes de AIDS com histoplasmose.
- Itraconazol raramente determina reações adversas e estas, quando ocorrem, são principalmente cefaleia, náuseas e dor abdominal.
- **Nomes comerciais**: Sporanox®, Itranax®.

## Fluconazol

O fluconazol destaca-se entre os azóis antifúngicos, por conservar as qualidades benéficas até aqui apresentadas nos demais, acrescidas de duas características inovadoras: administração por via oral e parenteral e capacidade de atravessar a barreira hematoencefálica, determinando níveis no LCR.

Quando administrado por via oral é rapidamente absorvido, não sofrendo interferência pela presença de alimentos. Distribui-se amplamente pelo fígado, intestino, baço, rins, pele, unhas, saliva e cérebro. A boa difusão do fluconazol explica-se por sua baixa ligação proteica, ao redor de 12%.

Após meia-vida prolongada (cerca de 24 horas), é eliminado pelos rins, a maior parte em atividade (é pouco metabolizado). Por isso, ao contrário dos outros azóis, é necessário ajuste de dose nos portadores de insuficiência renal.

O fluconazol, a despeito das mesmas indicações dos demais azóis antifúngicos, deve ser especialmente utilizado no tratamento das infecções fúngicas graves, em particular nos pacientes imunocomprometidos, incluindo-se as que atingem o SNC.

Fluconazol vem funcionando como uma alternativa bastante atraente à anfotericina B.

É apresentado em cápsulas de 50, 100 e 150 mg; frasco-ampola contendo 100 e 200 mg para uso IV e suspensão com 350 mg contendo 7 doses.

Na candidíase cutânea, orofaríngea ou vaginal, é utilizado, em adultos, o esquema de 100 a 200 mg, em dose única, ou durante 5 a 7 dias. Nas mesmas situações em crianças, a dose é de 3 mg/kg/dia.

Nas infecções oculares, como a uveíte ou endoftalmite, que tenham a *Candida* como agente etiológico, a dose de 400 mg/dia deve ser mantida durante 1 ano. Se o processo infeccioso estiver relacionado a implante de lentes intraoculares, estas devem ser retiradas.

Nos pacientes com AIDS que desenvolvem meningite criptocócica, usar 200 a 400 mg/dia, mantendo essa dose durante 30 dias. Após a cura, a droga deve ser mantida por tempo indefinido, na dose de 100 a 200 mg/dia, para que sejam evitadas recaídas.

**Nomes comerciais:** Zoltec®, Fluconal®, Fluconax®.

## Terconazol

Trata-se de um triazol antifúngico que, por não apresentar absorção oral, só tem utilização nas micoses mucocutâneas. Está disponível sob forma de creme e óvulos vaginais para o tratamento de vulvovaginites, em esquemas de 5 dias de aplicações diárias.

**Nomes comerciais:** Gyno-Fungistat® e Gyno-Fungix®.

## Voriconazol

Trata-se do primeiro triazólico de segunda geração. Tem especial indicação no tratamento de infecções fúngicas invasivas (IFI), causadas pelos *Trichosporon asahii*, *Scedosporium* e *fusarium*, leveduras emergentes responsáveis por graves infecções em pacientes imunodebilitados.

Os referidos fungos possuem resistência completa à anfotericina B e resistência parcial ao fluconazol e itraconazol.

Voriconazol está ainda indicado no tratamento da candidíase e aspergilose invasivas.

Seu mecanismo de ação se dá por ação inibitória sobre o citocromo P450 fúngico, que atua na biossíntese do ergosterol.

### Posologia

**Adulto:** via oral – 1º dia: 200mg a 400mg 12/12 horas.
Seguir com 100 a 200 mg a cada 12 horas.
Via IV – 1º dia: 6 mg/kg 12/12 horas.
Seguir com 4 mg/kg 12/12 horas.

**Uso pediátrico (2 a 12 anos):** via oral – 200 mg 12/12 horas.
via IV – 7 mg/kg 12/12 horas.

Não é necessário dose de ataque.

**Nome comercial:** V fend®.

## Posaconazol

O posaconazol é um derivado triazólico de segunda geração, originado da molécula do itraconazol.

Possui um dos maiores espectros antifúngicos conhecidos, atuando inclusive sobre zigomicetos, agentes causadores da zigomicose (mucormicose), uma das IFI mais difícil de tratar. Tais infecções são especialmente observadas em pacientes imunocomprometidos. A droga é ativa ainda sobre *Aspergillus, Fusarium, Cryptococcus, Candida, Histoplasma, Sporothrix, Blastomyces* e *Paracoccidioides.*

Sua administração é por via oral, na dose de 400 a 800mg, podendo ser em tomada única diária, ou dividida em tomadas de 8/8 horas ou 12/12 horas, dependendo da necessidade do paciente.

A droga possui meia-vida de 24 horas, o que proporciona o conforto no esquema posológico acima descrito. A formulação para aplicação por via intravenosa encontra-se em fase de desenvolvimento.

**Nome comercial:** Noxafil®.

## Ravuconazol

Triazol antifúngico de 2ª geração, com uma estrutura química semelhante ao fluconazol. Seu espectro antifúngico é semelhante ao do voriconazol e do posaconazol. Possui potente atividade contra *Aspergillus* spp., *Candida* spp., *Cryptococcus neoformans* e outras leveduras, incluindo espécies resistentes ao fluconazol. Os estudos conduzidos até o momento têm mostrado atividade *in vitro* da droga contra o *Trypanosoma cruzi.*

Tem boa concentração tecidual, podendo chegar a seis vezes das concentrações observadas no soro.

Uma carcterística interessante nesta droga é sua ultralonga meia-vida, variando de 120 a 140 horas, o que pode ser muito útil em tratamentos profiláticos de pacientes imunocomprometidos, bem como um agente bastante promissor para a realização da quimioterapia da doença de Chagas.

O medicamento encontra-se em fase de testes clínicos, sendo aguardado seu lançamento para breve.

## Albacon

Outro triazol de 2ª geração que está em investigação clínica. A droga possui meia-vida de 30 a 70 horas e tem-se mostrado muito segura até o momento.

Em testes clínicos, que estão sendo realizados para determinar dose e espectro *in vivo*, têm-se obtido bons resultados no tratamento das candidíase, aspergiloses e scedosporioses, cujos agentes aparecem cada vez mais como causadores de infecções fúngicas oportunistas. Sobre *Cryptococcus neoformans*, os resultados até agora obtidos mostram ser o albaconazol 100 vezes mais pontente que o fluconazol. Os testes têm mostrado também resultados satisfatórios no tratamento da tripanossomíase. Os estudos farmacocinéticos têm mostrado a possibilidade da administração do antifúngico uma vez por semana para o tratamento da onicomicose e dose única nas vulvovaginites fúngicas.

### Isovuconazol

Isovuconazol é um novo triazol que se encontra em desenvolvimento e possui atuação sobre amplo espectro contra fungos de importância médica. Isovuconazol está sob investigação em diferentes estudos de fase III sobre a segurança, demonstrando até agora menor toxicidade que seus antecessores e eficácia no tratamento de infecções fúngicas, e tem demonstrado ter boa atividade *in vitro* contra *Aspergillus, Candida* e *Cryptococcus* spp. e sobre dermatófitos como *Trichophyton rubrum, Trichophyton tonsurans, Epidermophyton floccosum* e *Microsporum canis*. Tem meia-vida mais longa (56-77 horas após a administração por via oral e 76-104 horas após a administração por via IV).

## EQUINOCADINAS

Constituem as equinocadinas uma nova classe de drogas antifúngicas, com possibilidade de utilização por via intravenosa.

Possuem ação sobre todas as espécies de *Candida* (incluindo as fluconazol resistentes) e *Aspergillus*.

Sua ação é exercida sobre a $\alpha$-1,3-glucana sintetase, enzima envolvida na formação da parede celular do fungo, levando a uma síntese defeituosa dessa estrutura e, por conseguinte, acarretando instabilidade osmótica da célula fúngica. Deve ser ressaltado que a referida enzima não é encontrada na célula humana.

### Caspofugina

Foi a primeira equinocadina a ser comercializada e tem como principais indicações o tratamento da aspergilose (atuação fungistática) e candidíase (atuação fungicida) invasivas. Outra indicação é seu uso empírico no paciente neutropênico febril em que haja suspeição de envolvimento fúngico no processo infeccioso.

Efeitos adversos mais frequentemente relatados foram os ligados ao aparelho gastrintestinal (náuseas, diarreia, vômitos), além de erupções cutâneas, prurido, eritema, discrasia sanguínea (diminuição da hemoglobina, diminuição do hematócrito, diminuição dos glóbulos brancos), cefaleia, flebite e elevação das transaminases e hipocalemia.

A posologia para pacientes adultos é de 70 mg no primeiro dia de administração, seguida por 50 mg/dia, em aplicação por via intravenosa. Em paciente com peso igual ou maior que 80 kg, manter a administração de 70 mg diariamente. Em pediatria, nos pacientes acima dos 3 meses de idade, a posologia é calculada pela superfície corporal, 70 mg/m$^2$ no 1º dia seguido de 50mg/m$^2$ diariamente. Em qualquer das duas situações (dose de ataque e manutenção), a dose diária não deve ultrapassar 70 mg. Abaixo dessa idade, os dados disponíveis até o momento não são conclusivos quanto à segurança para a utilização desse fármaco. Possui meia-vida sérica de 10 horas.

A duração do tratamento é baseada na melhora clínica e laboratorial do paciente. Na candidíase invasiva, recomenda-se a manutenção da terapêutica durante 14 dias após a última cultura negativa para o fungo. No tratamento da aspergilose invasiva, a droga deve ser continuada durante 7 dias após o desaparecimento dos sintomas.

A droga deve ser diluída em solução salina e infundida por pelo menos 1 hora.

**Nome comercial:** Cancidas®.

## Micafungina

Antifúngico lipopeptídico semissintético da família das equinocadinas. Possui atuação sobre a maior parte das cepas de *Aspergillus*. Merece destaque sua atuação sobre todas as espécies de *Candida* e, geralmente, com concentração inibitória mínima menor que a caspofugina.

Suas principais indicações são no tratamento da candidíase esofágica, candidíase invasiva e na profilaxia de infecção por *Candida* nos pacientes submetidos a transplante de medula óssea ou neutropênico febril, quando houver presunção do envolvimento do fungo.

Os efeitos adversos possíveis são: neutropenia, anemia, cefaleia, náuseas, vômitos, diarreia, dor abdominal, erupção cutânea e flebite. Existe ainda a possibilidade de alteração das provas de função hepática. Ainda com relação ao fígado, foi observada em laboratório a possibilidade do desenvolvimento de tumores hepáticos em cobaias.

A posologia para adolescentes maiores de 16 anos e adultos no tratamento da candidíase invasiva é de 100 mg/dia (peso $\geq$ 40 kg) ou 2 mg/kg/dia (peso $\leq$ 40 kg); candidíase esofágica 150 mg/dia (peso $\geq$ 40 kg) ou 3 mg/kg/dia (peso $\leq$ 40 kg); profilaxia de infecção por *Candida* 50 mg/dia (peso $\geq$ 40 kg) ou 1 mg/kg/dia (peso $\leq$ 40 kg). Em crianças e pacientes até 16 anos a posologia é a mesma descrita acima nas duas indicações mantidas para essa faixa etária (tratamento de candidíase invasiva e profilaxia de infecção por *Candida*).

A droga é utilizada por via parenteral, IV, com aplicação que deve perdurar por 1 hora, aproximadamente. Possui meia-vida de 14 horas.

**Nome comercial:** Mycamine®.

## Anidulafugina

Mais um representante da família das equinocadinas.

Trata-se de um lipopeptídeo semissintético de administração parenteral, IV, com excelente potencial para utilização em infecções invasivas por *Candida* (candidemia, peritonite, abscesso intra-abdominal e esofagite causados por *Candida*), inclusive em amostras resistentes ao fluconazol. Possui meia-vida plasmática de 24 horas. Não sofre metabolização hepática.

As reações adversas mais observadas são diarreia, náuseas, vômitos. Podem ainda ocorrer reações de hipersensibilidade durante a infusão como *rash* cutâneo, urticária, prurido, dispneia e hipotensão. Ocasionalmente foi relatada elevação nas enzimas hepáticas. Os dados disponíveis até o momento não autorizam a administração da droga nos pacientes com menos de 18 anos de idade.

Nas infecções graves produzidas pela *Candida*, a posologia preconizada é de uma dose de ataque de 200 mg no primeiro dia, seguida da administração de 100 mg diariamente. A infusão, dependendo da dosagem administrada, deve ocorrer entre 90 e 180 minutos. O tratamento deve ser mantido durante 14 dias após a última cultura positiva. Na esofagite fúngica, a posologia é de 100 mg (dose de ataque) seguida de 50 mg a cada 24 horas, devendo tal posologia ser mantida no mínimo 14 dias. Recomenda-se que a administração seja estendida por 7 dias após a resolução do quadro.

**Nome comercial:** Ecalta®.

## OUTROS ANTIFÚNGICOS

### Tolnaftato

É uma droga sintética que só encontra utilização tópica. É utilizada no tratamento da tinha do pé, tinha inguinal e na ptiríase versicolor. As infecções causadas pela *Candida* são resistentes.

Existem apresentações sob forma de cremes e *spray*.

**Nome comercial:** Aftate®, Permut®.

### Ciclopirox olamina

Possui ampla atividade antifúngica. É fungicida para *C. albicans, E. floccosum, M. canis* e *T. rubrum*. Inibe o crescimento da *M. furfur*.

Após sua aplicação sobre a pele consegue penetração até a derme. Determina um percentil muito pequeno, 1,5%, de absorção sistêmica.

É apresentado sob forma de pomada e loção tópica a 1%, para tratamento da candidíase cutânea e *tinea corporis, cruris* e *pedis*.

Não são observadas reações adversas rotineiramente.

**Nome comercial:** Loprox®.

## REFERÊNCIAS

Brunton LL, Chabner BA, Knollmann BC. Goodman e Gilman. As Bases Farmacológicas da Terapêutica. 12ª ed. Porto Alegre: McGraw-Hill; 2012.

Hardman JG, Limbird LE, Gilman AG. Goodman e Gilman: As Bases Farmacológicas da Terapêutica. 10ª ed. Rio de Janeiro: McGraw-Hill; 2003.

Lewis RE. Current concepts in antifungal pharmacology. Mayo Clin Proc. 2011;86(8):805-17.

Livermore J, Hope W. Evaluation of the pharmacokinetics and clinical utility of isavuconazole for treatment of invasive fungal infections. Expert Opin Drug Metab Toxicol. 2012;8(6):759-65.

Penildon S. Farmacologia. 7ª ed. Rio de Janeiro: Guanabara Koogan; 2006.

Pitman SK, Drew RH, Perfect JR. Addressing current medical needs in invasive fungal infection prevention and treatment with new antifungal agents, strategies and formulations. Expert OpinEmerg Drugs. 2011. Aug 17.

Prado FC, Ramos J, Valle JR. Atualização Terapêutica. 21ª ed. Artes Médicas; 2003.

Spreghini E, Orlando F, Sanguinetti M, Posteraro B, Giannini D, Manso E, et al. Comparative effects of micafungin, caspofungin, and anidulafungin against a difficult-to-treat fungal opportunistic pathogen, *Candida glabrata*. Antimicrob Agents Chemother. 2012;56(3):1215-22.

Starling CEF, Silva EU. Antimicrobianos e Síndromes Infecciosas. Guia Prático. 2ª ed. Rio de Janeiro: Guanabara Koogan; 2004.

Ruhnke KM. Pharmacology and metabolism of anIdulafungIn, caspofungin and micafungin in the treatment of invasive candidosis – Review of the literature. Eur J Med Res. 2011;16:159-66.

Tavares W. Manual de Antibióticos e Quimioterápicos Antiinfecciosos. 3ª ed. Rio de Janeiro: Atheneu; 2002.

Tavares W. Antibióticos e Quimioterápicos para o Clínico. 2ª ed. rev. e atual. São Paulo: Atheneu; 2009.

Tavares W. Antibióticos e Quimioterápicos para o Clínico. 3ª ed. rev. e atual. São Paulo: Atheneu; 2014.

capítulo 25

Fernando de Araújo Pedrosa

# MEDICAMENTOS ANTIPARASITÁRIOS

## DERIVADOS IMIDAZÓLICOS

Substâncias caracterizadas pela existência de um núcleo cíclico pentagonal contendo dois átomos de nitrogênio, são compostos orgânicos de fórmula $C_3H_4N_2$. O primeiro componente do grupo, a azomicina, foi sintetizado por Nakamura, em 1955. Já a atividade tricomonicida do produto foi demonstrada por Hoarie, em 1956. Curiosamente, além de suas aplicações medicamentosas, os imidazólicos vêm sendo utilizados em processos industriais.

São divididos em três grupos principais: nitroimidazóis, benzimidazóis e fenilimidazois.

### Albendazol

Sintetizado por Gigurick et al. em 1976, foi utilizado inicialmente em terapêutica animal por Theodorides et al. Derivado benzimidazol, foi introduzido em 1981 por Maisonneuve et al. para o tratamento de helmintíases humanas. Tem demonstrado eficácia, em dose única, no combate à ascaridíase, ancilostomíase, trichuríase e oxiuríase. Revela-se também eficiente, em doses elevadas, no tratamento prolongado de estrongiloidíase, teníase, hidatidose e cisticercose cerebral. É ativo contra microsporídios do gênero *Encephalitoon*, responsáveis por infecção intestinal em pacientes com AIDS.

### Mecanismo de ação

Tem ação sobre vermes adultos, larvas e ovos, bloqueando a absorção de glicose pelos helmintos e privando-os da fonte de energia necessária à sua sobrevivência. O fármaco impede a polimerização da tubulina.

### Absorção, distribuição e eliminação

Absorvido por via oral, metabolizado pelo fígado em sulfóxido de albendazol, apresenta concentração sanguínea de 0,24 mcg/ml em 2:30 horas após a administração da dose de 400 mg. Apresenta vida média de cerca de 8 horas e concentração terapêutica no fígado, pulmões e na parede dos cistos hidáticos. É eliminado pelas vias urinárias após hidrólise e oxidação.

### Indicações e posologia

Para ascaridíase, ancilostomíase e oxiuríase, administra-se dose única de 400 mg para adultos e de 10 mg/kg para crianças. Na trichuríase, a dose única é de 600 a 800 mg. Na estrongiloidíase e na teníase a dose recomendada é de 400 mg/dia, durante três dias. Com a finalidade de alcançar melhores índices de cura para estas parasitoses, recomenda-se repetir o tratamento entre 10 e 15 dias.

O albendazol também é utilizado com bons resultados em *larva migrans* cutânea, na dose de 400 mg/dia, durante cinco dias consecutivos. Nas infecções por microsporídios, em pacientes com AIDS, a dose inicial é de 400 mg por dia durante 28 dias, seguindo-se dose de manutenção de 200 mg por dia. Na hidatidose a dose deve ser de 10 a 15 mg/kg por dia ou 800 mg para adulto, dividida em duas tomadas durante três meses. Em caso de cisticercose cerebral, a dose é de 15 a 25 mg/kg por dia durante 30 dias.

Estudos recentes têm demonstrado sua eficácia em giardíase na dose de 400 mg ao dia durante sete dias.

### Efeitos adversos

Na terapêutica em dose única ou em poucos dias, a medicação é bem tolerada. Alguns pacientes queixam-se de náuseas, vômitos, dor epigástrica, diarreia, cefaleia, tonturas. Nos tratamentos prolongados e em doses elevadas, como na hidatidose, podem surgir mal-estar, febre, cefaleia no início do tratamento como consequência da ação da medicação sobre o cisto hidático. Na neurocisticercose, podem aparecer queixas de cefaleia, febre, vômitos, sinais meníngeos, diplopia e convulsões como consequência da morte dos *Cysticercus cellulosae*. Apesar de raras, podem ocorrer reações alérgicas geralmente relacionadas aos componentes da fórmula.

### Contraindicações

Por apresentar efeitos teratogênicos, seu uso é proibido na gestação. Embora não sejam conhecidos dados sobre a passagem para o leite, recomenda-se que a lactante também não use. Para mulheres em idade fértil, é melhor utilizá-lo no período até sete dias após a menstruação. Não é recomendado seu uso em crianças com idade inferior a 2 anos. Não deve ser associado a cimetidina, praziquantel e dexametasona.

### Apresentação

O albendazol é apresentado em conjuntos de 2 comprimidos mastigáveis de 200 mg, e 1 a 5 comprimidos de 400 mg, suspensão com 40 mg/ml, frasco com 10 ml.

## Benzonidazol

O benzonidazol foi sintetizado por Wineholt e Liebman na Suíça e, desde 1971, vem sendo utilizado no tratamento da doença de Chagas. Exerce ainda atividade contra *Trichomonas vaginalis, Entamoeba histolytica, Trypanosoma rhodesienses* e *Trypanosoma congolense.*

### Mecanismo de ação

Foi demonstrado *in vitro* que o benzonidazol inibe a síntese de RNA e das proteínas do *Trypanosoma cruzi* em crescimento, diminuindo também a síntese do DNA. É indicado tanto para a fase aguda como crônica da doença de Chagas. No entanto, os melhores resultados são obtidos na fase aguda, quando a cura parasitológica chega a 100%, enquanto na fase crônica a cura não atinge 50%. A droga possivelmente atua sobre os tripomastigotas sanguíneos e amastigotas intracelulares.

### Absorção, distribuição e eliminação

É absorvido por via oral, distribui-se pelos tecidos e líquidos orgânicos, inclusive o LCR. Mantém níveis plasmáticos terapêuticos por mais de 24 horas, é eliminado preferencialmente pela urina e 25% pelas fezes.

### Indicações e posologia

Indicado no tratamento da doença de Chagas nas fases aguda e crônica (forma indeterminada). Em crianças até 12 anos na fase aguda e na forma indeterminada, a dose recomendada é de 5 a 10 mg/kg/dia, por via oral, dividida a cada 12 horas, durante 30 a 60 dias. Para adultos na fase aguda, usa-se de 5 a 7 mg/kg/dia, por via oral, dividida a cada 12 horas, durante 60 dias. Na fase crônica, forma indeterminada, a dose é de 3 mg/kg/dia, por via oral, dividida a cada 12 horas, durante 90 dias. Na fase crônica, fase inicial logo após a fase aguda, é de 10 mg/kg/dia, por via oral, dividida a cada 12 horas, durante 10 dias, mais 3 mg/kg/dia, por via oral, dividida a cada 12 horas, durante 50 dias.

O Ministério da Saúde recomenda para a fase aguda ou fase indeterminada a dose de 5 mg/kg/dia, via oral, fracionada, durante 60 dias. Não há até o momento indicação para o tratamento da doença de Chagas para pacientes na fase crônica sintomática.

### Efeitos adversos

Os efeitos adversos mais frequentes são náuseas, cefaleia, tonturas, astenia, dor abdominal, anorexia e perda de peso. Mais raramente podem surgir erupções cutâneas, trombocitopenia, polineurites, púrpura e dermatite esfoliativa. A presença desses efeitos não justifica a interrupção da medicação.

### Contraindicações

Pela sua ação teratogênica, é proibido em gestantes e em mulheres em fase de lactação. Não deve ser ingerido com bebidas alcoólicas.

### Apresentação

O benzonidazol é apresentado em comprimidos de 100 mg. Atualmente, somente o Laboratório Farmacêutico de Pernambuco (LAFEPE) produz a medicação, que é distribuída para as Secretarias de Saúde dos Estados e para o mercado internacional, não existindo nas farmácias ou drogarias comerciais.

## Cambendazol

Sintetizado em 1970 por Hoff et al. para o tratamento das helmintoses de animais. A partir de 1976 foi verificada sua atividade terapêutica na estrongiloidíase, apresentando eficácia de aproximadamente 95%. Derivado benzimidazólico mais bem tolerado do que o tiabendazol, passou a ser a primeira escolha no tratamento dessa helmintose. Apresenta pequena eficácia na ascaridíase, trichuríase, ancilostomíase e na infecção por *Logochilascaris minor*.

### Mecanismo de ação

Atua inibindo a enzima fumaratorredutase parasitária, impedindo a formação de microtúbulos, por meio do bloqueio da captação de glicose, resultando na depleção de glicogênio dos parasitas e formação reduzida da adenosina trifosfato (ATP), necessária para a sobrevivência e reprodução desses.

### Absorção, distribuição e eliminação

Após a administração por via oral, o cambendazol é rapidamente absorvido pelo trato gastrintestinal, atingindo concentração sérica máxima em 1 a 2 horas. A meia-vida é de, aproximadamente, 8 horas. Apresenta biotransformação hepática, sendo eliminado principalmente pela urina, e 5%, pelas fezes.

### Indicações e posologia

Na terapêutica da estrongiloidíase, a dose é única de 5 mg/kg, tomada ao deitar. Em crianças de 2 a 6 anos, a dose é de 60 mg, e de 7 a 12 anos, de 120 mg. Para adultos, a dose habitual é de 2 comprimidos de 180 mg. Considerando a possibilidade de autoinfecção, o tratamento deve ser repetido em 3 semanas. Em pacientes com logoquilascaríase, recomenda-se a dose de 20 mg/kg/dia, em 2 tomadas durante 5 dias, repetindo em 4 séries com intervalo de 15 dias. Nos casos de infecção do sistema nervoso central, a dose é de 30 mg/kg/dia, associado ao levamisol.

### Efeitos adversos

Alguns pacientes queixam-se de náuseas e vômitos, dor abdominal, irritação gástrica, cefaleia, tonturas, astenia, sensação de gosto metálico.

### Contraindicações

Pode ser usado na gravidez e na amamentação com muita cautela, sendo avaliados os riscos e os benefícios. Também deve-se ter cuidados em pacientes com doença do fígado e insuficiência renal grave. Deve-se evitar o uso com bebidas alcoólicas e não utilizar com derivados xantínicos (aminofilina, teobromina, teofilina).

### Apresentação

O cambendazol é apresentado em embalagem com 2 comprimidos de 180 mg e em frasco com 20 ml de suspensão com 6 mg/ml.

## Levamisol

O levamisol é a forma levógira do tetramisol, introduzido por Thienpont et al. em 1966. É a substância mais eficaz para o tratamento de ascaridíase, logoquilascaríase e tricostrongilíase. Apresenta também ação imunomoduladora, aumentando a resposta inflamatória do tipo celular. Tem ainda ação sobre os vermes adultos e microfilárias de *Wuchereria bancrofti* e *Brugia malayi*.

### Mecanismo de ação e absorção

Atua sobre os nematódeos provocando paralisia por inibir a fumaratorredutase (succinodesidrogenase) dos músculos dos helmintos.

É bem absorvido por via oral.

### Indicações e posologia

Para o tratamento da ascaridíase e tricostrongilíase, a dose é única de 40 mg para crianças até 1 ano, 80 mg para crianças de um a 7 anos de idade e 150 mg para crianças acima de 7 anos e adultos. Para o tratamento da logoquilascaríase, a mesma dose é aplicada durante 5 dias, junto com a primeira série de cambendazol, e uma dose semanal por 3 a 6 meses. Na filariose a dose recomendada é de 100 mg duas vezes ao dia durante 10 dias.

### Efeitos adversos

Em alguns pacientes, podem ocorrer tontura discreta, cefaleia, cólica abdominal, náuseas, insônia e vômitos. Muito raramente podem surgir convulsões. No tratamento da filariose, em decorrência de liberação de substâncias antigênicas dos parasitas mortos, podem ocorrer febre, prurido, dores articulares, erupções cutâneas e vertigens.

### Contraindicações

Embora não haja relato de efeitos teratogênicos, o uso em gestantes não é recomendado. Não deve ser prescrito para pacientes com insuficiência hepática ou renal.

### Apresentação

O levamizol é apresentado em comprimidos de 80 mg para crianças e 150 mg para adultos.

## Mebendazol

Derivado do benzimidazol, sintetizado por cientistas da Janssen Farmacêutica, foi introduzido por Brugmans et al. na terapêutica de helmintíases humanas. Sua fórmula molecular é C16H13N3O3.

Apresenta ação polivalente contra diversas helmintíases, principalmente no combate da ascaridíase, oxiuríase, ancilostomíase e trichuríase. Em doses mais elevadas atua também contra teníase e oncocercose, neste caso associada ao levamisol. Reduz a microfilaremia de modo transitório. Tem ainda ação contra a giardíase e a trichomoníase. O mebendazol tem sido testado na hidatidose com resultados controvertidos. No caso de infecção por *Capilaria philippinensis* intestinal, o mebendazol é a droga de primeira escolha.

### Mecanismo de ação

Atua nos helmintos intestinais inibindo a captação de glicose, provocando a depleção do halogênio do parasita e diminuindo a produção de ATP. Age também no sistema de microtúbulos das células, ligando-se à $\beta$-tubulina.

### Absorção, distribuição e eliminação

Administrado por via oral, sua atuação ocorre principalmente na luz intestinal, uma vez que sua absorção pela mucosa é pequena (5 a 10%). Possui meia-vida de 2,5 a 5,5 horas e tempo de pico de concentração sérica de 2 a 5 horas.

### Indicações e posologia

Para o tratamento das helmintíases intestinais (ascaridíase, oxiuríase, ancilostomíase e trichuríase), a posologia é de 100 mg, 2 vezes ao dia, durante 3 dias para crianças e adultos. Alguns estudos têm demonstrado eficácia para essas helmintoses com dose única de 500 mg. Para a teníase, a posologia é de 200 mg 2 vezes ao dia, durante 4 dias. Na giardíase, a dose é de 200 mg, 2 vezes ao dia, em 1 dia. Na capilaríase intestinal, a dose é única de 400 mg durante 20 dias. Para o tratamento da hidatidose, a dose recomendada é de 40 a 50 mg/kg/dia, fracionada em 3 tomadas, durante 12 a 48 semanas.

### Efeitos adversos

Nas doses habituais, o mebendazol é muito bem tolerado, raramente determinando efeitos adversos. Em doses elevadas e no uso prolongado, podem aparecer leucopenia, elevação das transaminases, náuseas, desconforto abdominal e tonturas.

### Contraindicações

Apesar de ser pouco absorvido pelo intestino, seu uso em gestante é desaconselhado pelo seu efeito teratogênico em doses elevadas. Recomenda-se evitar seu uso na amamentação e em crianças com idade inferior a 2 anos. Apresenta interação medicamentosa com a cimetidina, a carbamazepina e a hidantoína.

### Apresentação

O mebendazol é apresentado em caixas de 6 comprimidos de 100 mg ou com 1 comprimido de 500 mg e suspensão com 100 mg/5ml.

## Metronidazol

O metronidazol foi sintetizado por pesquisadores do Laboratório Rhone-Poulenc-Specia na França, em 1959. Tem atuação contra trichomoníase, giardíase, amebíase intestinal e extraintestinal e balantidíase. Em 1962, foi descoberta a ação contra bactérias anaeróbias, cocos e bacilos.

### Mecanismo de ação

Seu mecanismo de ação resulta da ligação de produtos intermediários originários de sua redução intracelular, com o DNA, formando complexos que inibem a replicação e inativam o DNA. Dessa forma, são impedidas as sínteses enzimáticas causando a morte celular.

### Absorção, distribuição e eliminação

O metronidazol é rapidamente absorvido por via oral, retal e intravenosa. Sua absorção por via oral é rápida, quase completa, e não se altera pela ingestão de alimentos. Distribui-se por todos os tecidos e líquidos orgânicos, atingindo níveis terapêuticos no LCR, no pus de abscessos, inclusive em abscessos cerebrais. É também encontrado na saliva e no leite materno. Sua meia-vida é de 7 a 10 horas. Sofre metabolização hepática, eliminando-se pelas vias urinária (60% a 80%, com 20% em forma inalterada) e biliar. Pico de concentração sérica: 1 a 2 horas (via oral). Meia-vida de eliminação: 8 a 10 horas (adultos).

### Indicações e posologia

Na amebíase intestinal e extraintestinal a dose para crianças é de 50 mg/kg/dia, dividida em 3 tomadas durante 10 dias. Para adultos usa-se a dose de 750 mg em 3 tomadas durante 5 a 10 dias. Na giardíase a dose é de 250 mg 3 vezes ao dia durante 5 dias e para criança metade da dose. Na trichomoníase vaginal pode-se usar a dose de 2 g em dose única ou 500 mg 2 vezes ao dia durante 5 dias, recomendando-se o tratamento simultâneo do parceiro sexual. O uso simultâneo ou isolado do creme vaginal também tem-se mostrado eficiente. Nas infecções por bactérias anaeróbias a dose empregada por via oral ou venosa é de 15 mg/kg como dose inicial, seguida de 7,5 mg/kg a cada 8 horas, por via intravenosa. A dose deve ser diluída em 100 ml de solução salina ou glicosada neutralizada com bicarbonato de sódio (1 mEq por 100 mg), aplicada durante 1 hora. Pode compor o tratamento das infecções por *Helicobacter pylori* na dose de 750 mg a 1 g diária associado ao omeprazol, amoxacilina e claritromicina.

### Efeitos adversos

Alguns pacientes queixam-se de náuseas, dor abdominal, cefaleia, anorexia e sensação de gosto metálico na boca. Recomenda-se a abstenção de bebidas alcoólicas para evitar o feito "antabuse", com vômitos intensos, congestão generalizada, cefaleia, confusão mental e estado narcótico. A urina do paciente em uso do metronidazol pode tomar uma coloração avermelhada.

### Contraindicações

Apesar de não ser descrito efeito teratogênico com o metronidazol, seu uso deve ser desaconselhado no primeiro trimestre da gravidez e na nutriz, pois é eliminado pelo leite. Nos pacientes com insuficiência hepática, a dose deve ser administrada pela metade. O metronidazol aumenta o efeito de anticoagulantes orais, amiodarona, bussulfano, carbamazepina, ciclosporina, ergotamina e outros alcaloides do ergot, fluoruracila, fenitoína, lítio, tacrolimus. Aumento o efeito com cimetidina. Redução de efeito com: colestiramina, fenitoína, fenobarbital.

### Apresentação

O metronidazol é apresentado em comprimidos de 250 mg e 400mg, em suspensão com 250 mg por 5 ml, além de frasco-ampola para administração por via intravenosa de 100 ml com 500 mg e 300 ml com 1,5g e supositório de 500 mg e 1 g. Creme vaginal a 5%.

## Secnidazol

O secnidazol é um derivado sintético da série dos nitroimidazólicos. Sintetizado pelo Laboratório Rhone Poulene, apresenta atividade contra protozoários intestinais, bactérias anaeróbias, trichomoníase urogenital e *Gardnerella vaginalis*.

### Absorção, distribuição e eliminação

É absorvido por via oral, sua meia-vida é de 17 horas, mantendo concentração sérica durante 48 horas. Após 3 horas da ingestão da dose, sua ação farmacológica máxima já é alcançada. É eliminado lentamente pelas vias urinárias.

### Indicações e posologia

Para o tratamento da giardíase, amebíase intestinal e trichomoníase, a dose para crianças é de 30 mg/kg, em dose única, e para adultos de 2 g, em dose única. A mesma dose é recomendada para vaginose por *Gardnerella*. Para amebíase extraintestinal em crianças a dose é de 30 mg/kg/dia durante 5 a 7 dias. Para adultos administra-se 500 mg 3 vezes ao dia durante 5 a 7 dias, por via oral, usada de preferência durante a refeição.

### Efeitos adversos

Gosto metálico, dor no estômago, inflamação na língua e boca, náuseas, erupção na pele, leucopenia, febre e urticária.

### Contraindicações

Gestantes e nutrizes e portadores de distúrbios neurológicos. Não se deve ingerir bebida alcoólica durante seu uso e até 4 dias após o término do tratamento. Dever ser administrado com cuidado em pacientes que usam anticoagulantes orais (warfarina).

### Apresentação

O secnidazol é comercializado em comprimidos de 500 mg ou com 1 g em caixa com quatro comprimidos e suspensão em frasco de 450 mg em 15 ml e 900 mg em 30 ml.

## Tiabendazol

Foi sintetizado pelo Laboratório Merck Sharp & Dohme nos Estados Unidos e comunicado por Brown et al. em 1961 para uso veterinário, sendo introduzido na terapêutica humana por Vilela, que demonstrou sua eficácia na estrongiloidíase. Tem ação também na ascaridíase, ancilostomíase, na enterobíase e na trichuríase, porém com índice de cura inferior ao dos outros anti-helmínticos. É também indicado no tratamento da tricostrongilíase, na capilaríase intestinal e hepática, na *larva migrans* cutânea e visceral, atuando ainda na angiostrongilíase, também apresenta resultados em escabiose. Além da ação antiparasitária, age também como anti-inflamatório e antipirético.

### Mecanismo de ação

Seu mecanismo de ação é pouco conhecido. Admite-se que atua inibindo os processos enzimáticos dos helmintos e no sistema de microtúbulos das células.

### Absorção, distribuição e eliminação

É rapidamente absorvido por via oral, atingindo concentração sanguínea em 1 hora. Sofre metabolização hepática e é eliminado por via urinária em 24 horas.

### Indicações e posologia

Para o tratamento da estrongiloidíase, é empregado em dose única de 50 mg/kg, ao deitar, com dose máxima de 3 gramas, devendo ser repetida nos 10º e 20º dias após o tratamento. Outro esquema utilizado é de 25 mg/kg/dia durante 5 dias e repetido 10 dias após. Para pacientes imunodeprimidos, a dose é de 10 mg/kg/dia durante 30 dias. Recomenda-se tomar o medicamento após as refeições. Para *larva migrans* cutânea de pequena intensidade e escabiose podem-se usar pomadas ou solução com concentração de 10 a 15%. Nos casos graves e na *larva migrans* visceral a dose deve ser por via oral, com 20 mg/kg/dia em 2 tomadas durante 2 a 5 dias. Para angiostrongiloidíase a dose é de 25 a 50 mg/kg/dia durante 10 dias.

### Efeitos adversos

Provoca efeitos adversos com muita frequência, relacionados com a dose empregada. As queixas são de náuseas, vômitos, tonturas, cefaleia, sonolência, desconforto abdominal, mal-estar e anorexia. Menos comuns são as ocorrências de prurido, hipotensão arterial, distúrbios visuais, xantopsia, zumbidos, confusão mental, alterações hepáticas e adenomegalias.

### Contraindicações

Seu uso em pacientes com insuficiência hepática ou renal deve ser evitado. Não se conhecem efeitos teratogênicos com esse medicamento, uma vez que estudos em animais não revelaram nenhuma ação maléfica.

### Apresentação

O tiabendazol (Thiaben®) é comercializado em embalagem de 6 comprimidos de 500 mg e suspensão com 250 mg/5 ml, frasco com 40 ml. Também é apresentado em pomadas, solução cremosa e sabonetes a 5%.

## Tinidazol

É um derivado do nitroimidazol. Introduzido por Miller et al. e Howes et al. em 1969, pelo Laboratório Pfizer. É ativo contra germes anaeróbios, trichomoníase e protozoários intestinais. Tem atuação semelhante ao metronidazol, mas é 16 vezes mais potente contra *Trichomonas vaginalis.*

### Mecanismo de ação

Seu mecanismo de ação resulta da ligação de produtos intermediários originários de sua redução intracelular, com o DNA, formando complexos que inibem a replicação e inativam o DNA. Dessa formas são impedidas as sínteses enzimáticas causando a morte celular.

### Absorção, distribuição e eliminação

Sofre rápida absorção no intestino delgado e difunde-se por todos os líquidos e tecidos orgânicos. Sua disponibilidade por via oral é de 90% e a meia-vida sérica de 9 a 24 horas. Atravessa a barreira placentária e está presente no leite materno. Elimina-se principalmente por via urinária em forma de metabólitos. Para pacientes com insuficiência hepática a dose deve ser dividida na metade.

### Efeitos adversos

Náuseas, vômitos, cólicas abdominais, gosto metálico, *rash* cutâneo, convulsões, ataxia, leucopenia e depressão medular.

### Contraindicações

É contraindicado a pacientes com antecedentes ou na presença de discrasias sanguíneas, na doença neurológica ativa, durante o primeiro trimestre da gravidez e período de amamentação. Não deve ser associado a bebidas alcoólicas. Evitar o uso com anticoagulantes.

### Indicações e posologia

Para trichomoníase e giardíase, a dose recomendada para adultos é de 150 mg duas vezes ao dia, durante 5 dias. Recomenda-se metade da dose para crianças menores de 12 anos. Outro esquema terapêutico utilizado é o de dose única, com 2 g para adultos e 50 mg/kg para crianças. O medicamento deve ser tomado após as refeições.

Na trichomoníase vaginal recomenda-se o uso associado a cremes ou comprimidos vaginais, durante 7 dias. Na amebíase intestinal a dose para adultos é de 2 g/dia durante 3 dias e 50 mg/kg/dia para crianças. Para amebíase extraintestinal o tratamento deve ser durante 5 a 10 dias. Para *Blastocystis hominis* a dose é de 50 mg/kg/dia durante 5 dias. Nas infecções por bactérias anaeróbias a dose recomendada é de 400 a 800 mg, por via intravenosa, a cada 12 horas.

### Apresentação

O tinidazol é apresentado em diversas composições, tais como drágeas contendo 500 mg para adultos e 200 mg para crianças. Há ainda a suspensão, com 250 mg por 5 ml, comprimidos e cremes vaginais e ampolas para uso por via intravenosa.

## MEDICAMENTOS METÁLICOS E METALOIDES

Bastante utilizados desde a Antiguidade, de forma empírica ou científica, foi caindo em desuso devido a sua toxicidade. Entretanto, alguns deles continuam como opção terapêutica em algumas doenças infecciosas. Os mais utilizados foram os derivados do arsênico, antimônio, mercúrio, prata e bismuto.

## Antimoniais

O antimônio é um metaloide, cuja ação irritante sobre as mucosas digestiva e respiratória provoca vômitos, estimula a salivação e aumento da expectoração. Sua aplicação na terapêutica iniciou-se em 1906, quando o tártaro emético passou a ser empregado na tripanossomíase africana. No Brasil coube a Gaspar Viana, em 1912, utilizá-lo com sucesso no tratamento da leishmaniose tegumentar americana. Foi posteriormente usado na leishmaniose visceral.

São utilizados sob a forma de derivados trivalentes ou pentavalentes, sendo os primeiros mais tóxicos e usados como esquistossomicidas. Os trivalentes, com o aparecimento de drogas mais eficazes e bem toleradas, foram abandonados. Dos antimoniais pentavalentes somente o glucantime é utilizado no Brasil.

## Antimoniato de N-metilglucamina - Glucantime®

Introduzido por Durand et al., em 1946, é o antimoniato usado no Brasil para o tratamento das leishmanioses tegumentar e visceral. Apresenta baixa toxicidade, boa tolerância e eficácia. É utilizado como opção terapêutica na capilaríase hepática. É hidrossolúvel e apresentado em ampolas.

### Mecanismo de ação

O mecanismo de ação dos antimoniais pentavalentes permanece incerto. Parece inibir a fosfofrutoquinase com subsequente bloqueio na produção de ATP, e que outras enzimas da *Leishmania* são inibidas seletivamente. Alguns autores sugerem que os antimoniais atuem estimulando o sistema imune do hospedeiro, entretanto esta hipótese nunca foi provada.

### Absorção, distribuição e eliminação

Além de mal absorvido por via oral, provoca irritação acentuada na mucosa digestiva, impossibilitando seu uso por esta via. Só é, portanto, usado por via parenteral. É organodepositário, acumulando-se no fígado, baço, tiroide, podendo ainda impregnar articulações, coração e rins. É eliminando pelos rins de modo rápido.

### Indicações e posologia

Para o tratamento da leishmaniose tegumentar americana (LTA), com apenas lesão cutânea, a dose recomendada é de 15 mg/kg/dia durante 20 dias. Em caso de lesão mucosa, a dose é de 20 mg/kg/dia, durante 30 dias. Na leishmaniose visceral (LV) a dose é a mesma usada na LTA com lesão mucosa.

Para adultos não se deve ultrapassar a dose de 3 ampolas por dia. Sua administração pode ser por via intramuscular ou intravenosa, porém, para melhor conforto do paciente, recomenda-se a via venosa diluindo a dose calculada em 100 a 150 ml de solução fisiológica ou glicosada a 5% A infusão deve durar aproximadamente 30 minutos. Outros esquemas terapêuticos vêm sendo utilizados por diversos autores, com sucesso.

### Efeitos adversos

As queixas mais frequentemente referidas, em ordem decrescente, são: artralgias, mialgias, inapetência, náuseas, vômitos, sensação de plenitude gástrica, neuralgias, pirose, dor abdominal, prurido, fraqueza, cefaleia, tonturas, palpitações, insônia, nervosismo, choque pirogênico (durante ou logo após a administração), edema e insuficiência renal aguda.

### Contraindicações

É contraindicado em gestantes e cardiopatas. Em pacientes com idade superior a 50 anos, devem-se avaliar as funções cardíaca, renal e hepática, além de avaliar se o benefício da medicação compensa os riscos de seu uso.

### Apresentação

O Glucantime® é apresentado em ampolas com 5 ml contendo 1,5 g do antimoniato bruto, correspondente a 405 mg do antimônio pentavalente. Assim, cada ml tem 81 mg de $Sb^{V}$.

## Derivados das diaminas aromáticas

Em 1935, Jancsó et al. verificaram experimentalmente que a sintalina, um derivado biguanidínico com ação hipoglicemiante, exercia ação *in vitro* contra tripanossomatídeos. Como esta substância era muito tóxica, Cinges et al. experimentaram derivados das guanidinas contra parasitas. Coube a Yorke et al. demonstrarem que as diamidinas tinham ação contra bactérias, fungos e protozoários. Em decorrência da sua toxicidade somente a pentamidina vem sendo utilizada atualmente.

### Pentamidina

É a diamidina mais usada em decorrência de sua menor toxicidade, solubilidade em água e maior estabilidade. É apresentada sob a forma de isotionato. É indicada para o tratamento da doença do sono causada principalmente pelo *Trypanosoma gambiense*, no início da doença na fase hemolinfática. Não é, porém, eficaz nas formas nervosas, pois tem baixa penetração liquórica. É utilizada como segunda opção terapêutica nas leishmanioses e nas pneumonias por *Pneumocystis jirovecii* em pacientes com AIDS.

### Mecanismo de ação

Ainda não está bem determinado o mecanismo de ação da pentamidina, acreditando-se que interfira no mecanismo anaeróbio da glicose e inibindo a RNA-polimerase e a função ribossomal, a síntese de ácidos nucleicos, proteínas e fosfolipídios. Atua ainda diminuindo a síntese de DNA e a ação de proteases, interferindo com o consumo de oxigênio tecidual.

## Absorção, distribuição e eliminação

Como não é absorvida por via oral, sua utilização só pode ser feita por via parenteral. Após o início da aplicação, níveis sanguíneos máximos são atingidos 5 a 8 dias do início do tratamento. Sua vida média é de 12 dias. Penetra no interior de células, concentrando-se nas hemácias, leucócitos e plaquetas. Deposita-se em vários órgãos, principalmente no fígado, rins, baço e suprarrenais, onde permanece durante meses, chegando até um ano. Sua eliminação se faz lentamente por via renal.

## Indicações e posologia

Para a leishmaniose tegumentar, a dose recomendada é de 4 mg/kg/dia, por via intramuscular profunda, de 2 em 2 dias, até a dose total máxima de 2g. Para a leishmaniose visceral recomenda-se a dose de 4 mg/kg/dia em 2 séries de 10 doses, administradas diariamente com intervalo de 10 dias, não ultrapassando a dose diária de 300 mg. Nas infecções por *P. jirovecii* em pacientes com AIDS, a dose é de 4 mg/kg/dia, por via intramuscular ou venosa durante 15 a 21 dias, mantendo-se uma dose profilática mensal de 4 mg/kg. Pode-se utilizar a forma em aerossol dissolvendo 300 mg em água destilada durante 20 a 30 minutos, diariamente, durante 21 dias. Nestes casos é importante usar um nebulizador que produza partículas de 1 a 2 micrômetros.

Para sua administração por via intravenosa, as ampolas devem ser diluídas em 100 a 250 ml de solução glicosada a 5%, com a infusão durando de 60 a 90 minutos. Nas aplicações por via intramuscular recomenda-se associar 2 ml de xilocaína a 2%, visando diminuir as dores no local da aplicação.

## Efeitos adversos

Nas aplicações por via intramuscular provoca dor intensa e enduração local, podendo surgir abscesso estéril em 10% dos pacientes. Nas aplicações por via intravenosa podem surgir hipotensão, hiperglicemia, sensação de desfalecimento, congestão facial, cefaleia, sudorese, febre, tonturas, palpitação e taquicardia. As aplicações em aerossol podem determinar tosse com broncoespasmo, principalmente em fumantes; gosto desagradável na boca, fadiga e sensação de queimação na garganta.

## Contraindicações

Em crianças menores de 4 anos. Em gestante e na amamentação, em pacientes com pressão alta ou baixa ou taquicardia ventricular, paciente com hipo ou hiperglicemia, função hepática e renal diminuída deve ser avaliado o risco de sua utilização.

### Apresentação

Tem sido comercializada de diversas formas em vários países, sempre em frasco-ampolas. No Brasil pode ser encontrada no volume de 5 ml com 200 e 300 mg, ou em frasco-ampola de 10 ml com 300 mg do sal.

### Derivados quinoleicos

Em 1891, Ehrlich descobriu que o azul de metileno exercia fraca ação contra os plasmódios da malária. Visando aumentar sua potência, Schulemann et al., em 1920, introduziram uma 8-aminoquinoleína, criando assim a pamaquina, utilizada pela primeira vez por Roehl no tratamento da malária.

## Aminoquinoleínas

É um grupo de substâncias contendo um grupamento metoxila na posição oito do anel quinoleico e que possui atividade antimalárica. O único representante deste grupo no Brasil é a primaquina.

### Primaquina

Descoberta por Elderfield et al. e divulgada em 1946, é utilizada como esquizonticida nas infecções pelos *Plasmodium vivax* e *P. ovale* e como gametocida de todas as espécies de plasmódios humanos, impedindo assim a transmissão para o anofelino. É indicada nas infecções pulmonares por *Pneumocystis jirovecii*, em pacientes com AIDS, associada à estreptomicina.

### Mecanismo de ação

Sua ação gametocida é exercida após metabolização no organismo, quando sofre demetilação e oxidação do anel aromático. Sua ação esquizonticida é fraca. Age impedindo a divisão nuclear inibindo a DNA e RNA-polimerase, bloqueando a síntese do DNA e RNA dos plasmódios. Interfere também na atividade de outras enzimas, alterando os processos oxidativos celulares.

### Absorção, distribuição e eliminação

É absorvida rápida e totalmente quando administrada por via oral. Não se deposita nos tecidos. Sua meia-vida é de cerca de 4 horas. É rapidamente metabolizada, não sendo detectada nos tecidos, 24 horas após sua administração. A excreção dos metabólitos faz-se pelas vias urinária e biliar, eliminando-se pela urina somente 5 a 10% da droga natural.

### Indicações e posologia

Nas infecções por *P. vivax* ou *P. ovale,* em adultos, a dose erradicante é de 15 mg/dia durante 14 dias, ao passo que em crianças a dose é de 0,3 mg/kg/dia. Em pacientes com deficiência de glicose-6-fosfatodesidrogenase, a dose deve ser única, de 45 mg, repetida após 8 semanas. No caso de *P. falciparum*, uma dose única de 45 mg ou 15 mg por dia é suficiente para erradicar os gametócitos circulantes. Na pneumocistose a dose é de 0,3 mg/kg/dia, durante 21 dias para crianças e 15 mg/dia durante 21 dias para adultos.

### Efeitos adversos

Nas doses recomendadas os efeitos adversos são pequenos, com queixas de anorexia, náuseas e dor abdominal. Em doses elevadas, em pacientes com deficiência de glicose-6--fosfatodesidrogenase, a medicação pode provocar metemoglobinemia, levando a hemólise e cianose grave. A metemoglobinemia desaparece 24 a 72 horas após a suspensão da droga, porém a hemólise pode durar de 5 a 7 dias. Pode causar ainda leucopenia, agranulocitose, arritmias cardíacas e hipertensão arterial.

### Contraindicações

É contraindicado seu uso em pacientes com insuficiência hepática, bem como concomitantemente com sulfas e derivados antifolínicos.

### Apresentação

No Brasil, a primaquina é distribuída pelo Ministério da Saúde em comprimidos com 5 e 15 mg.

## Aminoquinoleínas

As 4-aminoquinoleínas contêm um radical aminado no carbono 4 do anel quinoleico e um átomo de cloro no carbono 7. Seu primeiro derivado foi patenteado por Andersag et al., em 1941 et al. na Alemanha, com a denominação de resoquina. Em 1944, Loebb et al. deram-lhe o nome de cloroquina.

As 4 amminoquinoleínas são substâncias esquizonticidas sanguíneas, atuando sob formas assexuadas dos plasmódios humanos localizados nas hemácias. Atuam ainda como gametocida dos *Plasmodium vivax, P. ovale* e *P. malarie.*

## Cloroquina

É o principal antimalárico utilizado no Brasil nas infecções por *P. vivax* e *P. malariae.* O *P. falciparum* é geralmente resistente a este medicamento. Apresenta ação contra *Entamoeba histolytica* nas infecções hepáticas, na teníase, babesiose e em outros trematódeos. Tem ação anti-inflamatória, sendo usada no tratamento do lúpus eritematoso sistêmico e na artrite reumatoide.

### Mecanismo de ação

Apresenta mecanismo de ação semelhante ao da primaquina, concentrando-se nos vacúolos digestivos dos parasitas aumentando o pH lisossômico, interferindo com a metabolização da hemoglobina pelos parasitas.

### Absorção, distribuição e eliminação

Absorvida por via oral, é organodepositária, concentrando-se nos tecidos. Nas hemácias sua concentração é três vezes maior que no plasma. Sua meia-vida em níveis terapêuticos é de 6 a 10 dias. Atravessa a barreira placentária e apresenta pequena concentração no leite materno. Sua metabolização é hepática, e a eliminação acontece por via renal com apenas 20% inalterada.

### Indicações e posologia

A dose inicial é de 10 mg/kg, seguindo-se de 5 mg/kg 6 horas, após e repetida 24 e 48 horas após a primeira tomada.

Para adultos emprega-se a dose de 600 mg inicial e 300 mg após 6 horas, repetindo após 24 e 48 horas da dose inicial. O Ministério da Saúde recomenda a dose inicial de 600 mg e 450 mg com 24 e 48 horas. Em caso de uso por via intravenosa a dose é de 5 mg/kg diluída em 500 ml em soro glicosado ou fisiológico, durante 4 a 6 horas, a cada 6 horas, até dose total de 25 mg/kg. Na profilaxia da infecção malárica a dose empregada é de 600 mg em uma única tomada semanal, mantida por 4 semanas após a saída da zona endêmica.

### Efeitos adversos

É bem tolerada e apresenta baixa toxicidade. Alguns pacientes queixam-se de pirose, desconforto epigástrico, náuseas, vômitos, cefaleia e prurido. Na administração por via intravenosa pode causar arritmia cardíaca, hipotensão arterial, e em doses elevadas, falência cardíaca por diminuição da contratilidade e do ritmo cardíaco, vasodilatação com choque e manifestações neurológicas.

### Contraindicações

Não é recomendada para tratar indivíduos com epilepsia ou *miastenia gravis*, devendo ser usada com cautela na presença de doença hepática, distúrbios gastrintestinais, neurológicos e sanguíneos. Em casos raros, pode causar hemólise em pacientes com deficiência de glicose-6-fosfato-desidrogenase. A cloroquina não deve ser prescrita para pacientes com psoríase ou outra doença esfoliativa. Não deve ser usada para tratar malária em pacientes com porfiria cutânea tardia.

### Apresentação

A cloroquina para uso oral em comprimidos de 150 mg e para uso parenteral em ampolas de 3 ml com 50 mg/ml.

## Tetra-hidroquinoleínas

Estudos divulgados por Richards e Foster em 1969 demonstraram que diversas 2-aminometil-tetra-hidroquinoleínas apresentavam ação esquistossomicida, entre elas a oxamniquina introduzida por Foster et al. em 1971.

## Oxamniquina

O fármaco é derivado da 2-aminometiltetra-hidroquinolina. Apresenta eficácia de 80 a 90% contra o *Schistosoma mansoni,* no Brasil. Atua contra vermes adultos e imaturos, especialmente os machos. É utilizado nos casos de enterobacteriose septicêmica prolongada, situação em que enterobactérias se associam ao *Schistosoma mansoni.*

### Mecanismo de ação

Envolve o bloqueio do aparato reprodutor de *S. mansoni,* sabendo-se apenas que sob seu efeito consiste na parada da ovoposição.

### Absorção, distribuição e eliminação

Sua absorção por via oral é rápida e quase completa, tendo biodisponibilidade de 75%. As concentrações plasmáticas em humanos alcançam o pico após 1 a 1,5 hora da administração por via oral de doses terapêuticas, com meia-vida plasmática de 1 a 2,5 horas. Na administração por via intramuscular os níveis sanguíneos são mais baixos. É metabolizada no fígado em produtos inativos e eliminada por via urinária, somente 10% inalterado.

### Indicações e posologia

A dose empregada é única, de 12,5 a 15 mg/kg, por via oral, preferentemente após a última refeição, para diminuir os efeitos adversos. Em crianças, a dose recomendada é de 20 mg/kg em 2 tomadas a cada 12 horas, após as refeições. Em caso de exposição a águas contaminadas, a dose é de 12,5 mg/kg durante 2 dias. O número recomendado de cápsulas, de acordo com o peso corporal, é o seguinte:

| Peso corporal (kg) | Número de cápsulas (250 mg) |
|---|---|
| Até 33 | 2 |
| 34-50 | 3 |
| 51-66 | 4 |
| 67-83 | 5 |
| 84-100 | 6 |

### Efeitos adversos

Por via oral sua tolerância é boa, podendo, no entanto, surgirem queixas de náuseas, vômitos, tonteiras, lassidão, sonolência, febre, dor abdominal, cefaleia. Em crianças, quadros de excitabilidade, agressividade e obnubilação podem aparecer logo após a administração e desaparecer em 2 dias. Oxaminiquina pode provocar convulsão em pacientes com antecedentes de epilepsia.

### Contraindicações

Não é recomendada em gestantes, na amamentação, em pacientes com insuficiência hepática e cardiopatia grave. A via intramuscular, por ser dolorosa, deve ser evitada. Em pacientes com história de convulsão, deve-se usar a medicação com cautela e em ambiente hospitalar (desde que não haja episódio convulsivo recente). Durante o tratamento, deve-se evitar dirigir veículos e operar máquinas.

### Apresentação

A oxamniquina é apresentada em cápsulas de 250 mg (caixa com 6) e xarope com 50 mg por ml, em frasco com 12 ml.

## PIRAZINOISOQUINOLEÍNAS

Estes componentes foram sintetizados pelos laboratórios Bayer e Merck na Alemanha, em 1975. Seu representante é o praziquantel.

### Praziquantel

Sintetizado por Pohike, apresentação anti-helmíntica contra cestodas e trematodas, destacando-se sua atuação contra o *S. mansoni, Taenia* sp. e *Hymenolepis*. É ativo contra as larvas dos *Cysticercus cellulosae* da *Taenia solium* e cistos hidáticos. Na esquitossomose, o índice de cura tem sido de 65 a 90%. Na teníase e na himenolepdíase a cura ocorre em 90 a 100%. Tem ação contra *Shistosoma japonicum*, difilobotríase e fasciolíase.

### Mecanismo de ação

Atua causando alterações estruturais. Quinze minutos após a administração, provoca vacuolização do tegumento do parasita, com formação de vesículas na cutícula que posteriormente se rompe. Demonstrou-se que a substância atua no metabolismo glicídico, inibindo a captação da glicose. Inibe ainda as enzimas que controlam os gradientes de íons inorgânicos internos e externamente às células, provocando a entrada de sódio e cálcio, impedindo a entrada de potássio.

### Absorção, distribuição e eliminação

É absorvido rapidamente por via oral atingindo concentração máxima em 2h30min. Sua meia-vida é de cerca de 3 horas. É rapidamente metabolizado pelo fígado e apenas 1% da droga alcança a circulação sistêmica. Os metabólitos são eliminados pelos rins em 24 horas (80%). Em pacientes com insuficiência hepática, a droga permanece mais tempo na circulação, aumentando sua eficácia na esquistossomose.

### Indicações e posologia

Na esquistossomose a dose é de 50 a 60 mg/kg em dose única. Em crianças melhores resultados são obtidos com dose de 70 mg/kg fracionada em 2 tomadas. Na teníase a dose é única de 10 mg/kg (600 mg para adultos), e para himenolepdíase, de 20 a 30 mg/kg. Na neurocisticercose a dose é de 50 mg/kg/dia, fracionada em 3 tomadas, durante 14 a 21 dias, sendo recomendada a associação de corticosteroide, para diminuir os efeitos adversos causados para morte da larva.

### Efeitos adversos

Apesar de ser uma medicação bem tolerada, algumas queixas são registradas: tontura, lassidão, dor e desconforto abdominal, cefaleia, sonolência, náuseas, vômitos e diarreia. Em pacientes com insuficiência hepática, como as queixas são mais intensas, recomenda-se a redução das doses.

### Contraindicações

Praziquantel deve ser evitado em gestantes, nutrizes e na vigência de disfunção hepática e cardíaca. Recomenda-se hospitalizar o paciente que esteja sendo tratado para neurocisticercose. Em crianças com menos de 4 anos avaliar bem o risco-benefício da prescrição.

A associação do praziquantel com carbamazepina, cloroquina, dexametasona, fenitoína, fenobarbital e rifampicina reduz sua concentração plasmática. Por outro lado, cimetidina, eritromicina, itraconazol e cetoconazol aumentam os níveis plasmáticos do praziquantel.

### Apresentação

O praziquantel é apresentado em comprimidos de 500 e 600 mg para o tratamento da cisticercose e esquistossomose, e em comprimidos de 150 mg para o tratamento das outras helmintoses.

## Quinoleinometamóis

A resistência do *Plasmodium falciparum* aos antimaláricos levou os pesquisadores a procurarem novas drogas, surgindo daí o grupo das 4-quinoleinometanol, formado por substâncias análogas à quinina, destacando-se entre elas a mefloquina pela sua atividade antimalárica.

### Mefloquina

Foi sintetizada em 1971 por Ohnmacht et al. É um antipalúdico derivado da 4-metanolquinolina, relacionado quimicamente com a quinina, que desenvolve um efeito esquizoticida contra as diferentes formas de paludismo, inclusive as formas resistentes à cloroquina, do *Plasmodium falciparum*. Apresenta também ação esquizonticida contra *Plasmodium vivax*. A OMS recomenda a mefloquina como fármaco de primeira escolha em áreas de paludismo resistente à cloroquina. Já existe, entretanto, resistência do *P. falciparum* à mefloquina.

### Mecanismo de ação

A mefloquina atua inibindo a síntese do DNA e RNA ao formar complexos com o DNA do parasita, provocando alterações morfológicas na célula, do que resulta lesão da membrana celular do parasita e sua lise. A regressão da febre ocorre em cerca de 60 horas após sua administração e o desaparecimento da parasitemia em três dias.

### Absorção, distribuição e eliminação

É absorvido no trato gastrintestinal, embora ocorram amplas variações farmacocinéticas entre diferentes pacientes. Atinge elevada concentração nos glóbulos vermelhos, máxima entre 2 e 12 horas. Distribui-se de maneira ampla, liga-se às proteínas séricas em elevada proporção (98%) e possui meia-vida prolongada (28 dias), mantendo-se na circulação durante 22 dias. Sofre biotransformação hepática. O volume de distribuição e seus níveis séricos são reduzidos em pacientes infectados, em comparação com indivíduos normais. Não atravessa a barreira hematoliquórica, é eliminada pela bile e fezes sob a forma de metabólitos inativos. Pequena quantidade é eliminada pela urina em sua forma ativa. Para pacientes com insuficiência renal não é necessário ajuste na dose.

### Indicações e posologia

Pela sua rápida absorção por via oral e vida média longa, possibilita tratar malária pelo *P. falciparum* em dose única de 1 a 1,5 g para adultos e de 20 a 30 mg/kg para crianças, por via oral, de preferência junto com alimentos. Como profilático em áreas de alto risco de infecção por *P. falciparum*, a dose recomendada é de 250 mg por via oral uma vez por semana, iniciando a medicação 1 a 2 semanas antes da viagem, permanecendo a posologia durante 4 semanas. Para criança com peso inferior a 45 kg a dose recomendada é de 5 mg.

### Efeitos adversos

Os mais frequentemente observados são dores abdominais, náuseas, vômitos e diarreia. Em 1% dos casos podem aparecer sintomas neuropsiquiátricos, como alucinações, confusão mental, psicose aguda, depressão, ansiedade, cefaleia, parestesias, fotofobia. Por ter uma meia-vida prolongada, os efeitos indesejáveis podem ser tardios (após 2 ou 3 semanas); também as doses elevadas influenciam na incidência de alguns efeitos secundários.

### Contraindicações

O uso em gestantes e nutrizes deve obedecer a uma indicação precisa. O mesmo se aplica quando há histórico de depressão, ansiedade, psicose, esquizofrenia e em crianças com menos de 6 meses. Deve ser usada com cautela em pacientes com epilepsia e distúrbio na condução cardíaca. Não deve ser usada junto com quinolonas devido ao risco de convulsão. Em pacientes que estejam recebendo quinidina ou quinina, só deve ser administrada 12 a 24 horas após sua suspensão. Em pacientes que operam máquinas ou dirigem veículos, aconselha-se retornar a essa atividade somente três semanas após a última dose do fármaco. Não associar com betabloqueadores, antagonistas do cálcio, digitálicos, antidepressivos, quinina e quinidina, devido ao risco de desencadear alterações cardiovasculares graves. A administração conjunta com ácido valproico pode reduzir os níveis séricos e a biodisponibilidade do anticonvulsivante.

### Apresentação

É disponível no Brasil em comprimidos de 250 mg, correspondendo a 275 mg de cloridrato de mefloquina.

## Alcaloides

São substâncias de natureza alcalina presentes em plantas, constituídas de bases orgânicas azotadas, utilizadas desde a Antiguidade em formas de chás, pós ou maceradas. Em 1805 foi obtido o primeiro alcaloide natural, a morfina, a partir da papoula. Os alcaloides com ação anti-infecciosa são extraídos da quina e da ipecacuanha.

## Alcaloides da quinina

Desde o século XVII, já se conhecia as propriedades antimaláricas da quinina, de forma empírica, pelos nativos da nação inca, no atual Peru.

## Quinina

A descoberta da quinina pelo Ocidente data do final do século XVI e início do século XVII, durante a conquista do Império Inca pelos espanhóis. Foi isolada em 1820 por Pelletier e Caventou.

Embora possa ser sintetizada, sua forma de obtenção mais econômica e prática é a partir da casca da quina ou cinchona. A fórmula química é $C_{20}H_{24}N_2O_2$. Trata-se de um alcaloide de gosto amargo, com funções antitérmicas, analgésicas e antimaláricas. É um derivado quinoleínico, atualmente é reservada para o tratamento da malária causada pelo *P. falciparum* resistente a outros antimaláricos.

### Mecanismo de ação

É um veneno protoplasmático atuando em diferentes tipos de células, formando complexos com o DNA. Em consequência ocorre bloqueio enzimático na síntese do DNA e RNA, resultando em alterações estruturais na célula parasitária. Compete com a 6-fosfofrutoquinase e a citocromo-redutase no metabolismo aeróbio e anaeróbio da glicose, aumentando o pH lisossomal e dos vacúolos digestivos. É um potente esquisonticida sanguíneo para os plasmódios, atuando como gametocida no *P. vivax, P. malarie* e *P. ovale*. Provoca redução da parasitemia em 3 dias. Também é utilizada no tratamento da babesiose.

## Absorção, distribuição e eliminação

É utilizada preferencialmente por via oral ou intravenosa. A via subcutânea deve ser evitada pelo risco de ocorrer necrose química local. A via intramuscular só deve ser empregada na impossibilidade de se realizar punção venosa. Por via oral atinge níveis séricos entre 1 e 4 horas, mantendo-se por 6 a 8 horas. Para melhor absorção recomenda-se sua administração com alimentos. Atinge alta concentração tecidual. É inteiramente metabolizada pelo fígado, não sofre acúmulo no organismo e é eliminada pelos rins.

## Indicações e posologia

A forma química recomendada para adulto é o sulfato de quinina na dose de 500 mg de 6/6 horas durante 6 a 10 dias. Em crianças a dose é de 25 a 30 mg/kg/dia, pode-se usar o seguinte esquema: crianças até 1 ano 1/4 comprimido 12/12 horas; até 3 anos 1/2 comprimido 12/12 horas; até 6 anos 1 comprimido 12/12 horas; até 11 anos 1 comprimido 8/8 horas.

A via intravenosa é reservada para casos graves, ou quando há impedimento da utilização por via oral. A dose inicial é de 20 mg/kg, seguida de 10 mg/kg, repetida a cada 8 horas. Para adultos utilizam-se 500 mg diluídos em 500 ml de solução salina ou glicosada, em gotejamento lento, durante 1 a 6 horas. Tão logo o paciente grave possa fazer uso da via oral, essa deve ser instituída até completar 10 a 14 dias.

## Efeitos adversos

Por possuir sabor amargo pode causar náuseas e vômitos, mais frequentes em crianças. Pode provocar zumbidos, tontura, cefaleia e distúrbios visuais como fotofobia, diplopia, visão colorida, escotomas e redução do campo visual, devido à ação tóxica sobre a retina. Em tratamento prolongado, com doses elevadas, podem surgir vômitos intensos, diminuição das acuidades auditiva e visual, até surdez e cegueira. Outras queixas são de dor abdominal, sudorese, diarreia, febre, urticária, erupção eritematosa e hipertensão arterial. Mais raramente, excitação psicomotora, alucinações, quadros psicóticos choque, falência cardiorrespiratória, coma, púrpura trombocitopênica, agranulocitose, hipoprotombinemia e hemoglobinúria.

## Contraindicações

A droga é contraindicada na gravidez e na amamentação, deficiência da glicose -6-fosfato desidrogenase, neurite óptica, história de febre, hemoglobinúria, púrpura trombocitopênica, *miastenia gravis*, hipoglicemia e zumbidos nos ouvidos. Não deve ser associada à cloroquina, por antagonismo medicamentoso. Por ser um estimulador da liberação da insulina, pode provocar hiperglicemia.

### Apresentação

No Brasil os comprimidos de 500 mg têm 343 mg de sulfato de quinina. A ampola para uso parenteral é formulada com carboidrato ou cloridrato de quinina com 500 mg em 5 ml.

## Derivados da piperazina

Usados desde o início do século XX no tratamento da gota, foram os derivados da piperazina abandonados por serem ineficazes. Em 1949, Fayard introduziu-os na terapêutica das helmintoses.

## Piperazina

A piperazina atua contra o *Ascaris lumbricoides* e *Enterobius vermicularis*, com índice de cura variável, entre 70 e 100%. Apesar da eficácia e baixo custo, a piperazina vem sendo substituída pelos anti-helmínticos polivalentes, exceto nos casos de obstrução intestinal por *Ascaris,* onde se mantém como indicação primordial.

### Mecanismo de ação

A piperazina provoca paralisia flácida dos vermes sensíveis que são eliminados pelos movimentos peristálticos. Bloqueia a junção mioneural resultando em alterações da permeabilidade da membrana celular, com consequente modificação na polarização das células musculares.

### Absorção, distribuição e eliminação

A droga é bem absorvida por via oral. Sofrendo metabolização parcial, é eliminada por via renal, em parte como forma ativa.

### Indicações e posologia

Na enterobíase a dose é de 65 mg/kg/dia durante 7 a 10 dias seguidos em dose única diária. Na ascaridíase, a dose recomendada é de 75 a 100 mg/kg/dia com o máxima de 4 g, durante 2 a 4 dias, em uma tomada diária. Nos casos de obstrução intestinal, a dose é de 100 mg/kg associada a dieta zero, administração de óleo mineral, hidratação parenteral. Após desobstrução, manter dose diária de 50 a 100 mg/kg/dia durante 4 dias.

### Efeitos adversos

Por ser de baixa toxicidade é bem tolerada. Poucos pacientes queixam-se de náuseas e dor abdominal e, mais raramente, ataxia, cefaleia, tonturas, distúrbios visuais, confusão mental e hipotonia muscular.

### Contraindicações

Antecedentes de convulsão, insuficiência renal ou hepática. Pode ser utilizada em gestante.

### Apresentação

A piperazina é apresentada em preparações terapêuticas em forma de xarope e comprimidos. Sob a forma de adipato (vidros com 60 e 100 ml), citrato (xarope com 500 mg e 1 g por 5 ml), fosfato (comprimidos de 500 mg), dicitrato (xarope com 320 mg por 5 ml), hexa-hidrato (xarope com 720 mg por 5 ml), hidrato (xarope com 1 g por 5 ml), a dose deve ser calculada com base na piperazina base.

## Dietilcarbamazina

É um derivado piperazínico introduzido por Hewitt et al., em 1947. É eficaz nas infecções causadas por *Wuchereria bancrofti, Burgia malayi, loa loa, Onchocerca volvulus, Dipetalonema perstans, larva migrans* visceral e cutânea e *Ascaris lumbricoides.* Nas filarioses atua contra vermes adultos e microfilárias.

### Mecanismo de ação

Não se sabe o mecanismo exato de sua atuação. Possui ação direta contra as microfilárias, atuando como opsonina sensibilizando as larvas e facilitando a fagocitose por macrófagos.

### Absorção, distribuição e eliminação

Apresenta rápida absorção por via oral com pico de concentração plasmática de 1 a 2 horas, meia-vida plasmática de 2 a 10 horas.

A duração do efeito terapêutico é de 6 meses a 4 anos após dose única. Em infecção por *Wuchereria bancrofti*, a resposta inicial ocorre em 5 dias. Apresenta metabolismo hepático, excreção renal (mais de 50% em forma inalterada) e fecal (menos de 5%).

### Indicações e posologia

Na filariose linfática dar 6 mg/kg/dia, por via oral, durante 12 dias; ou 6 mg/kg, por via oral, em dose única, repetida a cada 6 a 12 meses. Para a eosinofilia pulmonar tropical por *Wuchereria bancrofti*, a dose é de 6 a 8 mg/kg/dia, por via oral, divididos em 3 doses, durante 14 a 21 dias. Repetir o tratamento caso os sintomas retornem. No programa de prevenção anual dar 6 mg/kg, por via oral, em dose única anual, em combinação com albendazol (400 mg, por via oral, em dose única) ou ivermectina (0,2 a 0,4 mg/kg, por via oral, em dose única). Para a *larva migrans* visceral a dose recomendada é de 1 a 3 mg/kg 2 vezes ao dia.

### Efeitos adversos

Provoca diversos efeitos adversos, principalmente no início do tratamento. As queixas mais frequentes são de cefaleia, tonturas, náuseas, mal-estar geral, mialgias, anorexia, dores articulares, esplenomegalias, proteinúria, náuseas e vômitos. A morte dos vermes pode provocar reações de hipersensibilidade com febre, taquicardia, prurido, erupções cutâneas, edemas, adenomegalias e eosinofilia.

### Contraindicações

Gravidez e insuficiência renal. Cautela em pacientes com doenças cardíacas. Pacientes com oncocercose não devem receber o fármaco porque ocorrem sérias reações à destruição das microfilárias, inclusive lesões oculares.

### Apresentação

No Brasil é distribuída pelo Ministério da Saúde associada a anti-histamínicos, em comprimidos contendo 50 mg de dietilcarbamazina e 3 mg de difenidramina.

## Antibióticos antiparasitários

## Ivermectina

Produzida pelo fungo *Strepomyces avermactilis,* descoberta em 1979 por Burg et al. do Instituto Kitasato no Japão e dos Laboratórios Merck Sharp & Dohme nos Estados Unidos. Pertence ao complexo das avermectinas e possui ação anti-helmíntica e antiartrópodes. Tem atuação na ascaridíase com índice de cura próximo a 100% e na estrongiloidíase, trichuríase e enterobíase com cura em torno de 90%. Sua ação mais notável tem sido contra as filarioses (*Wuchereria bancrofti* e *Onchocerca volvulus)* em ação microfilaricida. Atua ainda contra ectoparasitas, na pediculose e na escabiose.

### Mecanismo de ação

Promove a inibição da atividade do ácido gama-aminobutírico (GABA) como medidor na neurotransmissão, promovendo a morte do parasita. Na oncocercose sua ação é sobre as microfilárias, mas tem pequena atuação sobre vermes adultos. Em caso de oncocercose ocular, a droga deve ser repetida a cada 6 meses. Na infecção por *Wuchereria bancrofti* e na *Loa loa* a microfilariemia desaparece de 7 a 30 dias após a administração da droga, por via oral, que deve ser repetida a cada 6 meses.

### Administração, distribuição e eliminação

Após a administração por via oral, as concentrações plasmáticas são aproximadamente proporcionais à dose. A concentração plasmática máxima é atingida em aproximadamente 4 horas após a ingestão. A meia-vida plasmática é de 22 a 28 horas nos adultos, e o volume aparente de distribuição é de aproximadamente 47 litros. A metabolização é hepática e as maiores concentrações teciduais são encontradas no fígado e no tecido adiposo. Níveis extremamente baixos são encontrados no cérebro, apesar da lipossubilidade da droga. Isso se deve ao fato de a ivermectina não atravessar a barreira hematoencefálica dos mamíferos, em situações normais.

Seus metabólitos são excretados quase exclusivamente pelas fezes em um período estimado de 12 dias, sendo que menos de 1% da dose administrada é excretada na urina na forma conjugada ou inalterada. Pode ser administrada por via parenteral. Por via oral atinge níveis séricos em 4 horas. Liga-se às proteínas plasmáticas distribuindo-se pelos tecidos, em sua maior parte, na sua forma natural. Sofre concentração e depósito no fígado e no tecido adiposo.

### Indicações e posologia

Nas filarioses é utilizada por via oral na dose de 100 a 200 microgramas por quilo de peso em dose única anual ou semestral. Na ascaridíase, enterobíase, tricuríase, pediculose e escabiose, a dose recomendada é de 50 a 100 microgramas por quilo de peso, em dose única. Na pediculose e na escabiose a dose deve ser repetida com 21 dias. Deve ser tomada em jejum 1 hora antes da primeira refeição.

### Efeitos adversos

Em pacientes acometidos por filarioses, efeitos adversos são encontrados em até 50% dos casos tratados. As manifestações mais comuns são: prurido, mialgias, edema de face e membros, cefaleia, erupção urticariforme, febre, eosinofilia, hipotensão postural, que podem aparecer de 1 a 25 dias após a administração da droga. Os efeitos colaterais são mais acentuados em pacientes com elevada parasitemia. Nesses casos, podem-se associar à terapêutica anti-histamínicos e corticosteroides. Pode ser utilizada em gestantes.

### Contraindicações

Devido aos seus efeitos nos receptores GABAérgicos do cérebro, está contraindicada para pacientes com meningite ou outras afecções do sistema nervoso central que possam afetar a barreira hematoencefálica e na asma brônquica. Não deve ser usada durante a gravidez, na amamentação em menores de 5 anos e em crianças com peso inferior a 15 kg. Não deve ser consumida junto com barbitúricos, benzodiazepínicos e ácido valproico.

### Apresentação

A ivermectina é apresentada em embalagens com 2, 4, 16, 80 comprimidos de 6 mg. Apesar de existir a possibilidade de uso parenteral, ainda não há essa apresentação para uso humano.

## Artemisinina

Também denominada de quinghaosu ou chinghaosu, é o extrato cristalino retirado da planta *Artemisia annua*. Conhecida na China há mais de 2.000 anos e utilizada contra febres e malária, seu princípio ativo foi isolado naquele país em 1972. Quimicamente é uma lactona heterocíclica contendo 3 anéis sem nitrogênio e possuindo uma ponte de peróxido. Apesar de apresentar ação contra outros patógenos, seu uso está limitado à malária causada por *Plasmodium falciparum* e *P. vivax*.

### Mecanismo de ação

Atua como esquizonticida sanguíneo. A ação ocorre sobre as membranas celulares, mitocôndrias e retículo endoplasmático do plasmódio, afetando sua permeabilidade, síntese proteica, respiração e, enfim, sua integridade Tudo isso leva à degeneração do parasita em 30 a 60 minutos.

### Absorção, distribuição e eliminação

A artemisinina é insolúvel em água. Sob a forma de comprimidos é rapidamente absorvida por via oral, atingindo concentração sanguínea máxima em 1 hora. Distribui-se rapidamente pelos líquidos orgânicos atingindo inclusive o cérebro. É rapidamente hidrolisada em di-hidroartemisinina, metabólito que mantém a atividade antimalárica. Sua meia-vida é de 2 a 4 horas. Pode ser administrada em forma de comprimidos e supositórios. Para melhorar sua solubilidade e tornar possível a utilização parenteral, foram desenvolvidos derivados mais solúveis como o artesunato, o artemeter, o arteeter e o arteflene.

### Indicações e posologia

É utilizada por via oral na dose de 1 g, seguida de 500 mg a cada 12 horas durante mais 2 dias. Em forma de supositório, é aplicada na dose inicial de 600 mg, seguida de 600 mg 4 horas após e mais 400 mg a cada 12 horas, durante 2 dias. Assim, a dose total em três dias é de 2.800 mg. Para se evitar recrudescência, recomenda-se o uso de mefloquina na dose de 15 mg/kg.

Na administração parenteral a dose é de 1 mg/kg/dia, administrada nas horas 0, 4, 24 e 48 horas por via intravenosa, além de 2 mg/kg/dia na hora zero, por via intramuscular.

### Efeitos adversos

Em função da baixa toxicidade, a artemisinina é bem tolerada. Poucos pacientes podem apresentar redução no número de reticulócitos e febre passageira.

### Contraindicações

Por precaução, não deve ser administrada à gestante ou nutriz.

### Apresentação

É apresentada em comprimidos de 50 mg, supositório com 200 mg e em ampolas de 60 mg em 1 ml.

## Derivados da dicloroacetamida

## Etofamida

Descoberta por De Carneri em 1969, apresenta ação contra a *E. histolytica* na sua forma intestinal, com cura próxima de 100%.

### Mecanismo de ação, absorção, distribuição e eliminação

Administrada por via oral, não sofre absorção intestinal. Toda dose administrada é eliminada pelas fezes.

### Indicações e posologia

Para o tratamento da amebíase intestinal, a dose recomendada para adultos é de 500 mg, 3 vezes por dia, durante 3 dias. Para crianças 20 mg por kg de peso corporal, divididos em 3 tomadas, durante 3 dias. Não atua na amebíase extraintestinal.

### Efeitos adversos

A etofamida é muito bem tolerada, é praticamente atóxica. Alguns pacientes se queixam de alergia tipo urticária, prurido e flatulência.

### Contraindicações

Está contraindicada nos primeiros 3 meses de gestação.

### Apresentação

A etofamida é apresentada em frasco com 100 ml, com a dosagem de 100 mg por 5 ml e comprimidos com 500 mg, caixa com 6 comprimidos.

## Teclosan

Introduzido por Surrey em 1961, é indicado para o tratamento da amebíase intestinal.

### Mecanismo de ação

Age na luz intestinal.

### Absorção, distribuição e eliminação

Administrado por via oral, apresenta absorção intestinal em torno de 20%. O restante da droga é eliminado nas fezes.

### Indicações e posologia

Para a amebíase intestinal, a dose por via oral recomendada é de 25 mg/kg/dia. Para adultos 1,5 g em dose única ou dividida em 3 tomadas, proporcionando índice de cura de 75 a 100%. Para crianças com idade inferior a 6 anos, a dose é de 50 mg 3 vezes ao dia, durante cinco dias.

### Efeitos adversos

Náuseas, desconforto gástrico e meteorismo.

### Contraindicações

Evitar o uso em gestantes e nutrizes. Não deve ser ingerido com bebidas alcoólicas.

### Apresentação

Comprimidos de 500 mg, cartuchos contendo 3 comprimidos, comprimidos de 100mg, cartuchos contendo 15 comprimidos suspensão oral, frascos com 90 ml com 10 mg/5 ml

## Derivado do nitrofurano

Os nitrofuranos são drogas tipicamente usadas como antibióticos e antimicrobianos. O componente estrutural definidor é um anel de furano com um grupo nitro.

## Furasolidona

Introduzida na terapêutica em 1958, apresenta atividade antimicrobiana contra bactérias Gram-positivas, enterobactérias e vibrião colérico. Tem ação também contra protozoários como *Entamoeba histolytica, Giardia lamblia, Trychomonas vaginalis, Bacantidium coli* e *Isospora* sp.

### Mecanismo de ação

Age por meio da formação de radicais livres altamente reativos, os quais têm maior afinidade pelas células dos microrganismos que a dos mamíferos, interferindo com os sistemas enzimáticos.

### Absorção, distribuição e eliminação

A droga é absorvida por via oral e rapidamente degradada nos tecidos. Somente 5% é eliminada íntegra pela urina.

### Indicações e posologia

A dose recomendada é de 7 mg/kg/dia fracionada de 2 a 4 tomadas durante 7 dias. Para adultos, 100 mg de 6/6 horas durante 7 dias.

### Efeitos adversos

Crise hipertensiva, hipoglicemia, dores nas articulações, cefaleia, erupção na pele, febre, mal-estar, náuseas, vômitos. Em doses elevadas pode causar polineurites. Não deve ser administrada com bebidas alcoólicas.

### Contraindicações

Gravidez, amamentação, crianças com menos de um mês de vida, deficiência de glicose-6-fosfato-desidrogenase.

### Apresentação

É apresentada em suspensão com 50 mg por 5 ml (frasco com 70 ml) e comprimidos com 200 mg (caixa com 14 comprimidos).

### Mecanismo de ação

Atua na luz intestinal eliminando os protozoários.

### Absorção, distribuição e eliminação

Administrada por via oral, eliminada pelas fezes.

## Nitazoxanida

É o mais novo anti-helmíntico – antiparasitário, de amplo espectro, indicado para amebíases, giardíase e helmintoses, tais como as causadas por *Enterobius vermicularis, Ascaris lumbricoides, Strongyloides stercoralis*, ancilostomíase, *Trichuris trichiura, Taenia* spp., *Hymenolepis nana*. Também age sobre *Blastocystis hominis, Balantidium coli, Isospora belli* e no tratamento da diarreia causada por *Cryptosporidium*.

Já foi aprovado o uso da nitazoxanida para reduzir o impacto do rotavírus e norovírus. Exames em laboratório mostraram que a nitazoxanida também é eficiente para proteger as células de danos provocados pelo microrganismo. Também está sendo investigada como possível auxiliar ao tratamento da hepatite C.

### Mecanismo de ação

A ação contra vermes se dá por meio da inibição da polimerização da tubulina, uma enzima indispensável à vida do parasita. O mesmo parece ocorrer em relação aos protozoários, embora outros mecanismos ainda não totalmente esclarecidos possam estar envolvidos, como interferência na enzima piruvato ferridoxina-oxirredutase, com bloqueio da transferência de elétrons. A ação sobre vírus ocorre por inibição da síntese da estrutura viral, bloqueando a habilidade do vírus de se multiplicar. É possível que outros mecanismos, ainda não esclarecidos, sejam responsáveis por sua ação antiviral. O tempo médio de ação do medicamento está estimado entre 2 a 4 horas após sua administração.

### Absorção, distribuição e eliminação

Após administração por via oral é rapidamente hidrolisada em seu metabólito ativo, a tizoxanida (diacetilnitazoxanida).

Apresenta meia-vida de 1 hora. O tempo médio de ação do medicamento está estimado entre 2 e 4 horas após sua administração.

É excretado por via renal e biliar-fecal.

### Indicações e posologia

Para crianças de 1 a 11 anos: gastroenterite viral causada por rotavírus ou norovírus, helmintíases, amebíase, giardíase, isosporíase, balantidíase, blastocistose, criptosporidíase em pacientes sem imunodepressão a dose é de 7,5 mg/kg duas vezes ao dia durante 3 dias.

Criptosporidíase em pacientes imunodeprimidos: se a contagem de CD4 for superior a 50 células/$mm^3$, a dose é a mesma, durante 14 dias. Criptosporidíase em pacientes imunodeprimidos, com CD4 inferior a 50 células/$mm^3$, a mesma dose, 2 vezes por dia, mantida por, no mínimo, 8 semanas, ou até a resolução dos sintomas e negativação dos oocistos.

Para idades superiores a 11 anos, a dose é de 1 comprimido de 500 mg 2 vezes ao dia, durante 3 dias. Na criptosporidíase em pacientes imunodeprimidos, com CD4 superior a 50 células/$mm^3$, a dose é de 500 a 1.000 mg, 2 vezes por dia, durante 14 dias. Criptosporidíase em pacientes imunodeprimidos, com CD4 inferior a 50 células/$mm^3$, a dose é a mesma, devendo-se manter a medicação por, no mínimo, 8 semanas ou até a resolução dos sintomas e negativação dos oocistos.

### Efeitos adversos

As reações adversas (mais intensas do que as causadas por mebendazol e albendazol) são de natureza gastrintestinal, como náuseas, vômitos e dor abdominal.

### Contraindicações

A forma farmacêutica, comprimido revestido, é contraindicada para crianças com menos de 12 anos de idade, não deve ser utilizada por pacientes com diabetes, doença hepática ou doença renal.

### Apresentação

Pó para suspensão por via oral de 20 mg/ml, embalagem contendo 45 ml ou 100 ml, após reconstituição. Comprimido revestido de 500 mg, embalagem contendo 6 ou 14 comprimidos.

## Derivado do fenilpirroletenilquinolínio

## Pamoato de pirvínio

Atua exclusivamente na enterobíase.

### Mecanismo de ação

Apresenta ação anti-helmíntica por impedir a utilização de carboidratos exógenos pelos parasitas; assim, com o esgotamento das reservas endógenas dessas substâncias, os helmintos são levados à morte.

### Absorção, metabolismo e eliminação

Apresenta absorção insignificante pelo trato gastrintestinal, permanecendo por período prolongado em contato com os parasitas intestinais. É eliminado pelas fezes na forma inalterada. Devido à baixa absorção, não apresenta efeito cumulativo no organismo.

### Indicações e posologia

Possui ação somente contra o *Enterobius vermicularis*. A dose deve ser administrada em tomada única. Para adultos, 100 mg para cada 10 kg de peso corporal até a dose máxima de 600 mg ou 6 comprimidos. Para crianças, a dose é de 1 ml da suspenção por kg de peso. Devido à possibilidade de autoinfecção, recomenda-se a repetição da dose cerca de 2 semanas após o primeiro tratamento.

### Efeitos adversos

É um fármaco bem tolerado, apresentando baixa incidência de efeitos colaterais que, geralmente, são leves e transitórios. Podem ocorrer náuseas, vômitos, cólica gastrintestinal, diarreia. Raras vezes foram relatados casos de reações de hipersensibilidade e fotossensibilidade, de curta duração. Devido à característica específica, a administração do fármaco causa coloração vermelha das fezes, sem significado clínico.

### Contraindicações

Não tem. Devido à baixa absorção pelo trato gastrintestinal, pode ser administrado durante a gestação e lactação sob orientação e acompanhamento médico.

### Apresentação

Comprimidos de 100 mg e suspensão com 10 mg/ml.

## Pamoato de pirantel

O desenvolvimento da quimioterapia anti-helmíntica permitiu a erradicação de parasitas intestinais, destacando-se o pamoato de pirantel, cuja ação sobre vários parasitas tornou-o um anti-helmíntico polivalente, uma vez que elimina do campo intestinal a ascaridíase, a enterobíase e a ancilostomose. Em experiências anteriores, obteve-se sucesso em 95% dos enfermos enfestados por *Ascaris* e 88% de doentes parasitados com *Enterobius*.

### Mecanismo de ação

São vermífugos bloqueadores neuromusculares despolarizantes, induzindo uma ativação acentuada e persistente dos receptores nicotínicos, do que resulta paralisia estática do verme. É também inibidor das colinesterases.

### Absorção, metabolismo e eliminação

Usado pela via oral, atua localmente, sendo pouco absorvido pelo organismo. Deve ser idealmente ingerido com alimentos.

### Indicações e posologia

Indicado para *Ascaris lumbricoides, Enterobius vermicularis, Ancylostomo duodenale* e *Necator americanus.* A posologia recomendada é de 10 mg/kg de peso corporal em dose única para crianças menores de 10 anos. Para crianças de 10 a 15 anos, 2 comprimidos 500 mg e adultos 3 comprimidos 750 mg.

### Efeitos adversos

Alguns pacientes apresentam anorexia, tontura, sonolência e cefaleia, náuseas, vômitos e diarreia. Erupção cutânea.

### Contraindicações

Não deve ser administrado até o terceiro mês de gravidez, na lactação e na insuficiência hepática.

## Apresentação

Frasco com 45 ml com 250 mg por 15 ml; frasco com 15 ml com 50 mg/ml; caixa com 3 comprimidos de 250 mg, 500 mg e 750 mg.

## REFERÊNCIAS

Castiñeiras TMPP, Martins FSV. Infecções por helmintos e enteroprotozoários. http://www.ceres.ufrj.br.

FUNASA. Manual de Controle da Leishmaniose Tegumentar Americana. 5ª ed. Brasília; 2000.

Hinrichsen SL. Doenças Infecciosas e Parasitárias. Rio de Janeiro: Guanabara Koogan; 2005.

Ministério da Saúde. Doenças Infecciosas e Parasitárias, guia de bolso. 6ª ed. Brasília; 2006.

ANVISA. Nitaxoxanida. http://www4.anvisa.gov.br

Oliveira RG. Bleckbook Pediatria. 3ª ed. Belo Horizonte: Bleck Book; 2005.

Veronesi. Tratado de Infectologia. 3ª ed. São Paulo: Atheneu; 2006. http://pt.wikipedia.org.

Tavares W. Manual de Antibióticos e Quimioterápicos Antiinfecciosos. 2ª ed. São Paulo: Atheneu; 1996.

capítulo 26

Vânia Simões Pires

# ANTIVIRAIS

Os vírus são estruturas que utilizam o aparato das células hospedeiras para se replicar.

Com a finalidade de destruí-los, os antivirais acabam tendo como alvo estruturas das células do hospedeiro, portanto com alto potencial de toxicidade e efeitos colaterais.

O desenvolvimento de agentes antivirais específicos para enzimas dos vírus tem diminuído sua toxicidade. Esses atuam basicamente na DNA-polimerase, sendo denominados análogos de nucleosídeos ou de nucleotídeos. Para isso necessitam ser fosforilados.

Esses agentes ativados (fosforilados) são reconhecidos pela DNA-polimerase viral como substrato para serem incorporados na cadeia do DNA e, uma vez inseridos na nova cadeia, têm a capacidade de bloquear ou diminuir a replicação do DNA, inibindo o ciclo viral.

## ACICLOVIR

Primeiro agente a apresentar especificidade contra a DNA-polimerase viral, podendo ser usado no tratamento das infecções pelo vírus *Herpes simplex* (HSV), vírus *Varicela zoster* (HZV) e *citomegalovírus* (CMV), com provável ação sobre o vírus *Epstein-Barr* (EBV).

## Mecanismo de ação

É incorporado pela célula infectada do hospedeiro e fosforilado pela timidinoquinase codificada pelo vírus, convertendo-se em trifosfato de aciclovir, que inibe preferencialmente a DNA-polimerase viral, DNA-polimerase do hospedeiro.

Os HSV-1 e 2 são mais suscetíveis ao aciclovir, seguidos do vírus da VZH, EBV, herpes-vírus 6 (HHV-6) e CMV, sucessivamente.

## Via de administração, eliminação e posologia

Apresenta pouca biodisponibilidade após administração por via oral. É eliminado por excreção renal; sua dose deve ser corrigida na vigência de insuficiência renal. Durante o uso tópico aplica-se uma camada fina sobre a lesão, a cada 4 horas, durante 5 dias. A via intravenosa é utilizada nos casos disseminados e graves na dose 10 mg/kg a cada 8 horas, dissolvido em solução salina e aplicado gota a gota em 30 a 60 minutos. O uso de aciclovir por via oral é administrado na dose de 200 a 800 mg a cada 4 horas, durante 5 a 7 dias.

O aciclovir é disponível em pomadas oftálmicas, creme odontológico, comprimidos com 200 e 400 mg e frasco-ampola com 250 mg.

## Efeitos colaterais

Flebite em decorrência de seu elevado pH e disfunção renal. Alteração de enzimas hepáticas sem repercussão clínica também pode ocorrer. Alteração neurológica é mais frequentemente descrita nos casos de disfunção renal. Podem incluir: tremor, mioclonia, confusão mental, agitação, letargia, alucinação, sintomas extrapiramidais, disartria e sinais focais. São reversíveis com a suspensão da droga ou hemodiálise. O aciclovir não é teratogênico nem mutagênico.

# ADEFOVIR

O adefovir dipivoxil é um pró-fármaco por via oral do adefovir, um nucleotídeo fosfonado acíclico, análogo do monofosfato de adenosina, que é transportado de forma ativa para o interior das células de mamíferos, onde é convertido em difosfato de adefovir pelas enzimas do hospedeiro. O difosfato de adefovir inibe a polimerase do vírus da hepatite B (VHB) ao competir com o substrato natural (trifosfato de desoxiadenosina) e, após incorporação no DNA viral, origina a terminação da cadeia de DNA.

## Mecanismo de ação

O difosfato de adefovir inibe a polimerase do DNA-VHB de forma seletiva em concentrações 12, 700 e 10 vezes inferiores às necessárias para inibir as polimerases de DNA humanas $\alpha$, $\beta$ e $\gamma$, respectivamente. O difosfato de adefovir possui semivida intracelular de 12 a 36 horas em linfócitos ativados e não ativados.

## Via de administração, eliminação e posologia

A dose recomendada é de 10 mg (um comprimido) uma vez ao dia por via oral, com ou sem alimentos. Não devem ser administradas doses superiores às recomendadas. Desconhece-se a duração ótima do tratamento. A relação entre a resposta ao tratamento e a evolução a longo prazo, como por exemplo para carcinoma hepatocelular ou cirrose descompensada, é ainda desconhecida.

Os doentes devem ser monitorizados semestralmente para parâmetros bioquímicos, virológicos e sorológicos de infecção por vírus da hepatite B (VHB). É excretado por via renal através de uma combinação de filtração glomerular e secreção tubular ativa.

## Efeitos colaterais

Cefaleias, diarreia, vômitos, dor abdominal, dispepsia, náuseas, flatulência, aumento da creatinina, astenia, falência renal, síndrome de Fanconi, tubulopatia renal proximal.

# AMANTADINA E RIMANTADINA

Estas drogas antivirais apresentam mecanismos de ação semelhantes. A rimantadina é derivada da amantadina. Ambas apresentam eficácia contra o vírus influenza do tipo A.

## Mecanismo de ação

Bloqueia os canais iônicos formados pela proteína (M2) presente na membrana do vírus inibindo sua replicação. Essas drogas são rápidas indutoras de resistência, tanto *in vivo* como *in vitro*.

## Vias de administração, excreção e posologia

A amantadina é rapidamente absorvida após a administração por via oral. A maior parte é excretada na urina. Está sobretudo indicada na profilaxia da gripe pelo vírus influenza A. Em adultos, utiliza-se a dose de 200 mg/dia, 1 vez ao dia pela manhã, durante 5 a 6 semanas. Para crianças, a dose recomendada é 4 a 8 mg/kg/dia. Em terapia utiliza-se 200 mg/dia, em dose única ou fracionada de 12/12 horas, durante 5 a 7 dias.

A rimantadina é utilizada para o tratamento de gripe, sendo administrada na dose de 100 mg 2 vezes ao dia, durante 7 dias. Em crianças < 10 anos a dose recomendada é 5 mg/kg, administrada 1 vez ao dia. O fármaco não é recomendado para gestantes e nutrizes.

A amantadina e a rimantadina estão disponíveis no mercado em comprimidos de 100 mg, sendo a última ainda com apresentação em xarope.

## Efeitos colaterais

Os efeitos colaterais observados com o uso de amantadina estão relacionados à liberação de catecolaminas: ansiedade, depressão, insônia, convulsões e alucinações. A rimantadina é mais bem tolerada. Ambas estão associadas com sintomas gastrintestinais de reversão rápida após a suspensão da droga. Ocorre interação medicamentosa com álcool, sulfa e digitálico.

## BOCEPREVIR

É um inibidor da protease, indicado para o tratamento da infecção crônica pelo vírus da hepatite C (VHC) genótipo 1 em combinação com alfapeginterferona e ribavirina em pacientes adultos (18 anos ou mais) com doença hepática compensada, previamente não tratada ou que não tenha respondido ao tratamento anterior.

### Mecanismo de ação

Mimetiza a estrutura do substrato natural da NS3 (proteína viral).

### Via de administração, excreção e posologia

Associado ao alfapeginterferona e ribavirina, a dose recomendada é de 800 mg (4 cápsulas de 200 mg) três vezes ao dia, e administrado por via oral com alimentos. Não deve ser usado na gravidez e, como não se sabe se há excreção pelo leite materno, a amamentação deve ser descontinuada. É excretado pelo fígado, fezes e urina.

O boceprevir é metabolizado no fígado pela CYP3A, portanto não deve ser coadministrado com outras substâncias que utilizem a mesma via de depuração, entre elas: rifampicina, erva-de-são-joão, carbamazepina, fenitoína, fenobarbital, domperidona, warfarina, claritomicina, eritromicina, digoxina, antirretrovirais (inibidores de protease), cetoconazol, benzodiazepínicos, bloqueadores do canal de cálcio, ciclosporina, atorvastatina, sildenafila.

### Efeitos colaterais

As reações adversas relatadas com maior frequência são anemia, erupção cutânea, disgeusia.

## CIDOFOVIR

É análogo do nucleotídeo da citosina. Tem atividade *in vitro* contra vários DNA-vírus, incluindo HSV, CMV, EBV, adenovírus humano, poliomavírus, poxvírus e papilomavírus.

### Mecanismo de ação

É metabolizado a difosfato inibindo a DNA-polimerase viral.

## Vias de administração, excreção e posologia

Deve ser administrado por via intravenosa e sua excreção é renal.

Utiliza-se uma dose semanal de 5 mg/kg dissolvida em soro fisiológico a 0,9%, administrada em 60 min, durante 2 semanas (indução), seguida de 3 a 5 mg/kg a cada 15 dias (manutenção). Encontram-se ampolas de 375 mg.

A administração de probenecida (500 mg antes da infusão venosa e mais 2 doses com intervalo de 6 horas) diminui a nefrotoxicidade.

## Efeitos colaterais

Nefrotoxicidade, neutropenia, neuropatia periférica, exantema maculopapular, cefaleia e mal-estar.

# ENTECAVIR

É um nucleotídeo análogo da guanosina que possui ação seletiva e específica sobre o vírus da hepatite B (VHB).

## Mecanismo de ação

O entecavir é fosforilado à sua forma ativa trifosfato que possui longa meia-vida intracelular (15 horas). Após sua administração por via oral, o entecavir alcança seu pico plasmático entre 0,5 e 1,5 hora.

## Vias de administração, excreção e posologia

Administra-se por via oral, em jejum ou 2 horas após as refeições, na dose de 0,5mg 1 vez ao dia. Em pacientes com insuficiência renal, a posologia deve ser adaptada conforme a depuração de creatinina. Em pacientes com histórico de hepatite B resistente à lamivudina, pode-se usar 1 mg 1 vez ao dia. Tem uma ampla distribuição tecidual, sua união com as proteínas plasmáticas é da ordem de 13%. Sofre biotransformação hepática e é eliminado pela urina (62-73%).

## Efeitos colaterais

Não deve ser usado na gravidez e, como não se sabe se há excreção pelo leite materno, a amamentação deve ser descontinuada. Podem ocorrer acidose láctica e hepatotoxicidade.

# FANCICLOVIR E PENCICLOVIR

O penciclovir é um análogo acíclico da guanosina, enquanto o fanciclovir é o diacetil-éster do 6-desoxiaciclovir. O fanciclovir também é análogo do nucleosídeo (análogo da guanosina), com espectro de ação similar ao do aciclovir (HSV e HZV), e possível ação sobe o vírus da hepatite B (VHB).

## Mecanismo de ação

Metabolizado a trifosfato inibindo a DNA-polimerase do HSV-1, HSV-2 e HZV.

## Via de administração, excreção e posologia

Tem melhor biodisbonibilidade após administração por via oral do que o aciclovir. Também é excretado pelo rim. A maioria das cepas resistentes ao acioclovir é também resistente ao fanciclovir e penciclovir.

O fanciclovir está indicado no tratamento do herpes genital na dose de 250 a cada 8 horas, durante 5 dias, e no herpes-zóster na dose de 500 mg a cada 8 horas, durante 7 dias.

O penciclovir é utilizado na dose 125 mg a cada 12 horas no herpes simples oral.

## Efeitos colaterais

É droga relativamente segura, sendo seus principais efeitos colaterais cefaleia e desconforto gástrico.

# FOSCARNET

Foscarnet ou fosfonoformato é o sal trissódico do ácido fosfonofórmico que apresenta atividade contra os vírus do grupo herpes resistentes ao aciclovir e os retrovírus. Utilizado no tratamento de pacientes HIV positivos com diagnóstico de CMV quando há contraindicação para o uso do ganciclovir ou que desenvolva resistência a ele. Pode ser utilizado ainda contra o HSV, HZV resistente.

## Mecanismo de ação

Inibe a DNA-polimerase dos HSV-1 e 2 e CMV e inibe a transcriptase reversa do HIV.

## Via de administração, excreção e posologia

Apresenta baixa biodisponibilidade por via oral, e após sua administração por via intravenosa não é metabolizado. Tem excreção renal. Deve ser corrigido de acordo com a função renal.

Em pacientes com HSV tem sido utilizado 40 a 60 mg/kg por dose, a cada 8 horas, IV lento, em 30 minutos, diluído em 500 ml de soro glicosado a 5% ou soro fisiológico a 0,9% durante 16 a 30 dias. Administrado em veia periférica recomenda-se a instalação de um tubo em Y.

Em pacientes com AIDS, e retinite por CMV, o foscarnet é utilizado na dose 60 mg a cada 8 horas ou 90 mg/kg a cada 12 horas. Em seguida, a manutenção é realizada com 60 a 90 mg/kg diário, durante os 7 dias da semana.

Em pacientes com insuficiência renal com *clearance* de creatinina (CC) > 1,5 ml/kg/min, utiliza-se a dose normal. Quando o CC se situar em 1 ml/kg/min, a dose será 40 mg/kg; se o CC for 0,7 ml/kg/min, 30 mg/kg/dose; quando o CC for de 0,5 ml/kg/min, 20 g/kg/dose.

A droga é apresentada para uso IV, em fracos de 250 ml (6 g) e 500 ml (12 g).

### Efeitos colaterais

Nefrotoxicidade em decorrência de lesão tubular, porém reversível com a interrupção do uso da medicação. A hidratação em grande escala diminui os efeitos colaterais renais. Frequentemente ocorre hipo ou hipercalcemia, hipercalemia, hipomagnasemia. Devido à excreção inalterada da urina, pode causar úlceras periuretrais, tanto na vulva quanto no pênis. Pode provocar ainda cefaleia, alucinação, lassidão, náuseas e vômitos, anemia e convulsões. A leucopenia é rara.

## GANCICLOVIR (DHPG)

É análogo do nucleosídeo guanidina. Ativo contra CMV, agindo ainda contra o HSV-1 e 2, HZV, CMV e EBV.

### Mecanismo de ação

Assim como o aciclovir, precisa ser fosforilado pela timidinoquinase viral para tornar-se ativo e inibir de forma competitiva a DNA-polimerase viral, no caso dos HSV. Nas células infectadas por EBV ou CMV, o ganciclovir é fosforilado por enzimas codificadas pelo genoma das células do hospedeiro, porém induzidas pela presença do vírus. Há certa afinidade pela fosforilização nas células infectadas, tornando-se, dessa forma, menos tóxico para as células não infectadas. O mecanismo de resistência se dá por mutação na DNA-polimerase viral ou na porção UL79. Apresenta maior potência contra o CMV e em menor escala contra o HSV.

### Via de administração, excreção e posologia

Por via oral é utilizado na dose de 1 g a cada 8 horas, com alimentos. Por via intravenosa 5 mg/kg a cada 12 horas diluído em 100 ml de solução glicosada a 5%, durante 60 min. É excretado por via renal.

O ganciclovir é comercializado em frasco-ampolas contendo 500 mg e cápsula contendo 250 mg.

### Efeitos colaterais

Mielossupressão, sendo que a neutropenia ocorre em 25 a 45% e trombocitopenia em 9 a 20% dos casos; distúrbios gastrintestinais como náusea, vômitos e diarreia. Mucosite é relatada com doses elevadas. Alteração da função hepática pode ocorrer, já alterações neurológicas como confusão mental e convulsão raramente são descritas. *Rash* e eosinofilia também são relatados. Devido ao seu efeito citotóxico e potencial de ação teratogênica, mutagênica e carcinogênica, expondo o profissional que manipula sua preparação e administração, recomenda-se que a reconstituição seja feita em local apropriado e por técnico protegido por luvas, máscaras, óculos e avental.

## IDOXURIDINA (IDU)

Inibe a síntese do ácido nucleico. Apresentação tópica e atua na infecção pelo herpes simples.

## INTERFERON ALFA (IFN)

Glicoproteínas produzidas por células de mamíferos ou em bactérias por técnicas de recombinação genética.

Tipos: a, b e g – apenas o **a** é utilizado em infecções virais.

Os IFN têm sido usados no tratamento de infecções virais, tais como VHB, VHC, VHD, rinovírus, coronavírus, vírus influenza, papilomavírus, HSV, CMV, HZV.

### Mecanismo de ação

Liga em receptores de superfície em células infectadas, inibe a transcrição e a tradução de RNAm viral, interferindo com a síntese proteica viral.

Eficazes em infecções por vírus da hepatite B, hepatite C, papilomavírus, herpes e câncer (sarcoma de Kaposi).

### Via de administração, excreção e posologia

Os IFN podem ser administrados por via IV, SC, intralesional, intratecal, tópica, IM. Distribuem-se por quase todos os tecidos, porém não penetram facilmente no SNC.

São encontradas soluções injetáveis de 3, 6, 10 milhões de unidades/ml por via subcutânea com posologia variada.

### Efeitos colaterais

Provoca sintomas influenza-*like*, leucopenia, trombocitopenia, efeitos neuropsiquiátricos, efeitos oftalmológicos e cardíacos, tireoidites, vasculites, psoríase. Interage com teofilina, anticoagulantes orais e benzodiazepínicos.

### Peginterferon alfa-2a e alfa-2b

É indicado para o tratamento de hepatite crônica C em pacientes não cirróticos e pacientes cirróticos com doença hepática compensada.

**Peginterferon alfa-2a** é usada pela via subcutânea. Apresentando em frasco-ampola contendo 180 mcg (microgramas) de **peginterferon alfa-2a** em 1 mL: caixas com 1 frasco-ampola de 1 mL. Ingrediente ativo: cada frasco-ampola contém 180 mcg (microgramas) de **peginterferon alfa-2a** em 1 mL. Excipientes: cloreto de sódio, polissorbato 80, álcool benzílico, acetato de sódio, ácido acético, água para injeção.

### Advertências

Reações adversas psiquiátricas graves: depressão, pensamentos suicidas e tentativas de suicídio em pacientes com e sem doença psiquiátrica anterior. Eventos cardiovasculares como hipertensão, arritmias supraventriculares, insuficiência cardíaca congestiva, dor torácica e infarto do miocárdio. Deve ser usado com precaução em pacientes que apresentem na avaliação basal valores de contagens de neutrófilos < 1.500 células/$mm^3$, contagem de plaquetas < 90.000 células/$mm^3$ ou diminuição de hemoglobina < 12 g/dl. Pode causar ou agravar o hipotireoidismo e o hipertireoidismo. Raramente foram observadas reações agudas graves de hipersensibilidade (exemplo: urticária, angioedema, broncoconstrição, anafilaxia). Distúrbios oftalmológicos, inclusive hemorragias da retina, manchas turvas, edema de papila e obstrução da veia ou artéria da retina, foram relatados em episódios raros após tratamento com interferon alfa. Qualquer paciente reclamando de perda de acuidade visual ou do campo visual deve ser submetido a exame oftalmológico.

Após o início da terapia, devem ser realizados testes hematológicos a cada 2 semanas e os testes bioquímicos devem ser realizados a cada 4 semanas.

## Posologia - Peginterferon alfa-2a

A dosagem recomendada de **peginterferon alfa-2a** é de 180 mcg uma vez por semana durante, 48 semanas, administração por via subcutânea. Quando são requeridas modificações de dose por causa de reações adversas moderadas a graves (clínicas e/ou laboratoriais), geralmente é adequada a redução inicial da dose para 135 mcg. Porém, em alguns casos, é necessário reduzir a dose para 90 ou 45 mcg.

### Posologia - Peginterferon alfa-2b

A dosagem recomendada de **peginterferon alfa-2b** é de 1,5 mcg/kg/semana durante 48 semanas, administração por via subcutânea. Cada ampola possui 80, 100, 120 mcg em 0,7 ml.

## OSELTAMIVIR E ZANAMIVIR

Esta nova classe de drogas foi desenvolvida para o tratamento da infecção pelo vírus influenza. São análogos de ácido n-acetilneuramínico, receptor celular para este vírus, presente em mucoproteínas das secreções respiratórias. A neuraminidase viral provoca eluição do muco facilitando a penetração viral e a liberação do vírus da célula infectada.

Os inibidores da neuraminidase previnem a infecção e diminuem o tempo e a intensidade da doença, sendo efetivos contra o vírus influenza dos tipos A e B.

### Mecanismo de ação

Inibidor da neuraminidase viral, impedindo a liberação do vírus das células da mucosa respiratória.

### Vias de administração, excreção e posologia

O zanamivir apresenta baixa disponibilidade por via oral e deve ser administrado por via inalatória, permanecendo na orofaringe, sendo excretado integralmente na urina. O oseltamivir é de formulação oral e de metabolização hepática. Ambas as drogas estão aprovadas para o tratamento (< 48 horas de sintomatologia) e o oseltamivir está aprovado para a profilaxia e uso em crianças > 7 anos.

As doses devem ser reduzidas em pacientes com depuração de creatinina inferior a 30 ml/min.

- Oseltamivir (cápsulas 75mg) – utiliza-se na dose de 75 mg a cada 12 horas durante 5 dias para > 7 anos.
- Zanamivir – inalatório 5 mg/dose.

#### Efeitos colaterais

Tem sido descrito broncoespasmo em pacientes com doença respiratória crônica em uso de zanamivir e sintomas gastrintestinais com oseltamivir, particularmente se ingerido sem alimentação. Não há relatos de interação medicamentosa.

## RIBAVIRINA

É um nucleosídeo sintético análogo da guanosina. Mostra-se ativa aos vírus de DNA e RNA. Recentemente tem sido utilizada associada ao peginterferon no tratamento do VHC.

### Mecanismo de ação

Interferência no RNA mensageiro inibindo a síntese de proteína do RNA ou DNA virais.

### Via de administração, excreção e posologia

A ribavirina é absorvida rapidamente por via oral, atravessa a barreira hematoencefálica, porém com baixa concentração no sistema nervoso central. Também é baixa sua concentração nas vias respiratórias. É eliminada pelo rim, sendo contraindicada em pacientes renais crônicos.

A posologia recomendada é variada: vias IV e oral, aerossol.

Infecção pelo vírus sincicial e influenza – em máscara de $O_2$ na diluição de 20 mg/ml por 12 a 18 horas, durante 3 a 7 dias.

Febre de Lassa – 2 g, seguida por 1 g dividido em 3 a 4 tomadas durante 10 dias ou IV, na dose de 2 g, seguida por 1 g.

VHC – 1.000 a 1.200 mg divididos em 2 doses por 24 a 48 semanas.

A ribavirina é encontrada no Brasil em cápsula de 200 e 250 mg.

### Efeitos colaterais

Anemia, leucopenia, prurido, erupção maculopapular, náuseas, vômitos, epigastralgia, elevação das aminotransferases. A ribavirina é mutagênica e teratogênica.

## TELAPREVIR

É um inibidor de protease, indicado para o tratamento da hepatite C genótipo 1 em combinação com alfapeginterferon e ribavirina. Utilizado inicialmente para os não respondedores ou respondedores parciais à terapia dupla com alfapeginterferon ou não peguilado e/ou ribavirina e mais recentemente para os virgens de tratamento.

### Mecanismo de ação

Inibe a síntese da protease NS3 – 4A, inibindo a replicação viral.

### Via de administração, excreção e posologia

Associado ao alfapeginterferon e ribavirina, administrado por via oral em 2 comprimidos revestidos de 375 mg a cada 8 horas, coadministrado com alimentos. Não deve ser usado na gravidez e, como não se sabe se há excreção pelo leite materno, a amamentação deve ser descontinuada.

O telaprevir é metabolizado no fígado pela CYP3A, portanto não deve ser coadministrado com substâncias que utilizem a mesma via de depuração, entre elas: rifampicina, erva-de-são-joão, carbamazepina, fenitoína, fenobarbital, domperidona, warfarina, claritromicina, eritromicina, digoxina, antirretrovirais, cetoconazol, benzodiazepínicos, bloqueadores do canal de cálcio, ciclosporina, atorvastatina, sildenafila. É eliminado pelas fezes e urina.

### Efeitos colaterais

As reações adversas relatadas com maior frequência são febre, anemia, erupção cutânea, trombocitopenia, prurido, náuseas, prurido e queimor retal.

## VIDARABINA (ARA-A)

É um análogo da adenina-desoxirribosídeo, desenvolvida inicialmente como antileucêmico. É ativa contra HSV, CMV, varíola, vaccínia.

## Mecanismo de ação

Inibe a DNA-polimerase, ribonucleotídeo-redutase virais e a síntese do ácido nucleico.

## Via de administração, excreção e posologia

Administrada apenas por via intravenosa, difunde-se bem nos tecidos, inclusive LCR, eliminados pelo rim. Sua posologia é 15 mg/kg/dia dissolvida em soro glicosado a 5%, administrada 1 vez ao dia durante 12 horas por 5 a 15 dias.

Na ceratoconjuntivite herpética é aplicada pomada oftálmica a 3% de 3/3 horas.

A vidarabina é produzida em ampolas contendo 50 mg e 200 mg/ml.

## Efeitos colaterais

Potência relativamente baixa, degradação rápida e pouca solubilidade em água, necessitando de grandes volumes para infusão. Além de causar alterações neurológicas, principalmente em portadores do HIV, provoca ainda náuseas, perda de peso, anorexia, zumbidos, alucinações, diarreia, fraqueza muscular, tremores, lassidão, ataxia e megaloblastose eritroide. O uso em animais de laboratório evidenciou ação oncogênica e teratogênica, o que leva a sua não utilização em gestantes.

# VALACICLOVIR

Valaciclovir é o L-valil-éster, pró-droga do aciclovir. Seu espectro de ação e potência são os mesmos do aciclovir, porém foi desenvolvido para superar a baixa biodisponibilidade por via oral.

## Mecanismo de ação

É metabolizado a trifosfato inibindo a DNA-polimerase viral.

## Via de administração, excreção e posologia

Após sua absorção é rapidamente metabolizado em aciclovir. Como este, deve ter sua dose corrigida na vigência de insuficiência renal. Disponível apenas na apresentação por via oral.

Utilizado para o HZV por via oral na dose de 1 g a cada 8 h, durante 7 dias.

O valaciclovir é comercializado na dose de 500 mg em cada comprimido.

## Efeitos colaterais

São os mesmos do aciclovir. Foram descritos casos de púrpura trombocitopênica trombótica e síndrome hemolítico-urêmica pelo HIV.

## REFERÊNCIAS

Prado FC, Ramos J, Valle JR. Atualização Terapêutica. 21ª ed. Artes Médicas; 2005.

Tavares W. Manual de Antibióticos e Quimioterápicos Antiinfecciosos. 2ª ed. Atheneu. Outros quimioterápicos antivirais e anti-retrovirais, capítulo 48, p. 741-4, 1996.

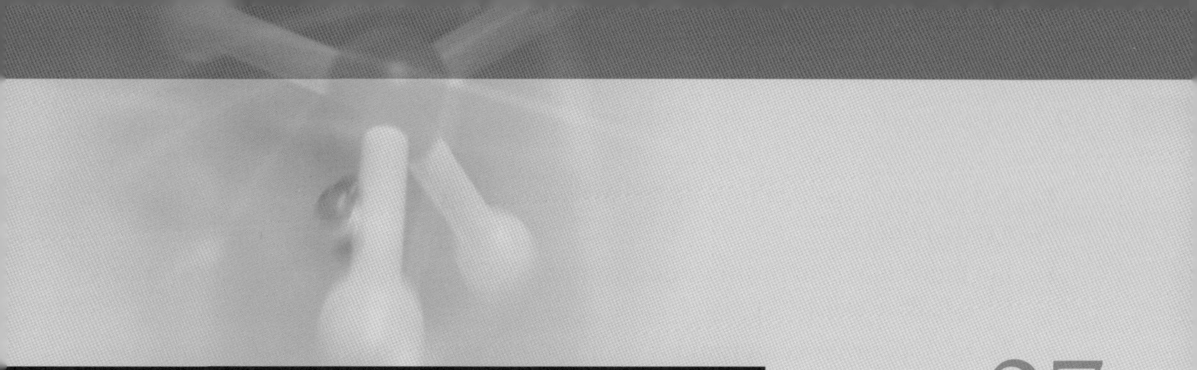

capítulo 27

Vânia Simões Pires

# ANTIRRETROVIRAIS

A terapêutica antirretroviral de combinação, consistindo geralmente de 2 inibidores de transcriptase reversa, análogos do nucleosídeos e um inibidor de protease ou inibidor da transcriptase reversa não análogo do nucleosídeo, revolucionou o tratamento dos pacientes com infecção pelo HIV.

## INIBIDORES DA TRANSCRIPTASE REVERSA (ITR)

Envolvem os análogos aos nucleosídeos, os análogos aos nucleotídeos e os que não são análogos. Impedem o HIV de realizar sua transcrição de RNA para DNA, atuando antes de o HIV ser incorporado ao genoma humano.

## ABACAVIR (ABC)

### Mecanismo de ação

É um análogo do nucleosídeo inibidor da transcriptase reversa.

### Via de administração, eliminação e posologia

Tem boa disponibilidade, boa penetração no SNC, excreção renal, administrado por via oral.

- A dose usual para adultos é de 300 mg a cada 12 horas, e em > 3 meses, 8 mg/kg a cada 12 horas.
- Em indivíduos com *clearance* de creatinina (CC) < 50 ml/min a dose deve ser de 50% da dose usual.
- Estão disponíveis comprimidos com 300 mg e solução oral de 20 mg/ml. Os alimentos não interferem com sua absorção.

### Efeitos colaterais

Reação de hipersensibilidade em 2 a 5% que pode simular quadro de influenza, com ou sem exantema maculopapular.

## DIDANOSINA (ddI)

### Mecanismo de ação

É um análogo do nucleosídeo inibidor da transcriptase reversa.

### Via de administração, eliminação e posologia

- Tem razoável disponibilidade, pobre penetração no SNC, excreção renal, administrado por via oral.
- A dose usual para adultos com 60 kg ou mais é de 400 mg uma vez ao dia ou dividida em duas tomadas. Quando o peso é < 60 kg a dose é de 250 mg e em < 90 dias 50 mg/m$^2$ a cada 12 horas; 1,1-1,4 m$^2$: 100 mg 12/12 horas; 0,8-1 m$^2$: 75 mg 12/12 horas; 0,5-0,7m$^2$: 50 mg 12/12 horas; < 0,5m$^2$: 25 mg 12/12 horas.
- Em indivíduos com CC < 50 ml/min, a dose deve ser de 50% da dose usual, casos de CC < 10 ml/min utilizar 25% da dose uma vez ao dia.
- Estão disponíveis comprimidos tamponados de 25, 100, 200 mg, ou pó para solução oral 10 mg/ml. Outra apresentação é o comprimido de absorção entérica de 250 e 400 mg. Esta última apresentação não precisa ser triturada, no entanto se recomenda ingerir longe da refeição (pelo menos 2 horas), dissolvido com água ou suco de maçã.

### Efeitos colaterais

Pancreatite, neuropatia periférica, diarreia, meteorismo, náuseas, vômitos, despigmentação retiniana e acidose láctica, em especial durante a gravidez.

## ESTAVUDINA (d4T)

### Mecanismo de ação

É um análogo do nucleosídeo inibidor da transcriptase reversa.

### Via de administração, eliminação e posologia

- Tem boa disponibilidade, boa penetração no SNC, excreção renal, administrado por via oral.
- A dose usual para adultos > 60 kg é 40 mg a cada 12 horas; < 30 kg, 30 mg a cada 12 horas; e em crianças 1 mg/kg por dose até 30 kg.
- Em indivíduos com CC < 50 ml/min a dose deve ser de 50% da usual, casos de CC < 10 ml/min utilizar 25% em dose única.
- Estão disponíveis comprimidos de 30 e 40 mg e pó para solução oral 1 mg/ml. O d4T pode ser ingerido com o estômago vazio ou com alimentos com baixo teor de gordura.

### Efeitos colaterais

Hepatotoxicidade, pancreatite, neuropatia periférica, cefaleia, exantema e distúrbios gastrintestinais; lipoatrofia.

## LAMIVUDINA (3 TC)

### Mecanismo de ação

É um análogo do nucleosídeo inibidor da transcriptase reversa.

### Via de administração, excreção e posologia

- Tem boa disponibilidade, boa penetração no SNC, excreção renal, administrada por via oral.
- A dose usual para adultos é de 150 mg a cada 12 horas ou em dose única diária, em recém-nascidos 2 mg/kg a cada 12 horas, criança e adolescentes < 50 kg a dose utilizada deve ser 4 mg/kg a cada 12 horas (até 150 mg de 12/12 horas).
- Possui ação contra o vírus da hepatite B na dose de 100 mg ao dia.
- Em indivíduos com CC < 50 ml/min a dose deve ser de 50% da usual, CC < 10 ml/min 25% da dose usual.
- Estão disponíveis comprimidos para uso por via oral de 150 mg, 300 mg, solução por via oral de 10 mg/ml e associada com AZT. Não há restrição em relação aos alimentos.

### Efeitos colaterais

Muito bem tolerada, são raros os efeitos colaterais (cefaleia, náuseas, diarreia, dor abdominal e insônia). São incomuns neuropatia periférica e parestesia e bastante rara pancreatite.

## ENTRICITABINA (FTC)

### Mecanismo de ação

É um análogo do nucleosídeo inibidor da transcriptase reversa.

### Via de administração, excreção e posologia

- Administrada por via oral, excreção renal.
- A dose usual para adultos é de 200 mg em dose única diária.
- Em indivíduos com insuficiência renal, a dose deve ser ajustada.
- Estão disponíveis cápsulas para uso por via oral de 200 mg. Não há restrição em relação aos alimentos.

### Efeitos colaterais

Cefaleia, náuseas, diarreia, *rash,* hiperpigmentação das regiões palmares e/ou plantares.

## TENOFOVIR (TDF)

### Mecanismo de ação

É um análogo do nucleotídeo inibidor da transcriptase reversa.

### Via de administração, excreção e posologia

- Biodisponibilidade de 25% em jejum e 39% com alimentos gordurosos, administrado por via oral.
- A dose usual para adultos é de 300 mg em dose única diária.
- Estão disponíveis cápsulas para uso por via oral de 300 mg. Sua ingestão é recomendada junto com alimentos.

### Efeitos colaterais

Cefaleia, náuseas, vômitos, diarreia e flatulência. Em roedores, TDF não é teratogênico.

- FTC/TDF – TRUVADA.

## ZALCITABINA (ddC)

### Mecanismo de ação

É um análogo do nucleosídeo inibidor da transcriptase reversa.

### Via de administração, excreção e posologia

- Tem boa disponibilidade, boa penetração no SNC e excreção renal, administrada por via oral. Nos pacientes com DCE < 50 ml/min, a dose deve ser diminuída em 50%.
- A dose usual para adultos é de 0,75 mg a cada 8 horas. Estão disponíveis comprimidos para uso por via oral de 0,75 mg. Os alimentos reduzem sua absorção.
- Seu uso não mais se justifica pela sua grande toxicidade e menor potência.

### Efeitos colaterais

Neuropatia periférica, *rash,* úlceras orais, granulocitopenia, hepatite e pancreatite.

## ZIDOVUDINA (AZT)

### Mecanismo de ação

É um análogo do nucleosídeo inibidor da transcriptase reversa.

### Via de administração, eliminação e posologia

- Tem boa disponibilidade, boa penetração no SNC, excreção renal, administrada por via oral ou intravenosa.
- A dose usual para adultos é de 300 mg a cada 12 horas e em crianças:
  - Prematuros < 34 semanas de gestação – 1,5 mg/kg, VO ou IV, 12/12 h, nas primeiras 2 semanas, e 2 mg/kg, 8/8 h, por mais 4 semanas.
  - Recém-nascidos e crianças < 90 dias – 2 mg/kg, VO, 6/6 h ou 1,5 mg/kg de 6/6 h
  - Crianças – 90-180 mg/m$^2$ de 8/8 h ou 135-270 mg/m$^2$ de 12/12 h.
- Em indivíduos com CC < 50 ml/min a dose deve ser de 50 a 1.005 da dose usual, casos de CC < 10 ml/min utilizar 100 mg a cada 12 horas.
- Estão disponíveis cápsula com 100 mg; a combinação de 300 mg e 150 mg de lamivudina; xarope contendo 10 mg/ml e frasco para uso venoso com 10 mg/ml. O AZT pode ser ingerido com o estômago vazio ou com alimentos com baixo teor de gordura.

### Efeitos colaterais

Anemia, leucopenia, plaquetopenia, hepatotoxicidade, miocardiopatia, miosite, hepatite. Nos primeiros dias podem surgir cefaleia, dificuldade de concentração, insônia, náuseas, coloração das unhas e mucosa e acidose láctica.

## DELAVIRDINA (DLV) – ITRNN

### Mecanismo de ação

É um não análogo do nucleosídeo inibidor da transcriptase reversa.

### Via de administração, eliminação e posologia

- Tem muito boa disponibilidade, não apresenta boa penetração no SNC, excreção renal, administrada por via oral.
- A dose usual para adultos é de 400 mg a cada 12 horas ou 300 mg a cada 8 horas.
- Não necessita de ajuste de dose em pessoas com insuficiência renal.
- Estão disponíveis comprimidos com 100 mg. Os alimentos não interferem com sua absorção.

### Efeitos colaterais

Anemia, náuseas e vômitos, cefaleia e *rash*.

## EFAVIRENZ (EFZ)

### Mecanismo de ação

É um não análogo do nucleosídeo inibidor da transcriptase reversa.

### Via de administração, eliminação e posologia

Tem boa disponibilidade, boa penetração no SNC e placenta, pode ser tóxico para o feto causando malformações.

Excreção renal, não necessita de ajuste de dose em pessoas com insuficiência renal. Deve-se ter cuidado nos casos de insuficiência hepática. Administrado por via oral.

A dose usual para adultos é de 600 mg em dose única e em criança (> 3 anos, solução oral):

- 13 < 15 kg: 270 mg ou 9 ml 1 vez ao dia
- 15 < 20 kg: 300 mg ou 10 ml 1 vez ao dia
- 20 < 25 kg: 360 mg ou 12 ml 1 vez a dia
- 25 < 32,5 kg: 450 mg ou 15 ml 1 vez ao dia
- 32,5 < 40 kg: 510 mg ou 17 ml 1 vez ao dia
- ≥ 40 kg: 720 mg ou 24 ml 1 vez ao dia

Cápsula:

- 13 < 15 a: 200 mg 1 vez ao dia
- 15 < 20 a: 250 mg 1 vez ao dia

- 20 < 25 a: 300 mg 1 vez ao dia
- 25 < 32,5 a: 350 mg 1 vez ao dia
- 32,5 < 40 a: 600 mg 1 vez ao dia

Estão disponíveis comprimidos com 600 mg e solução oral de 30 mg/ml. O EFZ pode ser ingerido com o estômago vazio.

### Efeitos colaterais

*Rash*, tonturas, sensação subjetiva de desligamento, cefaleia, insônia ou sonolência, alteração de conduta e humor.

## ETRAVIRINA (ETV)

É um inibidor da transcriptase reversa não análogo do nucleosídeo (ITRNN) de segunda geração, altamente potente e seletiva contra o HIV selvagem. É capaz de resgatar a falha aos ITRNN de primeira geração. Seu uso no Brasil está associado à avaliação de resistência prévia por meio de genotipagem.

## NEVIRAPINA (NVP)

### Mecanismo de ação

É um não análogo do nucleosídeo inibidor da transcriptase reversa.

### Via de administração, eliminação e posologia

Tem boa disponibilidade, boa penetração no SNC, excreção renal, administrada por via oral. Atravessa a barreira placentária, contudo não é tóxica ao feto.

A dose usual para adultos é de 200 mg a cada 12 horas:

- Recém-nascidos – 5 mg/kg ou 120 $mg/m^2$.
- Crianças – 120-200 $mg/m^2$ de 12/12 h.
- Adolescentes – 200 mg de 12/12 h.
  - Iniciar 14 dias 1 vez ao dia, seguido de 2 vezes ao dia se não apresentar exantema.
  - Estão disponíveis comprimidos com 200 mg e suspensão de 10 mg/ml.
  - A NVP pode ser ingerida com o estômago vazio ou com alimentos.

### Efeitos colaterais

*Rash* e outras reações alérgicas, sedação, necrose hepática fulminante, cefaleia e distúrbios gastrintestinais, síndrome de Stevens-Johnson.

## INIBIDOR DE INTEGRASE DOLUTEGRAVIR (DTG)

Dolutegravir é um fármaco aprovado pela FDA para utilização em ampla população de doentes infectados com HIV. Pode ser usado no tratamento de adultos infectados pelo HIV que nunca tomaram a terapia HIV (virgem de tratamento) e adultos que tomaram previamente terapia HIV infectados pelo HIV (tratamento prévio), incluindo aqueles que foram tratados com outros inibidores da transferência de cadeia da integrase. Está aprovado para crianças com idades entre 12 anos e mais, pesando pelo menos 40 quilogramas (kg), que são virgens de tratamento ou tratamento prévio, mas não tomaram previamente outros inibidores de transferência de cadeia da integrase.

### Efeitos adversos

Efeitos colaterais comuns em ensaios clínicos incluem insônia e dor de cabeça. Os efeitos secundários graves incluem reações alérgicas e alteração da função hepática em pacientes que também estavam infectados com hepatite B ou C. A bula adverte contra elevação média da creatinina sérica de 0,11 mg/dL devido à inibição da secreção tubular de creatinina e não afeta a *taxa de filtração glomerular*.

## RALTEGRAVIR (RAL)

É o primeiro inibidor de integrase, ativo contra o vírus da imunodeficiência humana (HIV-1).

### Mecanismo de ação

Inibe a integrase, enzima responsável pela transferência do filamento do DNA viral do HIV.

### Via de administração, eliminação e posologia

Com relação às alterações do metabolismo, o raltegravir não interfere na adipogênese nem no metabolismo da glicose e de adipócitos. A dose recomendada é de 1 comprimido (400 mg) a cada 12 horas, com ou sem alimentos.

### Efeitos colaterais

Anemia, neutropenia, infarto do miocárdio, palpitações, vertigens, distúrbios intestinais, nefropatia, distúrbios metabólicos, psiquiátricos, entre outros. Recomenda-se, durante o seu uso, não dirigir ou operar máquinas, a atenção ou agilidade pode ser prejudicada.

O raltegravir não induz o C450, portanto pode ser usado por exemplo associado à rifampicina. Estudos recentes conferem segurança do seu uso na gestação e lactação.

## INIBIDOR DE CCR5
## MARAVIROC/VICRIVIROC

É o primeiro inibidor de CCR5 aprovado pelo FDA no EUA e pela Agência de Medicamentos Europeia. Possui excelente atividade anti-HIV e eficácia após 24 semanas, contudo não tem ação sobre a variante X4.

### Mecanismo de ação

Liga-se seletivamente ao receptor de quimiocina humana CCR5, impedindo a entrada do HIV-1 CCR%-trópico nas células.

### Via de administração, eliminação e posologia

Induz o citocromo CYP3A4, portanto devem ser observadas as interações medicamentosas com drogas que utilizam a a mesma via do metabolismo. Deve ser utilizado com cautela nos pacientes com insuficiência renal (Crcl < 80 ml/min). Não há dados de segurança com seu uso na lactação e gravidez. A dose recomendada é 1 comprimido (150, 300 ou 600 mg) a cada 12 horas, dependendo das interações com a terapia antirretroviral e outros medicamentos administrados concomitantemente.

### Efeitos colaterais

Diarreia, náuseas e cefaleia, perda de peso, tontura, parestesia, alteração das aminotransferases, amilase, lipase, gamaglutamiltransferase, *rash*, prurido, astenia e insônia.

## INIBIDOR DE PROTEASE
## AMPRENAVIR (APV)

### Mecanismo de ação

É um inibidor da protease.

### Via de administração, eliminação e posologia

É relativamente bem tolerado, o problema maior está relacionado ao número de comprimidos diários, especialmente quando associado com ritonavir. Administrado por via oral. Não recomendado para menores de 4 anos e gestantes.

A dose usual para adultos é 1.200 mg de 12/12 horas para > 50 kg e em crianças:

- Solução oral
  - > 4 anos e adolescentes < 50 kg – 22,5 mg/kg de 12/12 h ou 15 mg/kg 8/8 h.
- Cápsula
  - 20 mg/kg de 12/12 h ou 15 mg/kg de 8/8 h.

Estão disponíveis comprimidos com 150 mg. A combinação com 100 mg de ritonavir reduz a dose de amprenavir para 600 mg a cada 12 horas.

### Efeitos colaterais

Náuseas, vômitos e diarreia, *rash*, anemia hemolítica (rara) e dislipidemia.

## ATAZANAVIR (ATZ)

### Mecanismo de ação

É um inibidor da protease.

### Via de administração, eliminação e posologia

É relativamente bem tolerado, não tem boa disponibilidade, apresenta melhora quando associado ao ritonavir. Administrado por via oral.

A dose usual para adultos é de 400 mg em dose única ou 300 mg quando associada a 100 mg de RTV.

Estão disponíveis cápsulas com 150 e 200 mg.

### Efeitos colaterais

Icterícia, náuseas e diarreia.

## DARUNAVIR (DRV)

### Mecanismo de ação

É um inibidor da protease.

### Via de administração, eliminação e posologia

É relativamente bem tolerado, não tem boa disponibilidade, apresenta melhora quando associado ao ritonavir. Administrado por via oral.

A dose usual para adultos é de 400 mg em dose única ou 300 mg quando associada a 100 mg de RTV.

Estão disponíveis cápsulas com 150 e 200 mg.

### Efeitos colaterais

Icterícia, náuseas e diarreia.

## FOS - AMPRENAVIR

### Mecanismo de ação

É um inibidor da protease, pró-droga do amprenavir.

### Via de administração, eliminação e posologia

Tem boa disponibilidade. É administrado por via oral.

A dose usual para adultos é de 1.400 mg + 200 mg de RTV a cada 24 horas ou 1.400 + 100 mg de RTV a cada 12 horas. Não há restrições de alimentos. Não necessita de ajuste de dose na insuficiência renal, no entanto deve acontecer na insuficiência hepática.

### Efeitos colaterais

Náuseas, diarreia, *rash*, hiperlipidemia e aumento das aminotransferases.

## INDINAVIR r (IDV/R)

### Mecanismo de ação

É um inibidor da protease.

### Via de administração, eliminação e posologia

Tem boa disponibilidade, excreção biliar, não necessita de ajuste de dose na insuficiência renal. É administrado por via oral.

A dose usual para adultos é de 800 mg de 8/8 horas com o estômago vazio ou associado com 100 mg de RTV, nesse caso de 12/12 horas, com maior tolerância aos alimentos, e em crianças < 0,6 m$^2$ 300 a 400 mg/m$^2$ de 8/8 h; adolescentes 800 mg de 8/8 h.

Estão disponíveis cápsulas com 200 e 400 mg.

### Efeitos colaterais

Nefrolitíase, aumento assintomático de bilirrubina indireta, náuseas, vômitos, diarreia, gosto metálico na boca, mucosas secas, fadiga, insônia, unhas "encravadas", sonolência, trombocitopenia, aumento das aminotransferases, alterações visuais, dislipidemia (triglicérides).

## LOPINAVIR/R (LPV/R)

### Mecanismo de ação

É um inibidor da protease.

### Via de administração, eliminação e posologia

Tem boa disponibilidade. É administrado por via oral ou intravenosa.

A dose usual para adultos é 133,3 mg de 12/12 horas associada a 33,3 mg de RTV e crianças de 6 meses a 12 anos 230 mg LPV/$m^2$ de12/12 h:

- 0,25 $m^2$: 0,7 ml de 12/12 h.
- 0,5 $m^2$: 1,4 ml de 12/12 h.
- 0,75 $m^2$: 2,2 ml de 12/12 h.
- 1 $m^2$: 2,9 ml de 12/12 h.
- 1,25 $m^2$: 3,6 ml de 12/12 h.
- 1,5 $m^2$: 4,3 ml de 12/12 h.
- 1,75 $m^2$: 5 ml de 12/12 h.

Estão disponíveis cápsulas de 133,3/33,3 e solução oral de 80/20 mg/ml.

### Efeitos colaterais

Náuseas, diarreia e dislipidemia (triglicérides).

## NELFINAVIR (NFV)

### Mecanismo de ação

É um inibidor da protease.

### Via de administração, eliminação e posologia

Tem disponibilidade variada, aumentada quando ingerido com o estômago cheio. Não atinge concentração importante no SNC, excreção biliar, não necessita de ajuste de dose na insuficiência renal. É administrado por via oral.

A dose usual para adultos é 1.250 mg de 12/12 horas ou 750 mg a cada 8 horas, em crianças 30 mg/kg de 8/8 h, sempre com alimentos.

Estão disponíveis comprimidos com 250 mg ou pó para suspensão de 50 mg/g.

### Efeitos colaterais

Diarreia, *rash*, dor abdominal e dislipidemia (triglicérides). Pode ser utilizado na gestação.

Atualmente essa medicação teve uso descontinuado.

## SAQUINAVIR (SQV)

### Mecanismo de ação

É um inibidor da protease.

### Via de administração, eliminação e posologia

- Tem boa disponibilidade. É administrado por via oral, tam excreção biliar, não necessita de ajuste de dose na insuficiência renal.
- A dose usual para adultos é de 1.000 mg de 12/12 horas associada a 100 mg de RTV.
- Estão disponíveis cápsulas gelatinosas com 200 mg combinadas.

### Efeitos colaterais

Náuseas, diarreia, dor abdominal, cefaleia e dislipidemia (triglicérides).

## TIPRANAVIR/r (TPV/r)

### Mecanismo de ação

É um inibidor da protease.

### Via de administração, eliminação e posologia

Tem boa disponibilidade. É administrado por via oral.

A dose usual para adultos é de 500 mg de 12/12 horas associada a 100-200 mg de RTV. Estão disponíveis comprimidos com 250 mg de tipranavir combinado com 100 mg de ritonavir.

### Efeitos colaterais

Náuseas, diarreia e dislipidemia (triglicérides).

## INIBIDORES DE FUSÃO

As drogas desta classe interferem com a entrada do HIV em células por inibirem a fusão das membranas viral e celular.

## ENFUVIRTIDE (T20)

### Mecanismo de ação

É um inibidor de fusão.

### Via de administração, eliminação e posologia

- Tem boa disponibilidade. É administrado por via subcutânea.
- A dose usual para adultos é de 90 mg de 12/12 horas e crianças e adolescentes > 6 anos 2 mg/kg por dose.
- Estão disponíveis frascos contendo 108 mg, na concentração de 90 mg/ml.

### Efeitos colaterais

Locais (dor, eritema, equimose, prurido, enduração, nódulos e cistos), reações de hipersensibilidade (febre, *rash*, náuseas, vômitos, calafrios, hipotensão, elevação das aminotransferases, glomerulonefrite e síndrome de Guillain-Barré). Foram descritas ainda plaquetopenia, neutropenia e hiperglicemia.

## MARAVIROC

**Maraviroc** é um fármaco que pertence a uma nova família de antirretrovirais, designada de inibidores do CCR5 (inibidores de citoquinas).

O maraviroc bloqueia a entrada do vírus HIV no linfócito T CD4. Sua principal vantagem é ser ativo contra o vírus resistente às demais classes de antirretrovirais, além de ser mais tolerado e seguro, pois atua fora da célula.

Algumas estirpes do vírus usam o receptor CXCR4, portanto apenas as células com receptores CCR5 são bloqueadas por este composto.

Maraviroc, em associação com outros medicamentos antirretrovirais, é indicado para o tratamento de doentes adultos sujeitos a tratamento prévio, infectados, apenas, pelo HIV-1 com tropismo detectável para o receptor CCR5.

### Toxicidade

Maraviroc é um substrato do *citocromo P450* CYP3A4 e glicoproteína P. A administração concomitante com medicamentos que induzam a CYP3A4 pode diminuir as concentrações de maraviroc e reduzir seus efeitos terapêuticos. Durante seu uso podem ser observados aumento da *bilirrubina*, níveis de AST (aspartato aminotransferase) e ALT (*alanina* aminotransferase), *amilase* e *lipase*.

## ANTICORPO MONOCLONAL

## PALIVIZUMABE

### Mecanismo de ação

Anticorpo monoclonal antivírus sincicial respiratório (VSR). Trata-se de um anticorpo monoclonal murino IgG1 humanizado, dirigido contra um epitopo no sítio antigênico A da proteína de fusão do vírus sincicial respiratório. Compõe-se de sequências de aminoácidos humanos (95%) e murinos (5%), possui duas cadeias pesadas e duas leves, e seu peso molecular é de cerca de 148.000 dáltons. Seu mecanismo de ação se deve à atividade neutralizadora e inibitória da fusão diante de VSR pela união do anticorpo monoclonal a seu receptor viral.

### Via de administração, eliminação e posologia

Indicado na prevenção de infecções do trato respiratório superior provocadas pelo VSR em pacientes pediátricos. Posologia 15mg/kg por via intramuscular (IM), uma vez ao mês, durante os períodos previstos de risco de VSR na comunidade. Se o volume a ser injetado for maior que 1ml, a dose deve ser dividida. No Hemisfério Norte, a estação de VSR inicia-se habitualmente em novembro, estendendo-se até abril. No Sul, compreende de março a setembro. Para evitar o risco de reinfecção, recomenda-de que as crianças sob tratamento com palivizumabe que se infectem com VSR continuem recebendo doses mensais durante toda a estação de VSR.

### Efeitos colaterais

Em cerca de 1% de ambos os grupos de pacientes houve manifestação dos seguintes sintomas: febre, tosse, sibilos, bronquiolite, pneumonia, bronquite, asma, crupe, dispneia, sinusite, apneia, transtornos do crescimento, nervosismo, diarreia, vômitos e gastrenterite, aumento da ALT, disfunção hepática, reação no sítio da injeção, conjuntivite, virose, candidíase bucal, eczema, seborreia, anemia e síndrome gripal. Até o momento não se descreveram interações, nem elas são esperadas em função da natureza da molécula do palivizumabe. Como o anticorpo monoclonal é específico para o VSR, o palivizumabe não interfere na resposta imunológica a vacinas, incluindo vacinas de vírus vivos.

## Contraindicações

Hipersensibilidade ao palivizumabe ou a outros anticorpos com componentes antigênicos murinos.

As recomendações para receber 5 doses de palivizumabe:

- **Prematuridade**
  - Pré-termo em IG $\leq$ 28 semanas e 6 dias, sem DPC, estando com menos de 12 meses de idade no início do período de sazonalidade do SRV.
  - Pré-termo entre 29 semanas e 31 semanas e 6 dias, sem DPC, estando com menos de 6 meses de idade no início do período de sazonalidade do SRV.
- **Doença pulmonar**
  - < 2 anos com DPC que necessitam de tratamento nos 6 meses anteriores ao início do período de sazonalidade.
  - Repetir na segunda estação se ainda estiver em tratamento.
  - Cirurgia com *by-pass*: realizar a dose pré-operatória.

Cardiopatia que não necessitam:

- CIV e CIA sem repercussão hemodinâmica, micardiopatia moderada e as corrigidas totalmente por meio de cirurgia, sem insuficiência cardíaca residual.

**Doença cardíaca**

Em crianças < 2 anos com cardiopatia crônica que:

- Necessitam de tratamento da insuficiência cardíaca.
- Tenham hipertensão pulmonar moderada-grave.
- Com doença cardíaca cianótica.

## NOVAS DROGAS APROVADAS E EM APROVAÇÃO PELA ANVISA PARA O TRATAMENTOS DA HEPATITE C

### RILPIVIRINA

Rilpivirina é um fármaco utilizado no tratamento do HIV. Pertence a uma classe de medicamentos conhecidos como nNRTI *(non-nucleoside reverse transcriptase inhibitor).*

### DACLATASVIR

Daclatasvir (inibidor de NS5A) – 60 mg/dia.

Utilizado para tratamento do VHC.

#### Efeitos colaterais

Anemia, neutropenia, apetite reduzido, insônia, cefaleia, tosse, falta de ar, náuseas, diarreia, prurido, erupções cutâneas, queda de cabelo, artralgia, mialgia, astenia, irritabilidade, fraqueza, febre.

Interação com anticonvulsivantes.

### SIMEPREVIR

Simeprevir (inibidor de protease) – 400 mg/dia.

Utilizado para tratamento do VHC

#### Efeitos colaterais

Fotossensibilidade e exantema.

### SOFOSBOVIR

Sofosbovir (inibidor de NS5B – polimerase) – 150 mg/dia.

Utilizado para tratamento do VHC.

### Efeitos colaterais

- Anemia, insônia, depressão, irritabilidade, artralgia, pele seca.
- Lombalgia, espasmos musculares.
- Interação com anticonvulsivantes.

## REFERÊNCIAS

Diretrizes para o Manejo da Infecção pelo RSV. Can Med Assoc J. 1979;121(9):1193-254.

Oh J, Hegele RA. HIV-associated dyslipidaemia: pathogenesis and treatment. Lancet Infect Dis. 2007;7(12):787-96.

Oldfield V, Keating GM, Plosker G. Enfuvirtide. A rewiew of its use in the management of HIV infection. Drugs. 2005;65(8):1139-60.

Rachid M, Schechter M. Manual de HIV/AIDS. Terapia anti-retroviral. 8ª ed. Rio de Janeiro: Revinter; 2004. p. 42-58.

Sprinz E, Finkelsztejn A, et al. Rotinas em HIV e AIDS. Porto Alegre: Artmed; 1999. p. 55-69.

capítulo 28

Álvaro Machado Neto

# ANTIBIÓTICOS EM PEDIATRIA

Os antibióticos são drogas muito utilizadas na prática pediátrica, tanto em ambiente ambulatorial quanto hospitalar. As doenças febris são muito comuns na infância, sendo sua maioria causada por vírus, principalmente com menos de 5 anos de idade. Um grande exemplo são as infecções de vias aéreas superiores – maiores responsáveis pelos quadros febris na criança – que são causadas em 80% dos casos por agentes virais e motivo mais frequente de uso incorreto de antimicrobianos na criança, na maioria das vezes por insegurança no diagnóstico ou até por pressão exercida pelos familiares.

## COMO DEFINIR QUAL ANTIBIÓTICO UTILIZAR

O uso de antibióticos em Pediatria deve ser baseado em critérios rigorosos, já que seu uso inadequado pode causar efeitos indesejáveis e provocar mudanças no perfil de resistência bacteriana, sobretudo em ambiente hospitalar. Alguns princípios devem ser observados para nortear seu uso adequado:

a) Diagnosticar clinicamente a origem do processo infeccioso.
b) Conhecer dados epidemiológicos com relação à frequência de determinado agente etiológico, por faixas etárias, doenças de base etc.

c) Determinar, sempre que possível, a etiologia por meio de exames bacteriológicos.
d) Reconhecer se a infecção é comunitária ou hospitalar.
e) Conhecer a farmacodinâmica do antibiótico escolhido – via de administração, meia-vida, dose, absorção, metabolismo e excreção.
f) Conhecer seus efeitos adversos e toxicidade.
g) Observar a relação custo/benefício.
h) Conhecer as características do paciente – idade, imunidade, função hepática, renal.
i) Evitar associação de antibióticos, exceto em infecções mais graves e quando houver sinergismo comprovado e sem aumento da sua toxicidade.

A definição do foco infeccioso é de fundamental importância na escolha do antimicrobiano a ser utilizado. O conhecimento de características epidemiológicas relativas à frequência de determinadas bactérias em um ambiente, à sua maior incidência por faixas etárias e sua correlação com certas doenças associadas facilita o raciocínio clínico e o diagnóstico mais provável. Na grande maioria das vezes, a definição da necessidade ou não do uso do antimicrobiano se dá pelo exame clínico cuidadoso. A utilização de exames complementares se faz necessária quando a apresentação clínica deixa dúvidas a respeito da etiologia, sobretudo em crianças de baixa idade. O hemograma, a proteína C-reativa, a velocidade de hemossedimentação (VHS) podem contribuir para a decisão do pediatra pela indicação ou não do uso de antibióticos em Pediatria.

A origem da infecção – se instalada enquanto o paciente estava na comunidade ou internado – é de vital importância, já que na segunda opção as possibilidades etiológicas são diferentes, com ocorrência de germes que apresentam suscetibilidade bacteriana aos antibióticos diferente da dos germes da comunidade. A escolha do antibiótico nesses casos deve ser analisada preferencialmente junto às Comissões de Controle de Infecção Hospitalar de cada unidade nosocomial.

As características farmacodinâmicas das drogas referem-se aos seus mecanismos de ação e efeitos biológicos e fisiológicos. Este conceito reflete a relação entre a droga e o germe e entre a droga e o tecido acometido. Infecções em tecidos pouco irrigados ou em cavidades exigem cuidados especiais. Não se conseguirá sucesso terapêutico em meningite bacteriana usando-se antibióticos que não atravessem a barreira hematoencefálica, por exemplo.

A questão econômica deve ser considerada no momento da prescrição de um antimicrobiano, já que as drogas mais modernas, por incorporar avanços tecnológicos, geralmente têm custo bastante elevado, às vezes incompatível com a realidade do paciente. Às vezes, a interrupção do tratamento de forma precoce ou nem iniciado reflete esta realidade financeira, com prejuízo para o processo de cura do paciente.

Grande número de antibióticos encontra-se hoje disponível, com várias apresentações e nomes comerciais. Este fato, por vezes, dificulta a escolha e é fundamental que o médico esteja familiarizado com o uso destas drogas, o que propiciará indicação mais adequada a cada caso. O que o médico não deve é se limitar às "literaturas" oferecidas pelos representantes de laboratórios que muitas vezes não refletem com precisão científica o real perfil do medicamento propagado. Outro ponto a ser considerado são os "lançamentos" – antibióticos novos, de utilização em fase de experimentação – que ainda não dão segurança necessária para indicação para os pacientes, sobretudo crianças.

Quando indicamos um antimicrobiano para uma criança é fundamental termos em mente as características deste paciente tão especial. Cuidados com a dosagem correta, a observância da meia-vida, da metabolização e da excreção da droga são fundamentais para evitar efeitos indesejáveis no paciente. Observar idade é importante, pois o perfil etiológico é diferente em um lactente ou em uma criança em idade escolar. Em recém-nascidos e prematuros a utilização de antibióticos requer cuidado redobrado na escolha da dose adequada e na avaliação dos possíveis efeitos adversos. Tem-se que lembrar que a ligação do antibiótico às proteínas plasmáticas é menor que no adulto: seu volume extracelular é maior e ocorre imaturidade renal que leva à diminuição da filtração glomerular e da secreção tubular, tornando assim mais difícil a padronização de dosagens nesta faixa etária.

A análise do estado imunológico do paciente é essencial para a estratégia de antibioticoterapia, já que nos imunocomprometidos é necessário cobertura mais ampla no seu espectro de ação e uso de drogas com atuação bactericida. Cabe ainda considerar o paciente com relação às suas funções hepática e renal que, quando presentes, vão limitar a escolha da droga mais adequada.

Certamente o que se vê atualmente em termos do aumento da resistência aos antimicrobianos se deve em grande parte à não observância dos princípios acima listados, principalmente com relação à falta de um diagnóstico correto e do conhecimento da epidemiologia do quadro infeccioso.

# DOSES E INTERVALOS DOS PRINCIPAIS ANTIBIÓTICOS EM PEDIATRIA

▸ Quadro 28.1 Doses e intervalos recomendados de antibióticos em recém-nascidos.

| Droga | Peso ao nascer | < 2.000g | Peso ao nascer | > 2.000g |
|---|---|---|---|---|
| | 0-7 dias de vida | 8-24 dias de vida | 0-7 dias de vida | 8-24 dias de vida |
| Amicacina | 15 a cada 24h | 15 a cada 24h | 20 a cada 24h | 20 a cada 24h |
| Gentamicina | 6 a cada 24h | 5 a cada 24h | 5 a cada 24h | 5 a cada 24h |
| Aztreonam | 30 a cada 12h | 30 a cada 12h | 30 a cada 8h | 30 a cada 6h |
| Cefazolina | 20 a cada 12h | 20 a cada 12h | 20 a cada 12h | 20 a cada 8h |
| Cefotaxima | 50 a cada 12h | 50 a cada 8h | 50 a cada 12h | 50 a cada 8 |
| Ceftazidima | 50 a cada 12h | 50 a cada 8h | 50 a cada 12h | 50 a cada 8h |
| Ceftriaxona | 50 a cada 24h | 50 a cada 12h | 50 a cada 24h | 75 a cada 24h |
| Cloranfenicol | 2,5 a cada 6h | 2,5 a cada 6h | 5 a cada 6h | 12,5 a cada 6h |
| Clindamicina | 5-7,5 a cada 12h | 5-7,5 a cada 8h | 5-7,5 a cada 8h | 5-7,5 a cada 6h |
| Eritromicina | 10 a cada 12h | 10 a cada 8h | 10 a cada 12h | 13 a cada 8h |
| Metronidazol | 15 a cada 12h | 7,5 a cada 12h | 7,5 a cada 12h | 15 a cada 12h |
| Ampicilina | 50 a cada 12h | 50 a cada 8h | 50 a cada 8h | 50 a cada 8h |
| Oxacilina | 50 a cada 12h | 50 a cada 8h | 50 a cada 8h | 50 a cada 6h |
| Penicilina G | 50milU a cada 12h | 75milU a cada 8h | 50milU a cada 8h | 50milU a cada 6h |
| Rifampicina | | | 10 a cada 24h | 20 a cada 24h |
| Vancomicina | 10 a cada 12h | 10 a cada 12h | 10 a cada 8h | 15 a cada 8h |

*As doses estão representadas em mg/kg/dose ou em unidades/kg/dose e os intervalos em horas.

Adaptado de The Stanford Guide to Antimicrobial Therapy, 1998.

▸ Quadro 28.2 Doses e intervalos dos principais antibióticos fora do período neonatal.

| | | | |
|---|---|---|---|
| Amoxicilina | 40-50mg/kg/d 8-12h | Cefotaxima | 50-200mg/kg/d 6h |
| Ampicilina | 50-100mg/kg/d 6h | Ceftriaxona | 50-100mg/kg/d 12-24h |
| Oxacilina | 50-100mg/kg/d 6h | Aztreonam | 75-100mg/kg/d 6h |
| Penicilina cristalina | 25-40milU/kg/d 4h | Imipenem | 60-100mg/kg/d 6h |
| Penicilina procaína | 25-50milU/kg/d 12h | Merapenem | 40-80mg/kg/d 6h |
| Penicilina benzatina | 50milU/kg d. única | Vancomicina | 40mg/kg/d 6h |
| Amoxicilina/Clavulanato | 40-50mg/kg/d da amoxicilina 8-12h | Sulfametoxazol-trimetroprima | 40mg/kg/d da sulfa 12h |
| Cefadroxil | 30mg/kd/d 12h | Amicacina | 15mg/kg/d 12h |
| Cefalexina | 50-100mg/kg/d 6h | Gentamicina | 5-7,5mg/kg/d 8h |
| Cefazolina | 50-100mg/kg/d 6-8h | Tobramicina | 3-6mg/kg/d 8h |
| Cefalotina | 75-150mg/kg/d 4-6h | Cloranfenicol | 50-100mg/kg/d 6h |
| Cefaclor | 25-50mg/kg/d 8h | Eritromicina | 30-50mg/kg/d 6h |
| Acetil cefuroxima | 75-100mg/kg/d 8h | Claritromicina | 15mg/kg/d 12h |
| Cefprozil | 30mg/kg/d 12h | Azitromicina | 10mg/kg/d 24h |
| Cefoperazona | 50-200mg/kg/d 12h | Clindamicina | 10-30mg/kg/d 6-8h |
| Ceftazidima | 100-150mg/kg/d 8h | Metronidazol | 30mg/kg/d 6h |

*Dosagem em mg/kg/dia e intervalos entre doses em horas (h).

## USO PROFILÁTICO DE ANTIBIÓTICOS EM PEDIATRIA

São relativamente poucas as situações em que o uso profilático de antibióticos tem - se mostrado eficaz na clínica pediátrica. A indicação do uso da profilaxia antimicrobiana deve ser criteriosa, já que pode implicar alguns riscos, como a seleção de microbiota resistente, aparecimento de superinfecção, efeitos adversos e custos desnecessários.

Consiste no uso de um ou mais antibióticos para prevenir a infecção ou doença por um ou mais agentes antes da exposição ou inoculação do microrganismo.

A escolha do antibiótico deve seguir alguns requisitos: este precisa estar presente em concentrações inibitórias adequadas durante o período da exposição; o espectro de ação da droga deve atingir somente a micobiota previsível; o período de utilização deve corresponder ao tempo da exposição e finalmente a utilização deve ter embasamento científico e não estar apenas na dependência de experiências pessoais.

Em algumas situações clínicas os antibióticos profiláticos têm indicações:

- **Febre reumática**: profilaxia secundária – pacientes com histórico documentado de febre reumática aguda – incluindo episódio isolado de coreia de Sydenham – e os pacientes com cardite reumática. A droga de escolha é a penicilina benzatina a cada 21 dias.
- **Endocardite bacteriana**: embora se trate de doença de baixa frequência em Pediatria, em algumas condições cardíacas prévias – prótese valvular, endocardite prévia, doença congênita cianótica, outras malformações cardíacas acianóticas e disfunções valvulares adquiridas associadas a procedimentos de risco – esta frequência pode ser elevada. Nos procedimentos dental, oral, do trato respiratório ou esôfago, a droga mais utilizada é a amoxicilina, 1 hora antes do procedimento. Nos casos de procedimentos dos tratos gastrintestinal (excluindo esôfago) e urinário, usa-se a ampicilina (50 mg/kg, IM ou IV) associada à gentamicina (1,5 mg/kg IM), 30 minutos antes do procedimento.
- **Tuberculose**: está recomendada em crianças com menos de 5 anos, comunicantes de bacilíferos, não vacinadas com BCG, reatores ao PPD e assintomáticos; em recém-nascidos coabitantes de foco bacilífero; imunodeprimidos comunicantes intradomiciliares de bacilíferos e pacientes soropositivos para o HIV, comunicantes domiciliares ou reatores ao PPD assintomáticos. A droga utilizada é a isoniazida na dose de 10 mg/kg/dia, durante seis meses.
- **Doença meningocócica e doença invasiva pelo *Haemophilus influenzae* tipo B**: a indicação deve limitar-se às pessoas que têm contato íntimo e prolongado com o caso-índice (dorme e come no mesmo ambiente, moram na mesma casa, instituições fechadas como creches, orfanatos). A droga de escolha é a rifampicina na dose de 10 mg/kg/dose, de 12 em 12 horas, durante dois dias (doença meningocócica) e quatro dias (doença invasiva pelo HiB).
- **Otite média recorrente**: os pacientes com otite média recorrente, definida como igual ou mais que três episódios de otite média aguda em seis meses, ou igual ou mais que quatro episódios em 12 meses, beneficiam-se com o uso profilático de antibióticos no controle destas infecções. Usa-se amoxicilina na dose de 20 mg/kg, dose única diária, nos meses mais frios do ano.
- **Infecção no trato urinário**: as crianças com menos de 5 anos, com infecções urinárias de repetição – no mínimo três episódios por ano e/ou refluxo vesicoureteral grau III ou IV–, beneficiam-se do uso da nitrofurantoína (2 mg/kg) ou sulfametoxazol-trimetoprima (10 mg/kg da sulfa), em dose única noturna.
- **Outras situações**: a profilaxia com antibióticos pode ter também suas indicações em alguns tipos de cirurgias, em contactantes de pacientes com coqueluche, pós-mordeduras de animais, nos asplênicos e nos imunodeprimidos.

## REFERÊNCIAS

American Academy of Pediatrics. Antimicrobial prophylaxis. In: Peter G (ed). 2000 Red Book: Report of the Committee on Infectious Diseases. 25ª ed. Elk Grove Village; 2000.

Arnold SR, Bush AJ. Decline in inappropriate antibiotic use over a decade by pediatricians in a Tennessee community. Ambul Pediatr. 2006;6(4):225-9.

Ashe D, Patrick PA, Stempel MM, Shi Q, Brand DA. Educational posters to reduce antibiotic use. J Pediatr Health Car. 2006;20(3):192-7.

Bowlware KL, Stull T. Antibacterial agents in pediatrics. Infect Dis Clin North Am. 2004;18(3):513-31.

Farhat CK, Carvalho ES, Carvalho LHFR, Succi RCM. Infectologia Pediátrica. 2ª ed. São Paulo: Atheneu; 1999.

Gilbert DN, Moellering RC Jr, Sande MA. The Sanford Guide to Antimicrobial Therapy. 1998.

Marques SR. Uso profilático de antimicrobianos. In: Curso de Antimicrobianos na Prática Pediátrica. Fasc 10. Pronap. Sociedade Brasileira de Pediatria; 2003.

Pong AL, Bradley JS. Guidelines for the selection of antibacterial therapy in children. Pediat Clin North Am. 2005;52(3):869-94.

Silva P. Farmacologia. 6ª ed. Rio de Janeiro: Guanabara Koogan; 2002.

Sakane PT, Souza Marques HH. Antibióticos em pediatria. In: Marcondes E, et al. Pediatria Básica Tomo II. 9ª ed. São Paulo: Sarvier; 2003.

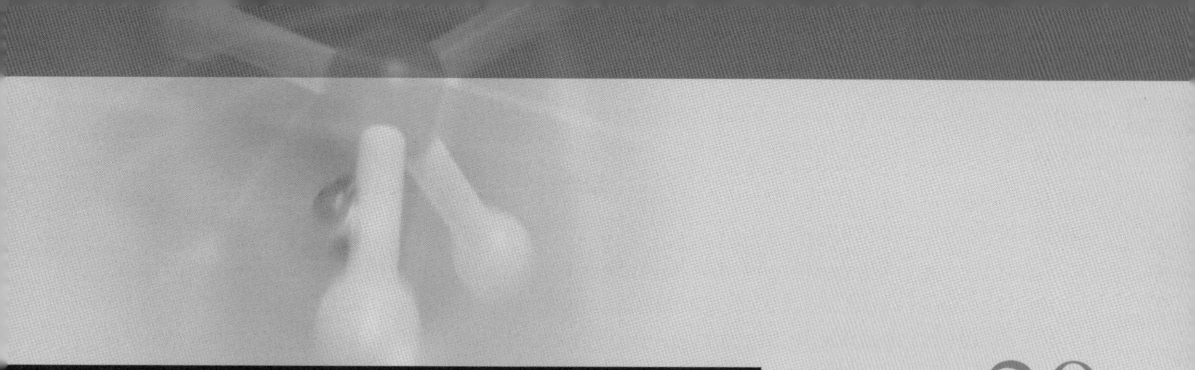

capítulo 29

José Humberto Belmino Chaves

# ANTIBIÓTICOS NO CICLO GRAVÍDICO-PUERPERAL

Um novo olhar faz-se necessário para entender o que representa o uso de antibióticos durante o ciclo gravídico-puerperal, como também, no seu entorno, com as possíveis repercussões na pré-concepção e no puerpério.

A palavra antibiótico origina-se do grego *anti* (contra) + *bios* (vida), ao pé da letra: contra a vida ou que produz a morte. Trata-se de uma substância capaz de inibir o crescimento das bactérias, a qual foi inicialmente formulada com o nome de penicilina, por obra de Alexander Fleming, em 1928[1].

O termo antibiótico tem sido utilizado de modo mais restrito para indicar substâncias que atingem bactérias, embora possa ser utilizado em sentido mais amplo contra outros parasitas (protozoários, fungos ou helmintos). Ele pode ser bactericida quando tem efeito letal sobre a bactéria ou bacteriostático se interrompe sua reprodução ou inibe seu metabolismo.

Os estudos epidemiológicos mostram que mais de 90% das mulheres utilizam algum medicamento com ou sem prescrição durante a gestação. Excluindo-se as vitaminas, estima-se que em 25 a 50% das gravidezes seja utilizado algum medicamento[1]. Sabemos que o uso de medicamentos e outras substâncias no período pré-concepcional, durante a gravidez ou amamentação, é um evento extremamente frequente. Sem esquecer também que metade das gestações não é planejada[3].

Ainda hoje, a identificação dos teratógenos para o homem é realizada principalmente pela observação inicial de clínicos atentos, na prática médica diária, por meio de relatos de caso. Observa-se que a comunidade científica faz inúmeras ressalvas quanto a esse modelo. Nomeadamente, o antiemético bendectina (doxilamina com piridoxina) foi uma droga falsamente incriminada como teratogênica por relatos de caso, demonstrando-se posteriormente, por estudos epidemiológicos, que era segura. Obviamente, essa metodologia traz consigo uma série de incertezas[4].

A antiga crença de que a placenta funcionava como barreira que protegia o feto dos efeitos adversos dos medicamentos ou de qualquer outro agente agressor já caiu por terra. No momento, o que a literatura tem reafirmado é que qualquer medicamento ou substância química administrada à mãe é capaz de atravessar a placenta em alguma quantidade, a menos que seja destruído ou alterado durante a passagem. Além do mais, têm-se que levar em consideração a interação medicamentosa, como se observa com os antiácidos que diminuem a absorção de alguns antibioticos; com os antibióticos que potencializam o efeito dos anticoagulantes e antirreumáticos, bem como da vitamina C, que aumenta a eficácia de certos antibióticos[5].

O século XX trouxe grandes contribuições tecnológicas e farmacológicas para a assistência à saúde da mãe e do recém-nascido. Desde então, não apenas os aspectos teratogênicos determinados por medicamentos prevalecem. Diferentemente, o século atual será marcado pelos grandes dilemas éticos que perpassam o determinismo dos supostos benefícios que obtemos com o uso irracional de medicamentos.

Embora diversos estudos foquem somente em estatísticas na gênese das dismorfoses, o binômio fármacos e gravidez, na incidência da teratogênese, transcende a mais remota prevalência. Porém, parece inevitável que o farmacêutico que o modifica, o médico que o prescreve e o enfermeiro que o administra tenham balizadas sobremaneira as possíveis repercussões que essa administração medicamentosa possa alcançar.

## FISIOLOGIA E FARMACOLOGIA NA GESTAÇÃO

As modificações do organismo materno durante a gestação promovem alterações fisiológicas, tais como retardo de esvaziamento gástrico, diminuição de motilidade intestinal, aumento da volemia, débito cardíaco e fluxo plasmático renal, diminuição relativa das proteínas plasmáticas, alterações de metabolismo hepático, aumento de diurese, alterações estas que modificam a disposição farmacocinética dos medicamentos[6].

Isso pode determinar alterações em intensidade e duração de efeito de fármacos, condicionando reajustes de doses e intervalos entre administrações. Também, monitorizando níveis séricos dos fármacos, verifica-se que as concentrações plasmáticas geradoras de efeitos terapêuticos ou tóxicos podem estar modificadas[6].

Um erro de aferição nos níveis séricos usados para monitorizar a terapêutica medicamentosa pode decorrer de diminuição das concentrações totais das drogas devido à menor fração ligada a proteínas e ao maior volume circulante.

As modificações digestivas não alteram significativamente a absorção de antibióticos. Já a distribuição pode aumentar, devido a acréscimos em volume plasmático, água corporal e débito cardíaco. Isso pode exigir maiores doses de ataque. A diminuição relativa das proteínas plasmáticas aumenta a fração livre dos fármacos, com consequente intensificação de efeito e possível diminuição de sua duração. A biotransformação de fármacos na grávida é pouco conhecida. A depuração renal é maior pelo aumento de fluxo plasmático renal e filtração glomerular, obrigando a ajustes nos intervalos entre as administrações[5].

Mesmo com todos os cuidados de prescrição, alguns antibióticos assumem, por modificações metabólicas, efeitos específicos na gravidez, por exemplo a hepatotoxicidade de tetraciclinas[4,5].

Medicamentos administrados à mãe chegam ao feto através da placenta. Na dependência de características físico-químicas do fármaco (lipossolubilidade, coeficiente de partição e peso molecular) e de suas concentrações plasmáticas na gestante, bem como de condições placentárias (espessura, superfície, integridade e permeabilidade da membrana absortiva, fluxo sanguíneo uteroplacentário, idade gestacional), haverá passagem placentária por difusão simples ou facilitada, transporte ativo, fagocitose e pinocitose, já ocorrendo a partir da terceira semana embrionária[6].

Em estudos de perfusão, o transporte placentário de drogas ocorre por difusão simples, mas vários outros sistemas de transporte foram encontrados, principalmente para fármacos relacionados estruturalmente a compostos endógenos[7]. A eficiência do transporte faz com que se estabeleça rapidamente o equilíbrio entre níveis de fármacos nas circulações materna e fetal.

A placenta é órgão ativo, apta a metabolizar fármacos, na dependência de idade gestacional e irrigação sanguínea placentária. É portadora de sistemas enzimáticos capazes de realizar os processos clássicos de biotransformação: oxidação, redução, hidrólise e conjugação[6,7].

O metabolismo placentário pode ser alterado por hipóxia e administração de estrógenos, corticosteroides, adrenalina e cocaína, entre outros fármacos[7]. Isso pode afetar a vitalidade fetal, já que é dependente da placenta.

## CRITÉRIOS PARA ADMNISTRAÇÃO DE ANTIBIÓTICOS

A avaliação de risco para o homem dos efeitos tóxicos sobre o desenvolvimento intrauterino envolve três etapas: 1. a condução de estudos em animais e, se possível, no homem; 2. a avaliação dos dados obtidos nesses estudos; e 3. o uso desses dados na avaliação de risco para a reprodução humana. Dessa forma, fica claro porque é uma tarefa complexa e de difícil interpretação comprovar a teratogenicidade ou a segurança de muitos fármacos[8].

A base para a aplicação de fatores de segurança vem sendo considerada diferentemente por vários autores[9]. Porém, em geral, a forma mais aceita para essa determinação leva em consideração a seguinte relação: considera-se a menor dose na qual não foram observados efeitos adversos na prole, na ausência de efeitos tóxicos maternos (NOAEL, *Non Observed Adverse Effect Level*) para a espécie animal mais sensível à substância, e divide-se por um fator 10, considerando-se as variações existentes entre a espécie testada e o homem. Uma segunda divisão por 10 é usada devido à diferença de sensibilidade apresentada pelos indivíduos de uma mesma espécie (no caso o homem). Fatores de incerteza adicionais podem ser aplicados, conforme a gravidade dos efeitos tóxicos observada nos dados disponíveis.

Portanto, na avaliação do risco de substâncias químicas, deve-se, além de analisar os resultados obtidos em animais, classificá-las quanto à sua periculosidade, proceder a uma análise competente dos dados disponíveis que permita estabelecer, com segurança, os níveis de exposição permitidos para a espécie humana.

Tentando se aproximar de um modelo para melhor avaliação do risco diante da utilização de medicamentos, o *Food and Drug Administration*[10] disponibiliza categorias para a interpretação da ação dos fármacos, descritos no quadro 29.1. Ressalte-se que medicamentos classificados como categoria D são contraindicados na gravidez, e seu uso só é aceito em situações extremas, quando a infecção é de alto risco para o feto e não há drogas mais seguras disponíveis. Em situações normais, não é aceitável a prescrição de um antibiótico da categoria D para grávidas. Os medicamentos classificados como categoria X são aqueles que comprovadamente provocam malformações e em nenhuma situação sua prescrição é aceita.

▸ Quadro 29.1 Classificação das substâncias químicas de acordo com seu pontencial teratogênico.

| Categoria | Descrição |
|---|---|
| A | **Estudos controlados em mulheres não demonstraram risco para o feto no primeiro ou demais trimestres.** A possibilidade de danos é remota |
| B | **Sem evidência de risco humano.** Estudos de reprodução animal não demonstraram risco fetal, mas não há estudos controlados no ser humano; ou estudos em reprodução animal demonstraram efeitos adversos que não foram confirmados em estudos controlados no ser humano nos vários trimestres. |
| C | **O risco não pode ser afastado.** Relatos em animais revelaram efeitos adversos no feto. Não há estudos controlados em mulheres ou em animais. As drogas podem ser ministradas somente se o benefício justificar o potencial teratogênico. |
| D | **Há evidência positiva de risco fetal humano.** Entretanto, os benefícios do uso em gestantes podem ser aceitáveis. |
| X | **O fármaco está contraindicado durante a gestação e em mulheres que pretendam engravidar.** Estudos em animais ou seres humanos revelaram efeitos deletérios sobre o concepto que ultrapassam os benefícios. |

Segundo o FDA (*Food and Drug Administration* – EUA). Adaptado de Kelsey, 1982[10].

## TERATÓGENOS: MEDICAÇÕES E TOMADAS DE DECISÃO

O fato de a mulher ter feito uso de medicamento sabidamente teratogênico não significa que necessariamente o feto será acometido. O risco de anomalias pela exposição intraútero aos teratógenos é bastante variável. As principais substâncias químicas consideradas teratogênicas com risco significativo em humanos estão listadas nos quadros 29.2, 29.3 e 29.4.

▸ Quadro 29.2 Classificação dos fármacos, de acordo com o efeito e o risco pela FDA[10].

| Medicação | Efeito | Classificação |
|---|---|---|
| Andrógenos: danazol | Virilização da genitália externa feminina | X |
| Anticonvulsivantes: ácido valproico, carbamazepina, fenitoína | Fendas orais<br>Depressão do SNC no período neonatal | D |
| Antidepressivos: paroxetina | Síndrome do ácido valproico: fácies característico, anormalidades de membros, disfunção de SNC, anomalias maiores e menores<br>Síndrome da carbamazepina: dismorfismos faciais, atraso de desenvolvimento, espinha bífida, hipoplasia de falange distal e unha<br>Síndrome da fenitoína: defeitos cardíacos e fenda palatina | D |
| Antimicrobianos: estreptomicina e canamicina | Ototoxicidade | D |
| Tetraciclinas | Hipospadia, hérnia inguinal, hipoplasia de membros, anomalia da decídua dos dentes | D |

Além dessas, há grande número de substâncias cujo potencial teratogênico ainda é desconhecido e, portanto, é fundamental a informação correta sobre os estudos disponíveis, antes de se prescrever qualquer medicação a uma gestante. Saliente-se, também, que alguns medicamentos, embora sabidamente teratogênicos na espécie humana, são classificados como categoria D, pois, eventualmente, sua utilização na gestação é imprescindível. Exemplos mais comuns são os antitireoidianos, anticonvulsivantes e os quimioterapicos[11].

A busca por uma prescrição segura fez com que inúmeros países da Europa e América do Norte desenvolvessem serviços especializados em dar esse tipo de informação a médicos e pacientes em geral. Atualmente no Brasil existe uma rede nacional, denominada Sistema Nacional de Informações sobre AgentesTeratogênicos (SIAT), que funciona em algumas capitais[12].

▸ Quadro 29.3 Classificação dos fármacos, de acordo com o efeito e o risco pela FDA[10].

| Medicação | Efeito | Classificação |
|---|---|---|
| Antineoplásicos (ciclofosfamida e metotrexato) | Síndrome da ciclofosfamida: RCIU, microcefalia, sindactilia e hipoplasia de dedos<br>Síndrome do metrotrexato: anormalidades craniofaciais, esqueléticas, cardiopulmonar e gastrintestinais e atraso do desenvolvimento | D<br>X (metrotexato) |
| Bloqueadores do receptor da angiotensina: losartana | Mesmos riscos dos IECAS | D |
| Carbimazol | Mesmos riscos do metimazol | D |
| Contraceptivos orais | Malformações múltiplas: vertebrais, anal, cardíacas, traqueoesofágica, renal e membros | D |
| Dietilestilbestrol | Adenose vaginal, adenocarcinoma de células claras da vagina e cérvix, septos vaginais (transverso e longitudinal), defeitos uterinos estruturais, infertilidades masculina e feminina | X |

RCIU = restrição do crescimento intrauterino.

▸ Quadro 29.4 Classificação dos fármacos, de acordo com o efeito e o risco pela FDA[10].

| Medicação | Efeito | Classificação |
|---|---|---|
| Estatinas: sinvastatina, pravastatina, fluvastatina, lovastatina | Anomalias múltiplas | X |
| Inibidores da enzima conversora da angiotensina: captopril, enalapril | Malformações cardiovasculares: defeito de septo atrial, estenose pulmonar, defeitos ventricular e atrial; malformações de SNC: microcefalia, anomalias oculares, espinha bífida, coloboma; disgenesia renal; insuficiência renal neonatal | D |
| Iodo radiativo | Disfunção da tireoide | X |
| Lítio | Malformações cardíacas, incluindo anomalia de Ebstein e arritmia cardíaca; hipoglicemia; hipotonia | D |
| Metimazol | Aplasia da cútis; atresia de esôfago; atresia de coanas | D |

(*Continua*)

▸ Quadro 29.4 Classificação dos fármacos, de acordo com o efeito e o risco pela FDA[10]. (*Continuação*)

| Medicação | Efeito | Classificação |
|---|---|---|
| Misoprostol | Defeitos do crânio; paralisia de nervos cranianos; malformações faciais; defeitos de membros | X |
| Penicilamina | Cútis laxa; hidrocefalia; defeito de septo ventricular; fendas faciais | D |
| Retinoides: isotretinoína, estretinato | Malformações múltiplas: SNC, cardiovascular, endócrina; retardo mental | X |
| Ribavarina | Perda fetal | X |
| Talidomida | Defeitos de redução de membros; defeitos de orelha; anomalias cardíacas | X |
| Warfarina | Síndrome warfarínica: hipoplasia nasal, microftalmia, hipoplasia de extremidades, RCIU, cardiopatia, escoliose, surdez e retardo mental; agenesia do corpo caloso; malformação de Dandy-Walker; atrofia óptica; disfunção neurológica | D |

## ANTIBIÓTICOS NA GESTAÇÃO

São muito prescritos por obstetras, porém seu uso durante a gestação deve ser muito cauteloso devido às possíveis interações com o feto em desenvolvimento. O tratamento com antibióticos durante a gravidez é uma fonte potencial de problemas, seus efeitos estão discriminados, quanto às categorias propostas pelo FDA[10], no quadro 29.5.

As tetraciclinas atravessam a placenta e acumulam-se nos ossos e nos dentes do feto, onde se combinam com o cálcio. Como resultado, o crescimento ósseo é retardado, os dentes do recém-nascido podem tornar-se definitivamente amarelos e o esmalte dentário pode ser mole e anormalmente suscetível às cáries. O risco de anomalias dentárias é mais elevado desde o meio até ao fim da gravidez. Como existem vários antibióticos alternativos que não implicam nenhum risco, durante a gravidez evitar as tetraciclinas[13].

A administração de antibióticos como a estreptomicina ou a canamicina durante a gravidez pode lesar a orelha interna do feto e até provocar surdez[13].

O cloranfenicol não danifica o feto, mas provoca grave doença no recém-nascido, conhecida como síndrome do bebê cinzento. O ciprofloxacino não deve ser tomado durante a gravidez porque foi provado que nos animais provoca anomalias nas articulações. Diferentemente, as penicilinas parecem ser inócuas[14].

▸ Quadro 29.5 Classificação dos antibióticos, de acordo com a categoria pelo FDA[10].

| Fármaco | Categorias pelo FDA |
|---|---|
| Penicilinas | A |
| Amoxicilina | A |
| Ampicilina | A |
| Penicilina G (benzilpenicilina) | A |
| Penicilina V (fenoximetilpenicilina) | A |
| Cefalosporinas de primeira geração | A |
| Cefalosporinas de segunda geração | A |
| Cefalosporinas de terceira geração | A |
| Cefalosporinas de quarta geração | A |
| Imipenem | B |
| Inibidores da betalactamase **(ácido clavulânico)** | A |
| Ampicilina + **ácido clavulânico** | B |
| Aminoglicosídeos | D |
| Fluoroquinolonas (**norfloxacino**) | X |
| Fluoroquinolonas (**ciprofloxacino**) | X |
| Macrolídeos (**roxitromicina**) | A |
| Macrolídeos (**azitromicina**) | A |
| Macrolídeos (**claritromicina**) | A |
| Sulfonamidas | B |
| Trimetoprima | B |
| Lincosaminas (**lincomicina**) | A |
| Lincosaminas (**clindamicina**) | A |
| Tetraciclinas | X |
| Metronidazol | D |
| Tinidazol | D |
| Nitrofurantoína | B/X |

A maioria dos antibióticos com sulfonamida, administrados no final da gravidez, pode fazer com que o recém-nascido adquira icterícia, que pode provocar lesão cerebral. No entanto, existe um antibiótico com sulfonamida, a sulfassalazina, que muito raramente provoca este problema[14].

Entre os vários fármacos com conceito de antibióticos, os betalactâmicos apresentam-se como uns dos mais estudados. Dividem-se em quatro grandes classes: penicilinas, cefalosporinas, carbapenêmicos e monobactâmicos. Além disso, poderíamos citar os inibidores das bectalactamases, usados em conjunto com os betalactâmicos[13,14]. O que deve ser considerado é que o uso de antibióticos do grupo das penicilinas e cefalosporinas podem ser seguramente prescritos na gestação.

## PENICILINAS

Ainda são consideradas uma das mais eficientes e seguras classes de antimicrobianos na gestação. Não há relatos de teratogenicidade com esses fármacos. Todas as penicilinas atravessam rapidamente a placenta e alcançam a circulação fetal e líquido amniótico[15].

As indicações primárias para a terapia com penicilina são infecções por estreptococos aeróbios (exceto enterococos), pneumococos, *Neisseria gonorrohoeae* não produtora de penicilinase, estafilococo não produtor de penicilinase e *Bacterioides fragilis*[16].

### Amoxicilina e ampicilina

Os níveis plasmáticos de ampicilina são significativamente mais baixos na grávida quando comparados com a não grávida. Apesar de haver relato de alta prevalência de fenda palatina nos recém-nascidos de mulheres que receberam ampicilina durante o segundo e o terceiro meses da gestação (*odds ratio*, OR 4,2; IC 95% 1,4-16,3)[18]. Diferentemente quando associada amoxicilina aos inibidores das bectalactamases (ácido clavulânico) que promovem mudança de categoria segundo o FDA[10], ou seja, do risco A para B. Estudos em humanos não foram capazes de relacionar nenhuma das duas drogas com efeitos teratogênicos quando utilizadas isoladamente[17].

### Penicilina G (benzilpenicilina) e penicilina V (fenoximetilpenicilina)

Seu uso durante todos os períodos da gestação é considerado seguro[19].

### Outras penicilinas

Praticamente não existem estudos com outros representantes do grupo. Foram pesquisadas oxacilina, cloxacilina, ticarcilina, piperacilina e dicloxacilina. Os poucos dados encontrados não são conclusivos ou não podem ser considerados pela pequena amostra estudada[18].

## CEFALOSPORINAS

São subdivididas por geração e possuem mecanismo de ação muito semelhante ao das penicilinas, consequentemente não há conhecimento algum nem suspeita de efeitos teratogênicos. São frequentemente utilizadas no tratamento de infecções do trato urinário na gestação e na antibioticoprofilaxia periparto[19].

### Cefalosporinas de primeira geração

As consideradas mais importantes são: cefazolina, cefalotina e cefalexina. São consideradas seguras durante a gestação[19].

### Cefalosporinas de segunda geração

Não há evidências científicas que assegurem seu uso durante a gestação[19].

### Cefalosporinas de terceira geração

Os principais representantes são ceftriaxona, cefixima, cefotaxima e ceftazidima. Estudos não foram encontrados com evidências de malformações fetais[19].

### Cefalosporinas de quarta geração

Cefepima é o único representante do grupo, podendo ser usada em qualquer período gestacional[19].

## CARBAPENÊMICOS

O representante mais conhecido e estudado é o imipenem[1,7]. Não existem trabalhos que avaliem o uso de imipenem no primeiro trimestre. Entretanto, há estudos que sugerem que o uso de imipenem durante o período perinatal seja seguro e efetivo, podendo ser uma alternativa para o tratamento de gestantes com ruptura de membranas[14, 15].

## INIBIDORES DA BETALACTAMASE

O ácido clavulânico é o mais bem estudado representante do grupo. Em diversos estudos consultados não foi demonstrado aparecimento de efeitos adversos fetais ou no recém-nascido[19]. Diferentemente quando associada amoxicilina, promovem mudança de categoria segundo o FDA[10].

## AMINOGLICOSÍDEOS

Os principais representantes do grupo são a gentamicina, amicacina, estreptomicina e tobramicina, Quando comparados aos betalactâmicos, são drogas relativamente tóxicas. Seus principais efeitos adversos são ototoxicidade e nefrotoxicidade, sendo ambos dose-dependentes[20].

Os níveis séricos de gentamicina são mais baixos nas grávidas. A estreptomicina é capaz de produzir lesão no oitavo par craniano, mas efeito semelhante não foi observado com o uso de tobramicina, gentamicina ou amicacina. De modo geral, os aminoglicosídeos devem ser evitados na gestação, pelo risco teórico de ototoxicidade e nefrotoxicidade fetal. No entanto, esta precaução não impede o uso dessas drogas quando indicado para infecções graves[18].

Quando se utiliza aminoglicosídeo, a função renal da paciente deve ser monitorada.

## FLUOROQUINOLONAS OU QUINOLONAS

Os representantes mais conhecidos no Brasil são: norfloxacino, ciprofloxacino, ofloxacino, enoxacino, lomefloxacino e pefloxacino. Ainda não existem dados suficientes para garantir a segurança das quinolonas durante a gravidez. O mecanismo de ação das quinolonas é a inibição da DNA-girase bacteriana, dificultando seu metabolismo do DNA. Como existem similaridades entre DNA das bactérias e dos mamíferos, seu uso durante a gravidez só deve ser recomendado em casos de infecções por microrganismos resistentes a outros antimicrobianos mais seguros e estudados[19].

### Norfloxacino e ciprofloxacino

O ciprofloxacino e o norfloxacino são evitados na gestação porque os estudos em animais mostraram que as fluoroquinolonas são tóxicas para as cartilagens em desenvolvimento. Até o momento, não foi observado nenhum efeito teratogênico nos estudos em humanos[20].

## MACROLÍDEOS

O mais conhecido é a eritromicina, mas temos também a roxitromicina, azitromicina e a claritromicina[21]. A eritromicina deve ser utilizada na gravidez sob a forma de estearato, estando a forma de estolato contraindicada devido ao risco de hepatotoxicidade. Tem boa indicação no tratamento de infecção genital por *Chlamydia* e pneumonias comunitárias não complicadas. Não deve ser utilizada no tratamento da sífilis na gestação, pois os níveis alcançados na circulação fetal com as doses maternas terapêuticas são muito baixos, não sendo capazes de tratar o feto. De modo geral, os macrolídeos são drogas seguras durante a gestação, podendo ser utilizadas em qualquer período.

## SULFONAMIDAS E TRIMETOPRIMA

A maioria dos trabalhos falhou ao tentar encontrar uma associação entre as sulfonamidas e a trimetoprima com as malformações congênitas[18].

Não causam dano ao feto, mas sua administração no final da gravidez pode afetar o recém-nascido. Elas competem com a bilirrubina na ligação com albumina, determinando aumento nos níveis séricos de bilirrubina livre, com consequente risco de surgimento de kernicterus. Sabe-se que o sulfametoxazol associado à trimetoprima pode ser utilizado em situações especiais, como no tratamento do *Pneumocystis jirovecii* e na profilaxia da encefalite por toxoplasmose[17].

## LINCOSAMINAS

Os dois representantes no Brasil são a lincomicina e a clindamicina, sendo a última aparentemente segura durante a gravidez, apesar de atravessar rapidamente a placenta e alcançar níveis significativos no feto. Tem como principal risco o desenvolvimento de colite pseudomembranosa na mãe. É comumente utilizada no tratamento da infecção puerperal. Ambas podem ser utilizadas na gestação[18].

## TETRACICLINAS

Ainda hoje existe muita controvérsia a esse respeito, portanto deve-se evitar seu uso durante a gestação[19]. Na gestante pode produzir necrose aguda do fígado, pancreatite e insuficiência renal.

## CLORANFENICOL

Pode induzir a síndrome cinzenta em recém-nascidos, caracterizada por cianose pálida, distensão abdominal, colapso vascular e morte. Devido ao risco téorico da síndrome cinzenta fetal, deve ser evitado na gravidez[20].

## METRONIDAZOL

Apesar de ser considerado uma droga segura, alguns estudos recomendam que seu uso seja evitado durante o primeiro trimestre[17].

A grande maioria dos estudos a respeito do uso de metronidazol na gestação não mostra risco de teratogênese ou de outro efeito adverso. Até o momento, não há evidência de carcinogênese transplacentária relacionada a essa droga. Seu uso na gestação pode ser justificado se não houver alternativa de outro fármaco mais seguro[19-21].

## TINIDAZOL

Não encontramos estudos publicados em humanos sobre os efeitos teratogênicos dessa medicação, e por isso devem-se utilizar as informações disponíveis sobre o metronidazol, outro derivado nitroimidazólico estruturalmente relacionado[18].

## OUTROS ANTIMICROBIANOS

### Nitrofurantoína

Pode ser utilizada para o tratamento de infecção urinária na gravidez. Existe risco potencial de desencadear anemia hemolítica em fetos portadores de deficiência de glicose-6-desidrogenase. É frequentemente utilizada nos casos de infecção urinária de repetição, profilaticamente, em dose bem mais baixa que a terapêutica. A nitrofurantoína é contraindicada (categoria X) a partir da 38ª semana de gestação, pois está relacionada a elevado risco de anemia hemolítica no recém-nascido[22].

Efetivamente, o que levamos em consideração diante da administração de medicamentos durante a gestação é reconhecer suas peculiaridades farmacocinéticas e farmacodinâmicas, principalmente no concepto.

## ANTIBIÓTICOS NA AMAMENTAÇÃO

A maioria dos componentes do leite são similares aos componentes do plasma e teoricamente todos os fármacos têm o potencial de atravessar o plasma materno e chegar até o leite[23].

Em geral, esta concentração de fármaco no leite depende de sua concentração no plasma materno, sua ligação às proteínas plasmáticas, seu peso molecular, seu grau de ionização e sua lipossolubilidade. Assim, as substâncias de menor peso molecular (abaixo de 400) e pH básico, como a eritromicina, tendem a concentrar-se mais no leite. Já as substâncias levemente ácidas e mais ionizadas se concentram menos no leite, tal como ocorre com as penicilinas e a estreptomicina. Por outro lado, substâncias com alta ligação proteica, como a oxaciclina, não atingem grande concentração no leite[24].

## CLASSES DE ANTIBIÓTICOS E AMAMENTAÇÃO

## Inibidores da síntese da parede celular

### Penicilinas

Os antibióticos da classe das penicilinas são compatíveis com a amamentação[25].

### Ácido clavulânico

O ácido clavulânico é geralmente usado em combinação com amoxicilina para aumentar a eficácia do fármaco contra bactérias produtoras de betalactamase. O fármaco é bem absorvido por via oral e transferido para o leite; apesar disso, nenhum efeito danoso tem sido reportado. Consequentemente, é considerado compatível com a amamentação[26].

### Cefalosporinas

De acordo com a classificação da Academia Americana de Pediatria, as cefalosporinas são classes de antibióticos compatíveis com a amamentação[24].

## OUTROS BETALACTÂMICOS

### Aztreonam

Seu espectro de atividade assemelha-se aos aminoglicosídeos, com a vantagem de não apresentar efeitos colaterais como ototoxicidade e nefrotoxicidade. De acordo com a classificação da Academia Americana de Pediatria, o uso de aztreonam é considerado compatível com a amamentação[25].

### Imipenem e meropenem

Imipenem tem sido administrado seguramente em crianças e recém-nascidos[25].

## INIBIDORES DA SÍNTESE PROTEICA

### Macrolídeos e lincosaminas

Estes antibióticos básicos alcançam concentração elevada no leite materno. Por serem antibióticos de toxicidade mínima, a eritromicina e outros macrolídeos podem ser usados pela nutriz[24]. Quando os macrolídeos forem necessários durante a amamentação, a eritromicina deve ser o fármaco de preferência, pois ela é a menos instável em meio ácido[22].

A clindamicina é excretada no leite em pequenos níveis e as mães normalmente continuam amamentando durante o período de administração desse fármaco, pois é considerada compatível com a amamentação[25].

### Aminoglicosídeos

São eliminados pelo leite em quantidades, a gentamicina é um fármaco administrado por via parenteral, pois não é absorvido por via oral, assim este fármaco não será nocivo ao recém-nascido quando recebê-lo através do leite materno. Considera-se que este fármaco seja compatível com a amamentação[25].

### Cloranfenicol

Devido à possibilidade de depressão da medula óssea do lactente, recomenda-se a suspensão do aleitamento materno quando sua administração à nutriz for imprescindível[24]. Enquanto o fármaco não for contraindicado durante a amamentação, a AAP[25] sugere cautela na prescrição de cloranfenicol às mães lactantes.

### Tetraciclinas

Ainda que não sejam contraindicadas para uso durante a amamentação, o uso de tetraciclinas geralmente não é recomendável[27], pois atravessam rapidamente a placenta e, como são quelantes do cálcio, podem depositar-se em ossos e dentes em crescimento. Causam descoloração dos dentes e hipoplasia do esmalte. Podem também afetar o crescimento ósseo dos fetos e recém-nascidos, gerando deformidades ósseas.

## FÁRMACOS QUE ATUAM NO DNA BACTERIANO

### Quinolonas

As fluorquinolonas possuem boa disponibilidade por via oral, baixa ligação às proteínas e boa penetração nos tecidos, aumentando a probabilidade de sua passagem para dentro do leite[26].

Ciprofloxacino é excretado no leite materno em pequenas quantidades. Seu uso durante a amamentação não tem sido recomendado devido ao potencial teórico de artropatia em crianças[28]. Os fabricantes recomendam a interrupção de 48 horas da amamentação após o uso desse fármaco. Contudo, a AAP considera esse fármaco compatível com a amamentação[25]. Entre as quinolonas, o ofloxacino, o norfloxacino e o levofloxacino devem ser os preferidos pelas lactantes, devido a suas menores concentrações de passagem para o leite.

### Metronidazol

O metronidazol é excretado dentro do leite em pequenas quantidades. Recomenda-se a interrupção da amamentação de 12 a 24 horas após uma dose de 2 g desse fármaco, para permitir a excreção da dose quando a terapia de dose separada é dada à mãe[25].

## FÁRMACOS QUE INTERFEREM NO METABOLISMO BACTERIANO

### Sulfonamidas e trimetoprima

Sulfonamidas são excretadas em pequenas quantidades dentro do leite. A quantidade de sulfonamidas ingerida pela criança é suficientemente pequena (menor que 2% da dose materna), não havendo nenhum risco de toxicidade[25]. Quando a sulfassalazina foi administrada em mães que estavam amamentando, o fármaco foi indetectável nas amostras de leite. Apesar disso, em crianças doentes, estressadas ou com deficiência da glicose-6-fosfato-desidrogenase (G6PD) esses fármacos devem ser evitados[27].

Deve-se ter cuidado ao usar esse fármaco em recém-nascido com hiperbilirrubinemia, pois esses fármacos competem pelo mesmo sítio de ligação da albumina com a bilirrubina, deslocando a bilirrubina. O aumento de albumina livre nos recém-nascidos pode prontamente atravessar a barreira hematoencefálica e potencialmente depositar-se no cérebro, resultando em uma condição conhecida como kernicterus. Com essas precauções, a AAP considera as sulfonamidas compatíveis com a amamentação[25]. Embora a trimetoprima passe para dentro do leite materno em pequenas concentrações, não têm sido reportados efeitos adversos com seu uso. A Academia Americana de Pediatria[25] considera a trimetoprima, em combinação com sulfametoxazol, compatível com a amamentação.

## OUTROS ANTIMICROBIANOS

### Vancomicina

Oto e nefrotoxicidade podem ocorrer com níveis terapêuticos de vancomicina no soro. Não há dados recentes na literatura relacionando o uso de vancomicina ao lactente[26-28].

### Quinopristina-dalfopristina

O fato de a molécula ser extremamente ácida torna improvável a passagem pelo leite materno[27].

### Nitrofurantoína

Durante a amamentação, passa através do leite, podendo causar hemólise, anemia e hiperbilirrubinemia no recém-nascido portador de deficiência de GGPD. O fármaco não foi detectado em 20 amostras de leite de mães que receberam 100 mg quatro vezes ao dia[26-28].

### Linezolid

Tem sido utilizado com segurança em pacientes pediátricos menores de 12 anos. Apesar disso, o fato de que o fármaco é pobremente ligado às proteínas plasmáticas aumenta a possibilidade de passagem para o leite materno e, consequentemente, podem aparecer efeitos colaterais nas crianças que estão sendo amamentadas[29].

Por fim, resume-se nos quadros 29.6, 29.7 e 29.8 a classificação dos antibióticos utilizados durante a gravidez e amamentação, de acordo com a categoria de risco proposta pela FDA[10].

▸ Quadro 29.6 Classificação dos antibióticos durante a gravidez e amamentação pela FDA[10].

| Antibióticos | Gravidez | Amamentação |
|---|---|---|
| Amicacina | D | D |
| Amoxicilina/ácido clavulânico | B | B |
| Amoxicilina | B | B |
| Ampicilina/sulbactam | C | C |
| Azitromicina | C | C |
| Azetreonam | C | C |
| Ceflacor | B | B |
| Cefadroxila | B | B |
| Cefalexina | B | B |
| Cefalotina | B | B |
| Cefazolina | B | B |
| Cefetamet | B | B |
| Cefixima | B | B |
| Cefoperazona | B | B |
| Cefotaxima | B | B |
| Cefoxitina | B | B |
| Cefpiroma | C | C |
| Cefprozil | B | B |
| Ceftazidima | B | B |
| Ceftriaxoma | B | B |
| Cefuroxima | B | B |
| Ciprofloxacino-quinolona | B | Optar por norfloxacino |

▸ Quadro 29.7 Classificação dos antibióticos durante a gravidez e amamentação pela FDA[10].

| Antibióticos | Gravidez | Amamentação |
|---|---|---|
| Claritromicina | D | D |
| Clindamicina-macrolídeo | B | Monitorar o lactente devido aos efeitos colaterais |
| Cloranfenicol | C/D | Monitorar o lactente devido aos efeitos colaterais |
| Doxiciclina | X | Compatível em doses habituais |
| Epirrubicina | D | X |
| Eritromicina | B | B |
| Espiramicina | B | B |
| Estreptomicina | D | D |
| Furazolidona | C | Compativel em doses habituais, monitorar o lactente devido aos efeitos colaterais |
| Gatifloxacina-anti-infeccioso | C | Não há dados disponíveis |
| gentamicina | D | Compatível em doses habituais |
| imipenem/cilastina | C | Compatíveis com doses habituais, uso criterioso; monitorar o lactente devido aos efeitos colaterais |
| Meropenema | C | Não há dados disponíveis |
| | | |
| Metronidazol | X/B | Compatível com doses habituais, uso criterioso; monitorar o lactente devido aos efeitos colaterais |
| Minociclina | X | Compatível em doses habituais |
| Miocacina | C | Não há dados disponíveis |

▸ Quadro 29.8 Classificação dos antibióticos durante a gravidez e amamentação pela FDA[10].

| Antibióticos | Gravidez | Amamentação |
|---|---|---|
| Moxifloxacina-anti-infeccioso | C | Não há dados disponíveis |
| Neomicina | C | C |
| Norfloxacino-anti-infeccioso | C | C |
| Ofloxacino-anti-infeccioso | C | Não há dados disponíveis |
| Oxaciclino | B | B |
| Oxitetraciclina | X | X |
| Pefloxacina | C | Não há dados disponíveis |
| Penicilina G benzatina | B | B |
| Penicilina G potássica | B | B |
| Penicilina G procaína | B | B |
| Penicilina V | B | B |
| Piperacilina? Tazobactam | C/D | Não há dados disponíveis |
| Sulfadiazina | B/D | Doses habituais, uso curioso; monitorar o lactente devido aos efeitos colaterais |
| Tetraciclina | X | X |
| Tianfenicol | C | Não há dados disponíveis |
| Ticarciclina/ácido clavulânico | B | Não há dados disponiveis |
| Tobramicina | D | D |
| Trovafloxacino-anti-infeccioso | C | Não há dados disponíveis |

## REFERÊNCIAS


1. Aurélio, O minidicionário da língua portuguesa. 4ª ed. revista e ampliada do minidicionário Aurélio. 7ª impressão. Rio de Janeiro; 2002.
2. Antibióticos in Dicionário da Língua Portuguesa com Acordo Ortográfico [em linha]. Porto: Porto Editora, 2003-2015. [consult. 2015-03-14 23:47:01]. Disponível na Internet: http://www.infopedia.pt/dicionarios/lingua-portuguesa/antibióticos
3. Sachdeva P, Papel BG, Papel BK. Drug use in pregnancy. In: Rosene-Montella K, Keely E, Barbour LA, Lee RV. Medical Care of the Pregnant Patient. 2nd ed. Philadelphia: Sheridan Press; 2008. p.18-25.
4. Buhimschi CS, Weiner CP. Medications in pregancy and lactation. Part 1.Teratology. Obstet Gynecol. 2009;113:166-88.
5. Powrie RO. Principles for drug prescribing in pregnancy. In: Rosene-Montella K, Keely E, Barbour LA, Lee RV. Medical Care of the Pregnant Patient. 2nd ed. Philadelphia: Sheridan Press; 2008. p. 18-25.
6. Gilbert C, Valois M, Koren G. Pregnancy outcome after first-trimester exposure to metformin: a meta analysis. Fertil Steril. 2006;86:658-63.
7. Sanseverino MT, Spritzer DT, Schuler-Faccini L. Manual de Terogênese. Editora da UFRS; 2012. 556p.
8. Villar J, et al. Patrones de controlprenatal de rutina para embarazos de bajo riesgo. Oxford: La Biblioteca Cochrane Plus; n. 2, 2007.
9. Johnson EM. Cross-species extrapolation and the biologic basis for safety factor determinations in developmental toxicology. Regul Toxicol Pharmacol. 1988;8:22-36.
10. Kelsey FO. Regulatory aspects of teratology: role of the food and drug administration. Teratology. 1982;25:193-9.
11. Fisher B, Rose NC, Carey JC. Principles and practice of teratology for the obstetrician. Clin Obstet Gynecol. 2008;51:106-18.
12. Sistema Nacional de Informações sobre Agentes Teratogênicos (SIAT). http://www.gravidez-segura.org/index.php. Acessado 11 de mar 2015.
13. Schaefer C. Peters P, Miller RKl. Drugs during Pregnancy and Lactation. 2nd ed. Elsevier; 2007.
14. Crider KS, Cleves MA, Reefhuis J. Antibacterial medication use during pregnancy and risk of birth defects. Arch Pediatr Adolesc Med. 2009;163(11):978-85.
15. Cunningham FG, Gant NF, Leveno KJ, Gilstrap LC III, Hauth JC, Wenstrom KD. Williams Obstetrics. 23th ed. New York: McGraw-Hill; 2010. 1154p.
16. Sachdeva P, Patel BG, Patel BK. Drug use in pregnancy; a point to ponder! Indian J Pharm Sci. 2009;71:1-7.

17. Reprodutive Toxicology Center. Disponível em: http://reprotox.org
18. Czeizel AE, Rockenbauer M, Sørensen HT, Olsen J. A population-based case control teratologic study of ampicillin treatment during pregnancy. Am J Obstet Gynecol. 2001;185(1):140-47.
19. Briggs GG, Freeman RK, Yaffe SJ. Drugs in pregnancy and lactation: a reference guide to fetal and neonatal risk. 7th ed. Philadelphia: Williams and Wilkins; 2005.
20. Czeizel AE, Rockenbauer M, Sørensen HT, Olsen J. Use of cephalosporins during pregnancy and in the presence of congenital abnormalities; a population-based , case control study. Am J Obstet Gynecol. 2001;184(6):1289-96.
21. Woeltje Kf, Ritchie Dj. Antimicrobials. In: Carey CF, Lee HH, Woeltje KF (eds). The Washington Manual of Medical Therapeutics. 29th ed. Lippincott-Raven; 1997.
22. Cunningham FG, Gant NF, Leveno KJ, Gilstrap LC III, Hauth JC, Wenstrom KD. Williams Obstetrics. 23th ed. New York: McGraw-Hill; 2010. 1154p.está igual a ref 15, arrumo na prova, pois preciso arrumar no texto!
23. Mathew JL. Effect of maternal antibiotics on breast feeding infants. Postgrad Med J. 2004;80:200-96.
24. Tavares W. Manual de Antimicrobianos e Quimioterápicos Antiinfecciosos. 3ª ed. São Paulo; 2002.
25. AAP (American Academy of Pediatrics). Working Group on Breast-feeding: The transfer of drugs and other chemicals into human milk. Pediatrics. 2001;108:789-76.
26. Bar-Oz B, Bulkowstein M, Benyamini L, Greenberg R, Soriano I, Zimmerman D, et al. Use of antibiotic and analgesic drugs during lactation. Drug Safety. 2003;26(13):935-25.
27. Karen GC, Christina M, Charles EM III. Use of anti-infective agents during lactation: Part 2 – Aminoglycosudes, macrolides, quinolones, sulfonamides, trimethoprim, tetracyclines, chloranphenicol, clyndamycin, and metronidazole. J Hum Lact. 2011;17(1):65-54.
28. Briggs GG, Freeman RA, Yaffe SJ. Drug in Pregnancy and Lactation. 6th ed. Baltimore: Williams & Wilkins; 2002.
29. Mathew JL. Effect of maternal antibiotics on breast feeding infants. Postgrad Med J. 2004;80:200-96.

capítulo 30


- Luiz Alberto Fonseca de Lima
- Natália Machado Mildner
- Catarina Rosa e Silva Santos


# ANTIBIÓTICOS EM DERMATOLOGIA

Antibióticos de uso sistêmico em dermatologia não são aplicados apenas como antimicrobianos, mas seu emprego se faz em inúmeras dermatoses inflamatórias, pelas suas propriedades imunomoduladora e anti-inflamatória.

De maneira ampla, são utilizados como bactericidas e bacteriostáticos em situações pertinentes e a duração do seu uso dependerá da gravidade clínica, local afetado pela infecção, cultura da lesão e seu respectivo antibiograma. Na prática podem ser administrados por via oral, parenteral ou intravenosa, respeitando-se a dose-dependente, contraindicações, alergias, gravidez etc.

Hanseníase, tuberculose cutânea e outras micobaterioses, por não se enquadrarem nos objetivos desse livro, não serão citadas. Limitar-nos-emos às infecções cutâneas causadas por bactérias Gram-positivas, Gram-negativas e outras menos frequentes.

## PIODERMITES

São infecções cutâneas bacterianas muito importantes na prática clínica dermatológica, pela sua morbidade e prevalência.

### Impetigo

É uma piodermite causada por estafilococos plasmocoagulase-positiva e, ocasionalmente, por estreptococos hemolíticos. É mais comum em crianças e caracteriza-se pela sua rápida evolução, apresentando uma forma bolhosa causada pelo estafilococo e outra não bolhosa causada pelo estreptococo[1].

Inicia-se como uma mácula eritematosa e logo se transforma em bolhas de conteúdo seropurulento que, por dessecamento, formam crostas melicéricas[1].

O impetigo pode ser tratado topicamente com ácido fusídico, mupirocina, neomicina e bacitracina, ficando os antibióticos sistêmicos reservados para casos mais graves e extensos[1]. Nessas situações estão indicados os seguintes produtos:

- Cefalexina de 500 mg de 6 em 6 horas[1].
- Cefradoxila de 250 a 500 mg de 12/12 horas[2].
- Eritromicina 500 mg/dia de 6/6 horas[2].
- Azitromicina 500 mg/dia durante três dias[2].

Essas são as doses médias recomendadas para adultos.

Em crianças, a dose deve ser calculada em relação ao peso corporal.

### Ectima

É uma infecção piogênica da pele causada por Gram-positivos e que se caracteriza por lesões ulcerocrostosas[3]. As crostas formam-se precocemente, são secas, duras, aderentes e distribuídas mais frequentemente nos membros inferiores[4]. As crianças são mais afetadas[1].

Seu tratamento é semelhante ao do impetico[2,5].

### Síndrome da pele escaldada estafilocócica (SSSS)

É uma infecção causada pela ação das exotoxinas esfoliativas A e B do *Staphylococcus aureus* do grupo II, cuja toxina inibe a desmogleína clivando a epiderme[3,4].

É uma doença bolhosa, espectral, que varia de intensidade, desde o impetigo bolhoso até a síndrome generalizada, com bolhas flácidas disseminadas, descolamento cutâneo e posterior descamação[3].

O foco infeccioso geralmente não se encontra na pele e sim na orofaringe, na conjuntiva e outros locais. Este quadro é observado em recém-nascidos ou crianças de mais idade e raramente em adultos[1,5].

Seu tratamento requer hospitalização, suporte hidroeletrolítico e antibióticos de largo espectro, podendo ser usada oxacilina por via intravenosa, na dose de 50 a 200 mg/kg/dia. Nossa experiência com uso de ceftriaxona na dose de 500 mg a 1g/dia tem sido boa.

Em alguns casos de piodermite por microrganismos meticilinorresistentes (MRSA), adquiridos por populações hospitalares, queimados, diabéticos ou associadas a outras doenças cutâneas usamos vancomicina na dose de 0,5 g e teicoplamina, em caráter de internação. No entanto, às vezes, medidas mais simples com o uso de sulfametoxazol-trimetoprima por via oral e mupirocina local podem ser eficazes[2,4].

## Erisipela

É uma inflamação aguda da pele, causada pelos estreptocos beta-hemolíticos do grupo A e, ocasionalmente, pelo estafilococo[5].

Caracteriza-se por placa eritematoedematosa, dolorosa, quente e brilhante, acompanhada de linfadenopatia regional, além de febre e astenia. A forma bolhosa, eventualmente acompanhada de necrose secundária, requer internamento, sobretudo, em diabéticos[2,3].

As penicilinas cristalina ou procaína são drogas de escolha, porém, amoxicilina, cefalosporinas, eritromicina e ciprofloxacino são também efetivos[5].

Nas formas leves e iniciais amoxicilina 875 mg/ácido clavulânico 125 mg, de 12 em 12 horas, ou 750 mg de ciprofloxacino de 12/12 horas, que oferecem resultados efetivos. Em caso de erisipela de repetição está indicada profilaxia antibiótica com penicilina G benzatina, na dose de 1.200.000 U a cada três semanas (21 dias), durante seis meses a um ano[3].

## Celulite

É uma inflamação da derme profunda e do tecido celular subcutâneo, localizada mais comumente nos membros inferiores dos adultos e cabeça e pescoço nas crianças[4,3]. A área afetada apresenta os sinais cardinais da infecção, ou seja, rubor, calor, dor e tumefação. A lesão tem bordas mal definidas e não palpáveis[2].

Tratamento semelhante ao da erisipela e, em caso de alergia à penicilina, recomenda-se o uso da claritromicina 500 mg duas vezes ao dia (em crianças 15 mg/kg/dia, em duas tomadas)[3].

# FOLICULITES

## Foliculites bacterianas

São piodermites que se iniciam no folículo piloso e apresentam pápulas ou pústulas centradas no óstio folicular. Podem ser superficiais (óstio e foliculite) ou profundas (sicose e hordéolo)[1].

- **Foliculite superficial** – apresenta pústulas foliculares e crostas[4].
- **Sicose da barba** – pústulas e nódulos foliculares. Deve ser feito sempre o diagnóstico diferencial com a sicose da barba de origem fúngica, por meio do exame micológico[4].
- **Hordéolo ou terçol** – infecções dos cílios e glândulas de Meibonius[4].

O tratamento consiste na limpeza e remoção das crostas com água e sabão e o uso de antibióticos tópicos já citados. Nos casos mais resistentes, podem ser realizados exames bacteriológicos e antibiograma, os quais auxiliam a direção terapêutica[2,4].

Cefalexina de 500 mg de 6 em 6 horas de 7 a 10 dias, cefradoxila e eritromicina são eficazes[3].

## Furúnculo

É uma foliculite que atinge a glândula sebácea, destruindo esse anexo da pele e deixando cicatriz. Sua clínica caracteriza-se por lesão nodular, eritematosa e dolorosa, de surgimento agudo, podendo evoluir para abscesso e eliminar uma lesão necrótica chamada popularmente de carnegão[3,4].

As lesões devem ser tratadas com antibióticos tópicos, usados também na região nasal e períneo, para a remoção de possíveis focos de estafilococos e antibioticoterapia sistêmica[4].

Amoxilina 875 mg + ácido clavulânico 125 mg de 12 em 12 horas, durante 10 dias ou mais, e quinolônicos são boas opções[2].

Manter a pele seca, sem transpiração excessiva, pode evitar a instalação de um quadro de furunculose[2].

## Antraz

Seria, em nossa língua, o comprometimento de vários folículos pilossebáceos que requer de imediato tratamento mais intensivo. As lesões flutuantes requerem incisão e drenagem[3].

## Foliculite por pseudomonas

A despeito de, em pessoas hígidas, evoluírem satisfatoriamente para a cura, usamos gentamicina tópica e ciprofloxacino 500 mg de 12 em 12 horas durante 10 dias.

## Foliculites secundárias

São foliculites de etiologia controvertida, em cuja patogenia se observa hiperqueratose folicular levando à obstrução do óstio e facilitando, consequentemente, a infecção da região. O agente causal dessa infecção geralmente é o estafilococo.

## Foliculite dissecante do couro cabeludo e foliculite decalvante (foliculite em tufos)

São doenças crônicas de etiologia discutível e difícil tratamento. Vários modelos terapêuticos são tentados e os antibióticos constituem uma ajuda significativa, devido à invasão bacteriana na doença[6].

Clindamicina 300 mg/dia associada à rifampicina 300 mg/dia a cada 12 horas durante 30 a 60 dias. Minociclina 100 mg ou doxiciclina 100 mg são também usadas por períodos maiores. Sulfona 100 mg/dia é outra opção, até a melhora clínica[6,7].

## FASCIITE NECROSANTE

É uma infecção de tecido mole causada por associação de bactérias, resultando em lesão necrótica grave, da pele e da fáscia muscular. Lembramos que a *Grangrena de Fournier* é um tipo de fasciite necrotizante vista frequentemente na região urogenital. O quadro infeccioso tem início semelhante a uma celulite, seguindo-se um cortejo sintomático de febre, astenia, náuseas, configurando-se uma toxemia. Instala-se, por fim, lesão eritematoviolácea que rapidamente evolui para necrose. O paciente deve ser de imediato tratado em unidade hospitalar, em conjunto com um infectologista e outros especialistas.

Cefalosporina de terceira geração e clindamicina IV na dose de 450mg de 4 em 4 horas oferecem boa cobertura inicial. O desbridamento cirúrgico é imprescindível.

## ANGIOMATOSE BACILAR

É uma infecção cutânea causada por bactérias Gram-negativas do gênero *Bartonella*. A *Bartonella henselae* é adquirida, pelas pessoas imunossuprimidas, em contato com gatos, e a *Bartonella quintana* através de hábitos pouco higiênicos.

Clinicamente surgem lesões papulonodulares friáveis e avermelhadas. Pode haver uma forma subcutânea ou sistêmica de difícil diagnóstico. Seu tratamento padrão-ouro é por meio de eritromicina 500 mg de 6 em 6 horas, até a cura clínica, além de outras medidas terapêuticas.

## ERITRASMA

É uma infecção causada pelo *Corynebacterium minutissimum*, que apresenta máculas vermelhas ou marrons de bordas bem limitadas e descamativas, de preferência nas axilas, regiões inguinocrurais e entre os espaços dos dedos dos pés[4].

É sensível a antimicóticos tópicos, como os azóis e os antibióticos tópicos, como clindamicina e eritromicina. Em lesões mais extensas usamos por via oral eritromicina 500 mg de 6/6 ou 8/8 horas, durante 7 a 10 dias, ou doxiciclina 100 mg/dia durante 15 dias[1,4].

## ANTIBIÓTICOS EM DERMATOSES INFLAMATÓRIAS NÃO INFECCIOSAS

### Acne

É doença da unidade pilossebácea, de patogenia multifatorial, que afeta principalmente adolescentes e adultos jovens[4,6].

A bactéria sempre presente nessa situação é a *Propionibacterium acnes*, que se comporta como um estimulante antigênico para reações inflamatórias variáveis, através dos receptores *toll-like* nos queratinócitos, sebócitos e outras células[4,6].

Lesões eritematopapulopustulosas e nódulos representam o caráter inflamatório da doença.

Seu tratamento requer várias modalidades terapêuticas, sendo excelente indicação as tetraciclinas, devido a sua lipossolubilidade. Seu uso é desejável, não apenas por sua atividade antibiótica, como também pela capacidade anti-inflamatória de inibir a migração dos polimorfonucleares (neutrófilos), inibição da lipase, colagenase, angiogênese e formação de granulomas[3].

O esquema terapêutico seria:

- Minociclina 50 a 100 mg uma ou duas vezes ao dia, durante 30 dias. Doxiciclina 50 a 100 mg de 12 em 12 horas, durante 30 dias ou mais.
- Limeciclina 150 a 300 mg uma vez ao dia, durante 30 dias, tetraciclina 500 mg de 12 em 12 horas durante 30 dias ou mais. Lembramos que as tetraciclinas estão contraindicadas em crianças, gestantes e lactantes.
- Azitromicina por via oral, na dose de 500 mg uma vez ao dia, durante três dias consecutivos, por semana, em série de três semanas.
- Pode-se também usar sulfametoxazol-trimetoprima ou eritromicina.

Para contornar a resistência bacteriana, deve-se evitar a prescrição de antibióticos em monoterapia, como também não associar o mesmo antibiótico pelas vias tópica e oral[6].

### Rosácea

É uma das condições mais tratadas pelos dermatologistas, de etiologia não totalmente esclarecida e mais frequente em pessoas adultas[6,8].

É uma doença inflamatória crônica, caracterizada por ruborização frequente e lesões papulopustulosas. É observada piora do quadro após o uso de álcool, contato com temperaturas elevadas e estresse emocional, além de outros fatores adjuvantes.

Há formas clínicas variadas e diversos tratamentos são preconizados, inclusive com antibióticos tópicos, tais como eritromicina e clindamicina, além do quimioterápico metronidazol[6].

Os antibióticos sistêmicos mais usados são tetraciclina, que deve ser iniciada em doses baixas, 500 mg duas vezes ao dia, doxiciclina 100 mg diários, durante algumas semanas. Uma vez controlada a inflamação, usar 40 mg diários (manipulado), dose que tem ação anti-inflamatória e pouca atividade bacteriana[6].

Limeciclina 150 a 300 mg diários e minociclina 100 mg diários também são efetivas nessa doença[6].

## Dermatite perioral

É uma doença inflamatória que apresenta lesões eritematosas papulosas e pustulosas ao redor da boca, do nariz e, ocasionalmente, na região periorbital. A causa consistente é o uso inadequado de corticosteroides halogenados na face. São reportados outros desencadeantes, tais como cosméticos e hidratantes gordurosos e pasta dentária com flúor[6]. O ácaro *Demodex folliculorum* é tido como outro agravante.

O tratamento adequado consiste em remover as causas, alguns medicamentos tópicos (inclusive a eritromicina) e sistêmicos. Mais uma vez, as tetraciclinas são eficazes[6].

Usamos a doxiciclina, 100 mg diários durante 30 a 60 dias, dependendo do quadro apresentado. Limeciclina pode ser usada na dose de 150 a 300 mg diários, durante 30 dias, como também a minociclina 100 mg diários. Para o controle terapêutico, podem ser usadas doses mais baixas[6].

## REFERÊNCIAS


1. Bauer L. Séries de Concursos Médicos: Dermatologia. São Paulo: Atheneu; 2010.
2. Bolognia JL, Jorizzo JL, Rapini RP. Dermatologia. 2/E/ [tradução Renata Scavone de Oliveira, et al.]. 2ª ed. Rio de Janeiro: Elsevier; 2011.
3. Azulay-Abulafia L, et al. Atlas de Dermatologia: da Semiologia ao Diagnóstico. Rio de Janeiro: Elsevier; 2013.
4. Sampaio SAP, Rivitti EA. Dermatologia. 3ª Ed. rev e ampl. São Paulo: Artes Médicas; 2007.
5. Empinotti JC, Uyeda H, Ruaro RT, Galhardo AP, Bonatto DC. Pyodermitis. Na Bras Dermatol. 2012;87(2):277-84. Disponível em: http://www.scielo.br/pdf/abd/v87n2/v87n2a13.pdf.
6. Azulay RD, Azulay DR, Abulafia LA, et al. Dermatologia. 6ª ed. Rio de Janeiro: Guanabara Koogan; 2013.
7. Santos TS, Portela OS, Melo MF, Melo DF. Folliculitis capitis abscedens et suffodiens: boa resposta a terapias combinadas com abordagem precoce. Grupo editorial Moreira Júnior. RBM Maio 13 V 70. Especial Cosmiatria 2. p. 20-2.
8. Crawford GH, Pelle TM, James WD. Rosacea: I. Etiology, pathogenesis, and subtype classification. J Am Acad Dermatol. 2004;51(3):327-41.

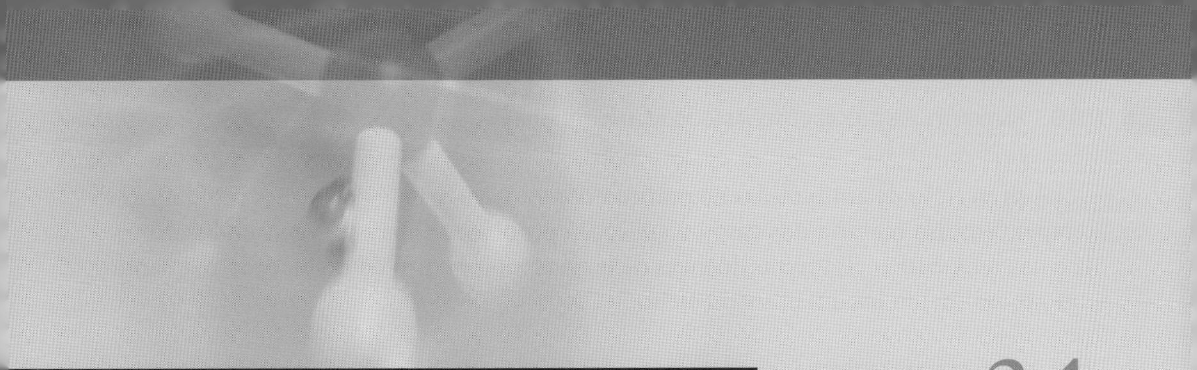

capítulo 31

Carlos Alberto de Siqueira Prazeres
Antonio Lopes de Almeida Neto

# ANTIBIÓTICOS EM ODONTOLOGIA

O uso de antibióticos em Odontologia tem sido cada vez mais restrito e há grande preocupação com a utilização errada ou abusiva dessas drogas. O ideal seria que os microrganismos causadores de infecção fossem identificados e o mais efetivo agente selecionado, usando testes de sensibilidade. No entanto, nas infecções odontogênicas, bem como nas endodônticas, bolsas periodontais etc., a dificuldade recai sobre a inespecificidade dos microrganismos envolvidos.

Como os antibióticos atualmente disponíveis agem de forma pouco seletiva, devemos partir do princípio que eles devem ser administrados em doses mínimas que, no entanto, apresentem eficácia terapêutica. Há que se pensar também no tempo de uso, que deverá ser o mais curto possível. Com isso, se não houver nenhum fenômeno alérgico (que é qualitativo), teremos o mínimo ou nenhum efeito tóxico, além de preservarmos o equilíbrio ecológico do hospedeiro.

É crucial a escolha criteriosa do medicamento, que resulte no máximo efeito sobre os microrganismos-alvo, pois o uso indiscriminado de antibióticos é a causa principal de resistência bacteriana.

A prescrição de antibióticos na prática odontológica ocorre por razões profiláticas e terapêuticas. Na maioria dos casos, a aplicação profilática é para prevenir endocardites. Já o uso terapêutico visa tratar doenças de tecidos mole e duro da cavidade oral, quando um procedimento local não surtiu efeito.

## SELEÇÃO CORRETA DO ANTIBIÓTICO

O cirurgião-dentista juntamente com o paciente devem tomar a decisão final em qualquer tratamento, tendo como base o estado clínico do paciente, a natureza das bactérias envolvidas e os riscos e benefícios associados ao plano de tratamento prosposto.

O antibiótico, sempre que possível, deve ser de pequeno espectro, diminuindo assim a contribuição ao incremento da resistência bacteriana. Os efeitos adversos ao paciente devem ser avaliados. A escolha do antibiótico deve recair sobre um bactericida, ressalvados os casos em que o agente infectante é reconhecidamente sensível a um bacteriostático. Importante também salientar que não se deve associar antibióticos desnecessariamente e que a escolha deve privilegiar medicamentos que tenham resultados clínicos comprovados.

O tratamento das infecções orais habituais, de origem bacteriana, requer, em média, cinco a sete dias de antibioticoterapia; o tratamento das infecções orais graves ou de infecções em pacientes imunocomprometidos pode exigir mais tempo.

Vários procedimentos odontológicos podem levar à bacteriemia. Em alguns casos, o paciente pode evoluir para um quadro séptico, mormente se estiver imunodeprimido. Assim, a administração correta de agentes antibacterianos configura-se uma medida de segurança na vigência desses procedimentos e também, evidentemente, em estados infecciosos relacionados com a odontologia.

Bacteriemia em diferentes procedimentos odontológicos

| Procedimento | Bacteriemia (%) |
|---|---|
| Exodontia única | 51 |
| Exodontias múltiplas | 68 a 100 |
| Curetagem subgengival | 51 a 83 |
| Gengivectomia | 83 |
| Amplo retalho no periósteo | 33 a 83 |
| Endodontia com instrumentação intracanal | 0 |
| Endodontia com instrumentação extracanal | 31 |
| Injeção intraligamentar | 96 |
| Colocação de dique de borracha | 29 |
| Escovação | 7 a 50 |

(Wannmacher e Ferreira, 2001)

## TRATAMENTO DAS INFECÇÕES EM ODONTOLOGIA

Os antibióticos frequentemente prescritos pelos cirurgiões-dentistas são penicilinas, cefalosporinas, macrolídeos, tetraciclinas, clindamicina, quinolonas, metronidazol e inibidores de betalactamases associados a penicilinas.

Alguns antibióticos, como as penicilinas, cefalosporinas, macrolídeos e tetraciclinas, são largamente empregados em odontologia, por serem efetivos contra a maioria das colônias bacterianas da flora bucal normal; outros, como clindamicina, quinolonas, rifampicina, inbidores da betalactamase e metronidazol, possuem aplicação específica quando microrganismos anaeróbios estão envolvidos ou em pacientes alérgicos.

O tratamento das infecções de interesse do cirurgião-dentista deve incluir cirurgia ou intervenção (por exemplo, drenagem de abscesso, tratamento endodôntico, curetagem periodontal), de maior ou menor porte; tratamento sistêmico de suporte como controle da dor e inflamação, cuidados com hidratação e estado geral do paciente, controle da glicemia e pressão arterial, entre outros. Estes tratamentos têm por objetivo evitar a disseminação da infecção, reduzir o número de bactérias no foco da infecção e prevenir a bacteriemia.

As infecções que acometem a cavidade bucal podem ser classificadas da seguinte maneira:

- **Odontogênicas** – cáries, pulpites, abscesso periapical, gengivite, periodontite, pericoronarite, osteíte e infecção dos espaços aponeuróticos.
- **Não odontogênicas** – infecções da mucosa bucal, glândulas salivares, língua, entre outras.

## PRINCIPAIS GRUPOS DE ANTIBIÓTICOS UTILIZADOS EM ODONTOLOGIA

### Penicilinas

As penicilinas possuem atividade bactericida, sendo atóxicas para as células humanas. As penicilinas naturais não possuem ampla utilização na clínica diária dos cirurgiões-dentistas, porquanto são administradas pelas vias intramuscular e intravenosa. Já as penicilinas biossintéticas possuem ação semelhante às naturais, porém com resultados menos marcantes, já que são utilizadas por via oral e dependem, portanto, de absorção intestinal. Deste grupo o antibiótico mais utilizado para abscessos dentoalveolares agudos é a fenoxmetil penicilina (Pen-Ve-Oral®).

- **Posologia:** crianças com menos de 12 anos, recomenda-se a utilização de 25.000 a 90.000 U/kg/dia, divididas em 4 administrações. Para adultos e crianças acima de 12 anos, um comprimido de 6/6 horas, durante 10 dias.

As penicilinas semissintéticas são as mais utilizadas, destacando-se no grupo a ampicilina e, seu derivado, amoxicilina.

### Posologia

- **Ampicilina:**
  - **Adultos:** 250-500 mg a cada 6 horas (durante 10 dias).
  - **Crianças:** 25-50 mg/kg/dia em doses iguais a cada 6 h.
- **Amoxicilina:**
  - **Adultos:** 500 a 1.000 mg, 3 vezes ao dia (de 8/8 horas).
  - **Crianças:** 25 a 50 mg/kg/dia, em 3 tomadas (de 8/8 horas).

## Cefalosporinas

Em geral, não são utilizadas para infecções odontogênicas. Não configuram boa opção como substituto das penicilinas, porque não possuem grande eficiência em infecções perirradiculares e periodontais e os pacientes elérgicos às penicilinas podem ser sensíveis também às cefalosporinas (em cerca de 20% dos casos).

No grupos das cefalosporinas destacam-se as de terceira geração, cuja principal característica é a atuação sobre germes Gram-negativos multirresistentes. Porém, exatamente por isso e devido aos preços bastante elevados ficam reservadas para infecções graves.

## Macrolídeos

Ao grupo dos macrolídeos pertencem eritromicina, espiramicina, roxitromicina, claritomicina, azitromicina e outros mais recentes e pouco usados.

A eritromicina, utilizada por via oral, configura-se como segunda escolha nos pacientes alérgicos à penicilina, porém com a ressalva de menor eficiência nas infecções orais.

A azitromicina, em virtude de sua alta e prolongada concentração tecidual, é mais indicada para infecções odontogênicas.

### Posologia

- **Azitromicina:**
  - **Adultos:** 500 mg, 1 vez ao dia, durante 3 a 5 dias.
  - **Crianças:** 10 mg/kg/dia, dose única diária, durante 3 a 5 dias.

## Tetraciclinas

As tetraciclinas são antibióticos bacteriostáticos de largo espectro. Apesar de, em Odontologia, não serem de primeira escolha, são eficazes, principalmente minociclina e doxiciclina, nas infecções específicas periodontais e endodônticas. No entanto, merece especial atenção a impregnação dos dentes por esses antibióticos, causando com grande frequência manchas amareladas ou castanhas, quando administrados durante a gravidez ou em crianças menores de 12 anos de idade. Se as doses forem elevadas ou o antibiótico administrado por muito tempo, pode-se observar hipoplasia do esmalte com predisposição à cárie dental.

### Posologia

- **Doxiciclina** – dose inicial de 200 mg (2 comprimidos). Continuar com 100 mg (1 comprimido) a cada 24 horas.
- **Minociclina** – 200 mg iniciais (2 comprimidos) e seguir com 100 mg (1 comprimido) a cada 12 horas.

## Clindamicina

É antibiótico bacteriostático e seu espectro de ação inclui bactérias aeróbias (*Streptococcus pyogenes, S. agalactiae, S. pneumoniae, S. viridans, Staphylococcus aureus, S. epidermidis*) e anaeróbias (*Bacteroides fragilis, Clostridium*)). É usada tanto por via oral como parenteral. Deve ser destacada sua boa concentração no tecido ósseo, sítio de difícil acesso para a maioria dos antimicrobianos. Encontra boa indicação nos pacientes alérgicos às penicilinas.

### Posologia

- **Adulto:** 150 a 300 mg a cada 6 ou 8 horas.
- **Crianças:** 20 a 40 mg/kg/dia, em 3 ou 4 doses iguais.

## Quinolonas

Ciprofloxacino é a quinolona mais utilizada para infecções odontogências. No entanto, sua prescrição restringe-se a casos de infecções persistentes ou secundárias e nessas situações é preferível que o cirurgião-dentista obtenha a identificação da bactéria, por meio da cultura, para realizar sua prescrição.

### Posologia

**Ciprofloxacino** – adulto 500 mg de 12 horas em 12 horas.

Obs.: ciprofloxacino, como as demais quinolonas, são contraindicados em menores de 12 anos de idade.

## Metronidazol

Metronidazol é o antibiótico ativo contra bactérias anaeróbias, porém não costuma ser prescrito isoladamente, sendo frequentemente associado a penicilinas, clindamicina ou ciprofloxacino.

### Posologia

Metronidazol + amoxicilina.

**Adultos** – 250 mg + 500 mg de 8/8 horas.

## INIBIDORES DE BETALACTAMASES

Os inibidores de betalactamases são substâncias que apresentam extrema afinidade com as betalactamases que algumas bactérias produzem, com a finalidade de inativar antibióticos betalactâmicos. Sua ação consiste basicamente na forte ligação com essas enzimas (betalactamases), evitando que o antibiótico seja atingido e inativado.

Atualmente dois inibidores de betalactamases são utilizados em clínica odontológica: ácido clavulânico e sulbatam. Ambos são capazes de inibir a ação da maioria das betalactamases (exceto as elaboradas pelas enterobactérias) e comumente associados a aminopenicilinas (ampicilina e amoxicilina).

## CONCLUSÃO

É preciso conhecer profundamente os fármacos que possuem efetividade contra os microrganismos presentes na microbiota bucal normal, pois, dessa maneira, pode-se empregar antibióticos mais potentes e com menor efeito tóxico, para combater determinada infecção.

Deve-se analisar cuidadosamente cada caso e somente administrar a antibioticoterapia quando realmente estiver indicada, pois, ao longo do tempo, muitos antibióticos estão se tornando inúteis devido ao desenvolvimento de resistência bacteriana. Isso impõe a utilização de drogas mais potentes que, além de também estarem sujeitas à inativação, podem apresentar toxicidade sobre o organismo do paciente.

A terapêutica antibiótica é adjuvante no tratamento das infecções odontogênicas, periodontais e endodônticas, não devendo, em hipótese alguma, ser utilizada como única forma de tratamento.

Como profissionais de saúde aptos a prescrever, é nosso dever contribuir para garantir que, no futuro, os antibióticos ainda sejam eficazes contra doenças infecciosas. Para tanto é importante estarmos bem informados e agirmos conscientemente, reconhecendo as indicações para seu uso responsável e criterioso na prática odontológica.

## REFERÊNCIAS

Andrade ED. Terapêutica Medicamentosa em Odontologia. 2ª ed. Artes Médicas; 2006. 240p.

Carranza FA, et al. Periodontia Clínica.10ª ed. Rio de Janeiro: Elsevier; 2007. p. 798-810.

Lopes HP, Siqueira JF Jr. Endodontia: Biologia e Técnica. 3ª ed. Rio de Janeiro: Guanabara Koogan; 2010. P. 791-814.

Wannacher L, Ferreira MBC. Farmacologia Clínica para Dentistas. 2ª ed. Rio de Janeiro: Guanabara Koogan; 1999. 568p.

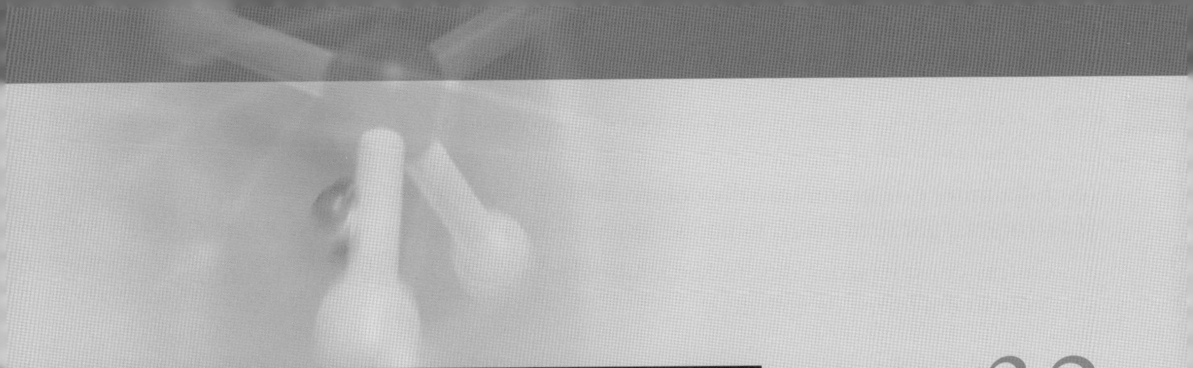

capítulo 32

Sheila Mota Cavalcante

# ANTIBIÓTICOS EM OFTALMOLOGIA

No tratamento da infecção, o antibiótico deve exercer seu efeito no microrganismo invasor com o mínimo de lesão às células do hospedeiro. Mesmo os mais potentes antibióticos não curam a infecção apenas por erradicar o agente causador, mas dependem dos mecanismos de defesa humoral e celular do organismo tratado.

Como já abordado em capítulos anteriores, é necessário, para uma prescrição eficiente dos antimicrobianos, além do diagnóstico etiológico, considerar o diagnóstico topográfico, conhecimento da dinâmica do fármaco (difusão) e do hospedeiro.

Tratando-se de doenças oculares e perioculares, deve-se ter em mente algumas particularidades do globo ocular e seus anexos: as conjuntivas absorvem, com facilidade, as substâncias administradas por via tópica; a córnea apresenta concentrações pequenas dos antimicrobianos, após instilação de colírios, porém, essa concentração aumenta quando há inflamação e desepitelização da sua superfície; a via sistêmica, quando comparada à injeção subconjuntival, para administração de antibióticos na córnea, é muito inferior; a administração de antimicrobianos por via intraocular fica restrita aos casos de infecção grave com envolvimento das estruturas internas do olho (endoftalmite) e de perfuração do globo ocular. Essa via pode causar lesões irreversíveis às estruturas, por toxicidade, se não se observarem as diluições corretas dos fármacos.

Outras considerações devem ser lembradas, quando decidimos pela utilização de antibióticos em forma de colírio:

- Colírios são medicamentos de uso tópico ocular, que podem ser líquidos ou pastosos. Porém, na prática, utilizamos o termo colírio para designar o colírio líquido e o termo pomada oftálmica para designar o colírio pastoso.
- É simples, eficiente, econômico e de excelente tolerância.
- Atua nas afecções superficiais e profundas do olho.
- A eficiência do tratamento com colírio depende: da indicação adequada, da frequência de instilações, do veículo e da concentração do fármaco.
- Colírio é mais fácil de usar, permanece menos tempo em contato com a superfície ocular externa, deixa poucos resíduos e, em geral, não altera a acuidade visual.
- Pomada permanece mais tempo na superfície ocular, embaça a visão, é de uso mais complicado e desconfortável, deixando as pálpebras engorduradas. São utilizadas, preferencialmente, à noite, na hora de dormir ou em afecções palpebrais.
- Procede-se à instilação de 1 gota no fundo de saco conjuntival, durante o mínimo de 7 dias, em frequência a ser definida de acordo com o fármaco, localização e gravidade do processo infeccioso.
- Colírios fortificados são colírios com concentração muito acima do usual, estando indicados em casos graves, com risco de perda do órgão, como as úlceras de córnea ou as endoftalmites. Não são comercializados, devendo ser formulados conforme apresentação a seguir.

A associação de antibióticos sistêmicos ou tópicos é, muitas vezes, uma necessidade, especialmente quando as consequências do processo infeccioso podem ser muito graves, como a perda da função do órgão (no caso aqui, a cegueira).

A associação de antibióticos e corticosteroides em forma de colírio pode ser muito útil e prática, contudo não se pode esquecer as complicações advindas da utilização de esteroides tópicos como: glaucoma cortisônico, catarata, ação potencializadora na proliferação de fungos, herpes-vírus e outros microrganismos, retardo no processo de cicatrização, especialmente quando há solução de continuidade corneana. É importante limitar os dias de sua utilização e orientar o acompanhamento por especialista.

Quando não há tempo para se esperar a confirmação do agente patógeno e considerando-se a resistência bacteriana, nos casos de infecção vítrea com endoftalmite, é praxe a associação de dois antibióticos com espectros de ação que se completam, em vias múltiplas (intravenosa, injeção intravítrea, injeção subconjuntival e tópica – colírio), buscando-se a garantia de ação rápida e eficiente.

Visando à facilidade de consulta das informações aqui destacadas, as indicações do uso dos antibióticos em oftalmologia serão apresentadas considerando as doenças, estando assim divididas de acordo com sua topografia, como a seguir.

1. **Pele** – hordéolos/meibomites/blefarites.
2. **Conjuntivas** – conjuntivites bacterianas.
3. **Córnea** – ceratites infecciosas (úlceras de córnea).
4. **Órbita** – celulite orbital.
5. **Vítreo** – vitreíte/endoftalmite.
6. **Retina e coroide** – coriorretinites/uveítes (toxoplasmose).
7. **Nervo óptico** – neurites infecciosas.
8. **Terapêutica profilática pré e pós-operatória e pós-traumática.**
9. **Toxicidade ocular dos antibióticos.**
10. **Lista de antimicrobianos com apresentação tópica.**

## HODÉOLOS

A infecção aguda das glândulas sebáceas de Zeis (hordéolo externo) e de Meibomius (hordéolo interno), localizadas nas bordas palpebrais próximas às raízes dos cílios, podem produzir abscessos palpebrais.

## MEIBOMITE

Inflamação crônica, em geral infectada das glândulas de Meibomius.

## BLEFARITES

Na prática, é termo utilizado para definir inflamação da margem palpebral, com incidência muito frequente.

Flora bacteriana da face conjuntival:

- **Aeróbios** – *Staphylococcus epidermidis, Streptococcus* sp., *Corynebacterium* sp., *Staphylococcus* sp., *Neisseria* sp., *Haemophilus* sp., *Pseudomonas* sp., *Micrococcus* sp.
- **Anaeróbios** – *Propionibacterium acnes, Peptostreptococcus* sp., *Lactobacillus* sp., *Clostridium* sp., *Eubacterium* sp.

Flora bacteriana da face cutânea:

- *Staphylococcus epidermidis* – 94%.
- *Propionibacterium acnes* – 87%.

- *Corynebacterium* spp. – 64%.
- *Staphylococcus aureus* – 13%.

Agentes etiológicos mais frequentes nas infecções palpebrais:

- **Blefarite aguda** – *Staphylococcus aureus, Staphylococcus epidermidis*, espécies de *Corynebacterium* e de *Propionibacterium.*
- **Blefarite crônica** – *Staphylococcus aureus, Staphylococcus epidermidis*, espécies de *Corynebacterium* e de *Propionibacterium.*
- **Blefarite angular (ângulo entre as pálpebras superior e inferior)** – *Moraxella lacunata, Staphylococcus aureus.*
- **Hordéolo** – *Staphylococcus aureus.*

### Tratamento

- Neomicina/polimixina B pomada 3 vezes ao dia durante 7 dias.
- Ciprofloxacino pomada 3 vezes ao dia durante 7 dias.
- Tetraciclina 250 mg de 6/6h, durante 14 dias – blefarite ou meibomite estafilocócica.
- Higiene das bordas palpebrais com xampu infantil neutro.
- Compressa morna nos hordéolos.

## CONJUNTIVITES

Hiperagudas, agudas e crônicas.

### Hiperagudas (aparecimento em 12 horas)

Agentes etiológicos – *Neisseria gonorrhoeae, Neisseria meningitidis.*

#### Tratamento

Com comprometimento da córnea – hospitalizar, acompanhamento de pediatra e/ou infectologista. Acompanhamento diário com oftalmologista.

- Ceftriaxona 1 g, IV, de 12/12 horas, durante 3-7 dias (25-50 mg/kg/dia) – crianças dose máxima/dia, 125 mg.
- Penicilina G potássica 100.000 U/kg/dia, IV, de 3/3 horas, durante 7 dias – atualmente pouco utilizada, em virtude de mecanismos de resistência da *N. gonorrhoeae.* Associar 1 g de probenecide (VO) antes.

Sem comprometimento da córnea:

- Ceftriaxona 1g, IM – dose única.

### Tópico

- Irrigar com solução fisiológica de 1/1 hora, até que a secreção melhore.
- Colírio quinolona 4-6 vezes ao dia (ciprofloxacino a 0,3%, lomefloxacino a 0,3%) ou eritromicina a 0,5% pomada oftálmica 4 vezes ao dia.

## Agudas (duração de até 3 semanas)

### Viral

Agente etiológico – vírus: principal adenovírus.

#### Tratamento

Lágrimas artificiais 5 vezes ao dia, durante 1 mês, compressas frias, corticosteroides tópicos conforme gravidade do quadro. Remoção de membranas e pseudomembranas com cotonete ou pinça. *Não é necessário usar antibiótico tópico.*

### Bacteriana

Agentes etiológicos – hospedeiros normais (contaminação exógena: mãos e trato genital; contaminação endógena: face, pálpebras, aparelho lacrimal, nariz, seios paranasais, hematogênica) – *S. aureus, S. epidermidis, S. pneumoniae, S. pyogenes, H. influenzae* (crianças), *N. gonorrhoae* (recém-nascidos e adultos), *Moraxella* sp.

#### Tratamento

- Colírios de antibiótico de amplo espectro 4-6 vezes ao dia, durante 10-15 dias.
  - **Cocos gram-positivos** – eritromicina a 0,5%/bacitracina 5.000 UI.
  - **Bacilos gram-negativos** – quinolonas (ciprofloxacino a 0,3%, lomefloxacino a 0,3% ou ofloxacino/tobramicina a 0,3% ou gentamicina a 0,3%).
- Colírios de corticosteroides (associação) – descartar herpes e lesão corneana.
- Colher material conjuntival para citologia, bacterioscopia, cultura e antibiograma nos casos refratários, pacientes imunodeprimidos ou com doença ocular crônica.
- Antibiótico por via oral ou parenteral (ceftriaxona) em casos graves ou com envolvimento sistêmico.

## Crônicas (duração além de 3 semanas)

Etiologia variada – infecciosa, alérgica, tóxica, cicatricial e mecânica.

### Papilar bacteriana

Agentes etiológicos – *S. aureus, S. viridans, S. pneumoniae, Proteus* sp., *Klebsiella* sp., *Serratia* sp., associação com blefarites e meibomites, mais comum por *Staphylococcus.*

### Tratamento

- Higiene das pálpebras com xampu neutro.
- Pomadas de antibióticos: bacitracina 5.000 UI/sulfas/tetraciclina.
- Corticoides associados na pomada oftálmica nos casos de comprometimento corneano (infiltrados, flictênulas e úlcera marginal).

## Folicular infecciosa

Conjuntivite de inclusão do adulto – sorotipos D e K de *Chlamydia trachomatis*. Associação com uretrite e cervicite.

### Tratamento

Sistêmico – casal simultaneamente. Tetraciclina 500 mg, VO, 4 vezes ao dia, durante 3-4 semanas, ou doxaciclina (100 mg VO, 2 vezes ao dia, durante 7 dias) ou eritromicina (500 mg, VO, 4 vezes ao dia, durante 2 semanas) ou azitromicina (1 g, VO, dose única).

## Tracoma

Agentes etiológicos 2 sorotipos A e C de *Chlamydia trachomatis.*

Segunda causa de cegueira no mundo (OMS).

### Tratamento

- **Tópico** – tetraciclina a 1% pomada oftálmica (manipulação) 2 vezes ao dia, durante 6 semanas.
- **Sistêmico** – tetraciclina 250 mg, VO, 4 vezes ao dia, durate 3 semanas, ou doxiciclina (100 mg, VO, 2 vezes ao dia, durante 3 semanas) ou eritromicina (500 mg, VO, 4 vezes ao dia, durante 3 semanas) ou azitromicina (1 g, VO, dose única) – evitar em crianças, gestantes ou lactantes.

## *Moraxella* (causa frequente de blefarite angular)

### Tratamento

Bacitracina pomada oftálmica 5.000 UI (manipulação) ou eritromicina a 0,5%.

## Síndrome oculoglandular de Parinaud

Agentes etiológicos – *Bartonella hanselae* (doença da arranhadura do gato), tularemia, lues, tuberculose.

### Tratamento

- **Tópico** – gentamicina colírio 4 vezes ao dia, durante 2 semanas, ou bacitracina pomada.
- **Sistêmico** – ciprofloxacino 750 mg, VO, de 12/12h.
- **Específico** – de acordo com a etiologia.

## CONJUNTIVITES NEONATAIS INFECCIOSAS (APARECIMENTO ATÉ O 28º DIA DE VIDA)

### Oftalmia neonatal

Cultura da secreção conjuntival em ágar-sangue e chocolate, estudo citológico (giemsa), bacterioscópico (Gram) e pesquisa para *Chlamydia.*

Agentes etiológicos:

- *Chlamydia trachomatis* – 73% do total de conjuntivites neonatais. Mais comum a partir do 7º dia de vida.
- *Neisseria gonorrhoeae* – 15%. Em geral surge até o 3º dia de vida.
- *S. aureus* – 8-46%: Em qualquer época.
- Outros – *S. pneumoniae, H. influenzae*, herpes-vírus.

#### Tratamento

- Profilaxia com colírio de nitrato de prata a 1%.
- Quinolonas colírios (ciprofloxacino a 0,3%, lomefloxacino a 0,3%) 4 vezes ao dia – inicia-se colírio até a identificação do agente, com posterior tratamento específico.
- Específico – quando da identificação do agente (ver em Conjuntivites hiperagudas e agudas). Ceftriaxona 125 mg, IM, de 6/6 horas, durante 2 dias.
- Tratar a mãe nos casos de *Chlamydia.*

## CERATITES BACTERIANAS (ÚLCERAS)

O comprometimento corneano por infecções bacterianas tem sido um quadro importante na prática oftalmológica. O uso de lentes de contato e técnicas cirúrgicas na superfície corneana (refrativas) têm lugar na sua gênese.

Agentes etiológicos – *S. aureus, S. epidermidis, S. pneumoniae, P. aeruginosa*, enterobactérias (*Proteus, Enterobacter, Serratia*).

#### Tratamento

Preferencialmente tópico, já que as drogas sistêmicas apresentam menor penetração e eficácia nas ceratites.

Obtenção de amostras de material colhido das bordas da lesão para cultura, citologia e bacterioscopia, bem como antibiograma.

#### Tópico

- Cefalotina colírio fortificado 50 mg/ml + gentamicina colírio fortificado 9-14mg/ml (ou tobramicina fortificado a 9-14 mg/ml) de 1/1 h, durante 48-72 h – iniciar 1 gota 1/1 min durante 5 minutos e depois 1 gota 5/5 minutos, durante 15 minutos.

- Ciprofloxacino colírio 1/1 h, durante 24-48 h, em casos mais leves com baixo risco de comprometimento visual, seguida por redução progressiva da frequência, diante da resposta favorável ao tratamento.

O uso de medicação subconjuntival não garante melhor concentração do que o colírio fortificado. Tem indicação na suspeita de não adesão à posologia tópica ou na dificuldade de se preparar o colírio fortificado.

## CERATITES MICÓTICAS

Têm como causa mais frequente o traumatismo ocular com vegetais.

Agentes etiológicos:

- **Fungos filamentosos** – *F. solani* (clima quente, olhos saudáveis).
- **Fungos leveduriformes** – *Candida* sp. (clima frio, doença ocular preexistente – atopia, olho seco ou uso de corticoide).

### Tratamento

- Diferenciar fungo filamentoso ou leveduriforme.
- Considerar limitação do espectro de ação, instabilidade e penetração insatisfatória do fármaco na córnea, além da toxicidade ocular e sistêmica. Epitélio da córnea constitui importante barreira, dificultando a penetração estromal das drogas antifúngicas, estando indicado seu desbridamento durante o tratamento.
- Anfotericina B a 0,15% colírio 1/1 h (leveduras).

Remoção diária do epitélio corneano:

- Pimaricina a 5%, colírio, 1/1 h (natamicina) (filamentos).
- Cetoconazol a 1-5%, colírio (leveduras e filamentos) e VO.
- Fluconazol (leveduriformes): VO – bons níveis no interior do olho e córnea.
- Miconazol a 1%, colírio e pomada oftálmica (*Candida* sp. e *Aspergillus* spp.).

## CERATITE POR *ACANTHAMOEBA*

A ceratite por *Acanthamoeba* (protozoário de vida livre, encontrado no ar, solo e água) é uma doença grave e com incidência crescente na população brasileira, cujo principal fator predisponente é o uso de lentes de contato, devido à utilização de água destilada ou soros caseiros para limpeza e armazenamento das lentes.

### Tratamento

Isotionato de propamidina a 0,1% (Brolene®) combinado com neomicina/polimixina B/gramicidina (Neosporin®) a cada 30 minutos, alternando os colírios a cada medicação administrada, durante 3 dias, com redução progressiva da frequência de 1/1 h (vigília) e 2/2 h (enquanto dorme), durante 3 dias. Conforme resposta clínica, apenas na vigília 2/2 h, 1 semana, 3/3 h, 1 semana, 4/4 h, 2 semanas. Manutenção tardia por 1 ano, ambos os colírios 4 vezes ao dia.

## CELULITE ORBITÁRIA INFECCIOSA

**Celulite bacteriana pré-septal** (processo infeccioso se estende até o septo palpebral) relacionada com trauma, infecções palpebrais ou sinusais ou erisipela.

Agentes etiológicos – *H. influenzae* (crianças até 5 anos), *S. pneumoniae, S. aureus*, anaeróbios e Gram-negativos (história de ferimento animal).

Tratamento sistêmico:

- Ampicilina, cloranfenicol ou cefoxitina (crianças até 5 anos).
- Oxacilina, clindamicina ou vancomicina (maiores de 5 anos).

**Celulite bacteriana orbitária** – (infecção envolve a região posterior ao septo).

Maior gravidade, relacionada com infecções da face, pálpebras e seios paranasais, infecção dentária, traumas e corpo estranho.

Cultura, hemograma, função renal, TC de órbitas.

Agentes etiológicos – *Staphylococcus aureus, H. influenzae* (crianças até 5 anos).

Tratamento – observação diária, acompanhamento com pediatra.

- Cefalosporina de primeira geração, IV, combinada com gentamicina, IV.
- Oxacilina: havendo porta de entrada.
- Clindamicina ou vancomicina: casos de resistência.
- Clindamicina associada a ceftriaxona e metronidazol: sinusopatia crônica (Gram-negativos e anaeróbios).

## ENDOFTALMITE BACTERIANA

Doença grave, com infecção envolvendo estruturas internas intraoculares, em especial o vítreo e a retina, bem como a câmara anterior.

Agentes etiológicos:

- Endoftalmite após cirurgia intraocular (62%)
  - **Bactérias Gram-positivas** – *Staphylococcus epidermidis, Streptococcus* spp., *Staphylococcus aureus, Propionibacterium acnes, Bacillus cereus.*
  - **Bactérias Gram-negativas** – *Pseudomonas, Proteus, Haemophilus, Klebsiella, Coliforme* spp.

- **Fungos** – *Candida parapilosis, Aspergillus, Cephalosporium* spp.

- Endoftalmite após trauma penetrante (20%).

*Bacillus cereus*

- Endoftalmite em cirurgia antiglaucomatosa (bolha filtrante) (10%).

*Streptococcus*

- Endoftalmite secundária à infecção metastática (8%).

*Staphylococcus, Streptococcus* spp., *Klebsiella, Escherichia coli, Nocardia, Candida, Aspergillus.*

### Tratamento

**Precoce (aguda)**

- **Intraocular** – injeção intravítrea via *pars plana*
  - Vancomicina 1 mg/0,1 ml.
  - Ceftazidima 2,25 mg/0,1 ml ou gentamicina 1 mg/0,1 ml ou amicacina 14 mg/0,1 ml.
  - Dexametasona 0,4 mg/0,1 ml.
- **Periocular** – injeção subconjuntival
  - Vancomicina 50 mg/ml.
  - Ceftazidima 100 mg/ml ou gentamicina 20 mg/ml.
  - Dexametasona 12-24 mg.
- **Tópicos** – colírios fortificados
  - Vancomicina 50 mg/ml.
  - Ceftazidima 100 mg ou gentamicina 20 mg.
  - Dexametasona 12-24 mg.
- **Sistêmico:**
  - Vancomicina 1g, IV, de 12/12 h.
  - Ceftazidima 1g, IV, de 12/12 h ou apenas ciprofloxacino 750 mg, VO, de 12/12h (se microrganismos sensíveis).

## Tardia (bacteriana *vs.* fúngica)

- **Intraocular** – injeção intravítrea via *pars plana*
  - Vancomicina 1 mg/0,1 ml (bacteriana) ou anfotericina B 0,005 mg/ml (fúngica).
  - Dexametasona 0,4 mg/0,1 ml.
- **Periocular** – injeção subconjuntival

- Vancomicina 50 mg/ml.
- Ceftazidima 100 mg ou gentamicina 20 mg.
- Dexametasona 12-24 mg.

- **Tópicos** – colírios fortificados
  - Vancomicina 50 mg/ml de 1/1 h.
  - Dexametasona colírio e/ou cicloplégico colírio.

## CORIORRETINITES INFECCIOSAS (UVEÍTES POSTERIORES)

### Toxoplasmose ocular (retinocoroidite)

Alta prevalência no Brasil – problema de saúde pública.

Agente etiológico – *Toxoplasma gondii.*

#### Tratamento

Recém-nascidos com sorologia positiva, mesmo sem sinais clínicos ou qualquer idade com lesões que comprometam a visão – *tratar.*

Crianças maiores e adultos com lesões retinianas pequenas, periféricas e com pouca reação vítrea – *não tratar, porém observar.*

- Sulfadiazina 2 comprimidos de 500 mg de 6/6 h, durante 4-6 semanas (100-150 mg/kg/dia em crianças).
- Pirimetamina (Daraprim®) 1 mg/kg/dia (máximo 50 mg/dia), durante 4-6 semanas – 1 comprimido 25 mg de 12/12 h, com dose de ataque de 2 mg/kg/dia nos 3 primeiros dias.
- Ácido folínico (Leucovorin®) 7,5mg/dia – suporte pela interferência da pirimetamina no metabolismo do folato. Controle hematológico semanal.
- Prednisona 40 mg, VO, 1 vez ao dia, 48 h após o início do tratamento específico.
- Segunda linha – clindamicina, espiramicina, sulfametoxazol-trimetoprima.

## NEURITES ÓPTICAS INFECCIOSAS

### Sífilis

Neurorretinite, papilite e perineurite óptica são manifestações que ocorrem no estágio secundário e secundário tardio da sífilis, enquanto a atrofia óptica é geralmente observada na sífilis terciária.

#### Tratamento

Acompanhamento com infectologista.

Penicilina G potássica 4 milhões de unidades, IV, de 4/4 h, durante 10-14 dias.

## PREVENÇÃO DE INFECÇÃO NA CIRURGIA INTRAOCULAR

Durante o procedimento cirúrgico, ocorrem alterações locais e sistêmicas no paciente que podem facilitar a instalação de um processo infeccioso. Os fatores de risco mais importantes para o desenvolvimento de infecção após cirurgia oftalmológica são: falhas na preparação pré-operatória do paciente, técnica cirúrgica inadequada, múltiplas cirurgias no mesmo olho e presença de tecidos desvitalizados.

Agentes etiológicos mais frequentemente envolvidos – *S. aureus, S. epidermidis, S. pneumoniae* e *P. aeruginosa.*

- Iodopovidona a 5%, 1 gota a cada 2 minutos antes da cirurgia, seguida de copiosa irrigação com solução salina balanceada.
- Quinolonas de quarta geração, uso tópico – moxifloxacino a 0,5% e gatifloxacino a 0,3%, 1 gota 4 vezes ao dia com início 3 dias antes da cirurgia, ou
  - 1 gota 4 vezes ao dia, com início 1 dia antes da cirurgia, ou
  - 1 gota a cada 30 minutos, 2 h antes da cirurgia.

## PREVENÇÃO DE INFECÇÃO NO TRAUMATISMO OCULAR ABERTO

A endoftalmite é uma complicação grave nos traumatismos oculares. Sua ocorrência varia na literatura de 2 a 13,3%, sendo mais comum nos traumatismos em áreas rurais, naqueles associados com corpo estranho intraocular e nos casos em que a reparação cirúrgica é feita 24 horas após o traumatismo.

A profilaxia da infecção pós-traumatismo ocular está indicada pelo alto risco de contaminação e prognóstico reservado das endoftalmites.

Como o traumatismo altera todas as barreiras hematológicas oculares, justifica-se a administração dos antibióticos por via intravenosa, iniciada no momento do diagnóstico e mantida até 2 dias após o procedimento cirúrgico.

Agentes etiológicos – S. *epidermidis,* S. *aureus, Streptoccoccus, Proteus* e *Pseudomonas.* B. *cereus* – casos de corpo estranho intraocular (CEIO).

- Cefalosporina de primeira geração combinada com aminoglicosídeo
  - Cefazolina 1-6 g, IM ou IV, de 6/6 h.
  - Gentamicina 3-5 mg/kg, IM ou IV, ou tobramicina 3-8mg/kg, IM ou IV, ou clindamicina ou vancomicina.

Amicacina

Quinolona de quarta geração em colírio – moxifloxacino a 0,5% ou gatifloxacino a 0,3%, 4 vezes ao dia, durante 7-10 dias.

## TOXICIDADE OCULAR DOS ANTIBIÓTICOS

- **Cloranfenicol** – diminuição visual, atrofia óptica, neurite óptica ou retrobulbar, ambliopia tóxica, alterações no campo visual.
- **Cloroquina** – opacficação da córnea, diminuição visual, degeneração macular, alterações no campo visual.
- **Doxiciclina, tetraciclina** – diminuição visual, miopia, papiledema, fotofobia, fotossensibilidade, pseudotumor cerebral.
- **Estreptomicina** – nistagmo, neurite óptica, ptose, ambliopia tóxica, alterações no campo visual.
- **Etambutol** – diminuição visual, discromatopsia, atrofia óptica, neurite óptica, alterações do campo visual.
- **Gentamicina** – diminuição visual, papiledema, pseudotumor cerebral.
- **Isoniazida** – diminuição visual, discromatopsia, midríase, nistagmo, atrofia óptica, neurite óptica, papiledema, paralisia da acomodação, alterações do campo visual.
- **Ácido nalidíxico** – sensações visuais anormais, diplopia, discromatopsia, papiledema, fotofobia.
- **Neomicina** – reações alérgicas, conjuntivite folicular, ceratite punctata.
- **Nitrofurantoína** – conjuntivite, nistagmo, papiledema, fotossensibilidade, pseudotumor cerebral.
- **Polimixina B** – reações alérgicas, conjuntivite, dor ocular.
- **Sulfonamidas** – conjuntivite, diminuição visual, miopia, síndrome de Stevens-Johnson.

## ANTIMICROBIANOS – COLÍRIOS E POMADAS OFTÁLMICAS

### Princípio ativo e nomenclatura comercial

- Ciprofloxacino, cloridrato – 3,5 mg a 0,3% (Biamotil® colírio e pomada, Ciloxan® colírio e pomada, Cipronom® colírio, Maxiflox® colírio e pomada).
- Cloranfenicol 4 mg (Mloranfenicol® colírio).
- Cloranfenicol 5 mg (Epitezam® pomada, Regencel® pomada, Uni Fenicol® colírio).
- Cloranfenicol 10 mg + sulfacetamida sódica 100 mg (Sulnil® pomada).
- Gatifloxacino 3 mg (Zymar® colírio).
- Gentamicina, sulfato 5 mg (Gentamicina colírio e pomada).
- Moxifloxacino 5 mg (Vigamox® colírio).
- Lomefloxacino 3 mg (Okacin® colírio).
- Norfloxacino 3 mg (Chibroxin® colírio).

- Ofloxacino 3 mg (Genoxacin® colírio, Nostil® colírio, Oflox® colírio, Ofloxacino® colírio).
- Oxitetraciclina 5 mg + polimixina B, sulfato 10.000 UI (Terramicina® pomada).
- Sulfacetamida sódica 100 mg + cloranfenicol 5 mg (colírio) 10 mg (pomada) (Sulnil® colírio e pomada).
- Tobramicina 3 mg (Tobragan® colírio, Tobra® M colírio, Tobracin® colírio e pomada, Tobramicina® colírio, Tobranom® colírio e pomada, Tobrex® colírio e pomada, Toflamixina® colírio).

## ANTIMICROBIANOS ASSOCIADOS A ANTI-INFLAMATÓRIOS ESTEROIDES (betametasona, cortisona, dexametasona, fluorcinolona, fluormetolona ou prednisolona) – colírios e pomadas oftálmicas

### Princípio ativo e nomenclatura comercial

- Ciprofloxacino, cloridrato 3,5 mg (Biamotil® D colírio e pomada, Cilodex® colírio, Cylocort® colírio, Maxiflox® D colírio e pomada).
- Cloranfenicol 5 mg (Dexafenicol® colírio e pomada, Fenidex® colírio, Unifenicol colírio).
- Clortetraciclina 5 mg (Corciclen® pomada).
- Gentamicina, sulfato 5 mg (Dexamytrex® colírio e pomada, Gentacort® colírio e pomada).
- Moxifloxacino 5 mg (Vigadexa® colírio).
- Neomicina, sulfato 5 mg (Decadron® colírio, Flumex® N colírio).
- Neomicina, sulfato 7 mg (Fluo-vaso® colírio).
- Neomicina 5 mg + Polimixina B, sulfato 10.000 UI (Maxitrol® colírio e pomada, Nepodex® colírio e pomada, Polipred® colírio).
- Tobramicina 3 mg (Tobracin® D colírio e pomada, Tobracort® colírio e pomada, Tobradex® colírio e pomada, Tobramicina dexametasona® colírio).

Em artigo publicado em jornal inglês (*The Guardian, Thursday 12 August 2010*) sob título: "Você está pronto para um mundo sem antibióticos?", reflete-se sobre a possibilidade de resistência bacteriana, em alta porcentagem, às drogas disponíveis e a não existência de novos fármacos que possam substituí-los em futuro não distante. A discussão é embasada por publicações científicas do Prof. Timithy Walsh (Cardiff University) e sua equipe, entre outras, que descobriram um gene (NDM – 1), transmitido entre enterobactérias, conferindo-lhes resistência ao grupo das carbapenemas.

Assim, é responsabilidade de todos aqueles que se utilizam dessa ferramenta ter em mente os princípios fundamentais para uma boa prática, contribuindo para a manutenção de antimicrobianos viáveis pelo maior tempo possível.

## REFERÊNCIAS

Abad L E. Toxicologia Ocular. Rio de Janeiro: Revinter; 2006.

Abib FC. Grupos farmacológicos e princípios ativos, microbiologia ocular. Terapêutica Farmacológica em Oftalmologia. 7ª ed. Rio de Janeiro: Guanabara Koogan. 2008-2009.

Adan CBD, Mascaro V. Infecções oculares: conjuntivites. Atualidades: doenças externas e córnea. São Paulo: DEOC-UNIFESP; 2002.

Alvarenga LS, Freitas D. Infecções oculares: ceratite herpética e por acanthamoeba. Atualidades: doenças externas e córnea. São Paulo: DEOC-UNIFESP; 2002.

Belfort R Jr, Bonomo PP. Moléstias Infecciosas. Oftalmologia e Clínica Médica. São Paulo: Roca; 1983.

Kumarasamy KK, Toleman MA, Walsh TR, Bagaria J, Butt F, et al. Emergency of a new antibiotic resistance mechanism in India, Pakistan, and the UK: a molecular, biological, and epidemiological study. Lancet Infect Dis. 2010;10:597-602.

Lima ALH, Melamed J, Calixto N. Drogas usadas em oftalmologia e terapêutica clínica das afecções oculares. Terapêutica Clínica Ocular. São Paulo: Roca; 1985.

Ramos DO. Considerações em terapêutica ocular. Curso de Atualização Médica CREMAL. Maceió/AL; 2002.

Santos WD, Vieira LA. Infecções oculares: ceratites bacterianas e micóticas. Atualidades: doenças externas e córnea. Sao Paulo: DEOC-UNIFESP, 2002.

Walsh TR, Toleman MA. The emergence of pan-resistant Gram-negative pathogens merits a rapid global political response. J Antimicrob Chemoter. 2012;67:1-3.

capítulo 33

César Antônio Ataíde Amorim

# ANTIBIÓTICOS EM OTORRINOLARINGOLOGIA

As infecções de vias aéreas superiores possuem grande importância por sua incidência indiscriminada em adultos e crianças e pelo alto custo do seu tratamento que implica a aplicação de recursos materiais, que deverá ser justificada pela eficiente abordagem diagnóstica e terapêutica. Este capítulo é a nossa colaboração de especialista à atuação do médico generalista.

A escolha do tratamento mais eficaz, começa pela identificação dos agentes mais frequentemente envolvidos nas infecções otorrinolaringológicas, quais sejam:

- **Bactérias aeróbicas** – estreptococo beta-hemolítico tipo A, estreptococo tipo B, penumococo, *Moraxella catarrhalis, Staphylococcus aureus, Haemophilus influenzae.*
- **Bactérias anaeróbicas** – *Fusobacterium* sp.
- **Outras** – *Mycobacterium* (atípicos não tuberculosos).
- **Virus** – *Epstein-Barr*, adenovírus, influenza A e B, sinciciais, herpes simples
- **Fungos** – *Candida albicans, Aspergillus.*

Frequentemente, não dispondo de suporte laboratorial imediato (identificação do agente infectante e de sua sensibilidade), somos levados à escolha do antibiótico pela experiência profissional, apoiada, evidentemente, pela história clínica do paciente, seu exame físico e pelo conhecimento da biota (flora) microbiológica das vias aéreas superiores.

O quadro abaixo procura dar a ideia do que poderá ser feito antes que cheguem os resultados do laboratório

| Antibiótico | Dose | Intervalo | Tempo de uso mínimo |
|---|---|---|---|
| Amoxilina* | 30 a 50 mg/kg | 8/8 h | 10 dias |
| Amoxilina/clavulonato* | 30 a 50 mg/kg | 8/8 h | 10 dias |
| Amoxicilina/sulbactam* | 30 a 50 mg/kg | 8/8 h | 10 dias |
| Claritromicina | 10 a 15 mg/kg | 12/12 h | 10 dias |
| Azitromicina | 500 mg/kg | 24/24 h | 05 dias |
| Cefaclor | 50 mg/kg | 8/8 h | 10 dias |
| Cefuroxina | 500 mg | 12/12 h | 10 dias |
| Cefitriaxona** | 1 a 2 g | 12/12 h | 10 dias |
| Levofloxacino | 500 mg | 24/24 h | 10 dias |
| Moxifloxacino | 400 mg | 24/24 h | 7dias |
| Gentamicina | 3 a 5 mg/kg | 8/8 | 10 dias |
| Peniclina G benzatina até 20 kg*** | 600 UI | 21/21 dias | |
| Peniclina G benzatina com mais de 20 kg | 1.200.000 UI | 20/20 dias | |

*Pode ser utilizado de 12/12 horas em apresentações "BD".

** Geralmente utilizado em casos de complicações em otorrinolaringologia.

***Utilizada para profilaxia da febre reumática.

Vejamos agora as infecções mais frequentes na prática clínica otorrinolaringológica.

## FARINGOTONSILITES

As doenças que envolvem o anel de Waldayer (tonsilas palatinas), as tonsilas linguais e o tecido linfoide da faringe possuem sintomatologia inicial indistinta (disfagia, odinofagia, artralgias, mialgias). Com o tempo, a evolução clínica e o exame físico consolidarão o diagnóstico, permitindo a solicitação correta dos exames laboratoriais.

Inicialmente, podemos observar a hiperemia difusa da região faríngea, seguida de sinais com consolidação topográfica específica, como:

- Presença de placas pultáceas nas tonsilas palatinas ou linguais.
- Obstrução nasal, importante na tonsilite faríngea.
- Presença de placas unilaterais em tonsilas palatinas, que sugerem o diagnóstico de mononucleose.
- Pequenas ulcerações difusas em mucosa bucal, língua, tonsilas, bem como intensa hiperemia gengival, sugerindo infecção viral (herpangina).

Estes processos quase sempre são acompanhados de hipertrofia ganglionar cervical, dolorosa e de aparecimento súbito.

Merece destaque a eventualidade da escarlatina (estreptococo beta-hemolítico A), caracterizada por intensa hiperemia de faringe, língua "em framboesa", exantema generalizado, palidez perioral (sinal de Filatov) e descamação lamelar das regiões palmares.

Nas faringotonsilites pelo estreptococo beta-hemolítico, com ASLO acima de 200 UI, em pacientes com até 16 anos de idade, impõe-se o uso profilático de penicilina G benzatina, nos esquemas que seguem:

- Pacientes com até 20 kg – 600.000 U a cada 21 dias.
- Pacientes com mais de 20 kg – 1.200.000 U a cada 21 dias.

## RINOSSINUSITES

As infecções das vias aéreas superiores são as mais prevalentes nos seres humanos, provocando distúrbios pessoais, sendo, inclusive, grandes responsáveis por falta ao trabalho e à escola.

Os fatores etiológicos sofrem forte influência ambiental, podendo ainda estar ligados a predisposição genética, imunodeficiências e infecções várias (virais e bacterianas).

As viroses predominam entre as causas infeciosas. Assim, o uso de antibióticos é desnecessário, salvo em situações especiais, detectadas pelo médico. Entre tantas, podemos citar o prolongamento do quadro clínico e a emergência de complicações rinossinusais. Nesses casos, o diagnóstico deve ser confirmado pelos métodos de imagem, lembrando que, dada a precariedade diagnóstica da radiografia dos seios da face, torna-se necessária a tomografia, associada à videonasolaringoscopia.

Vale lembrar que as infecções rinossinusais podem evoluir para graves complicações (infecções orbitárias, encefalites), que certamente levarão o paciente ao tratamento hospitalar.

## LARINGITES

A laringe, órgão com duas funções – respiratória e fonatória –, não escapa aos processos infecciosos, que geralmente iniciam com dores, tosse inicialmente seca, podendo depois se tornar produtiva, disfonia e afonia.

O tratamento fundamenta-se no diagnóstico que, habitualmente, é clínico. Não havendo, porém, regressão dos sintomas, a videolaringoscopia se impõe.

A biota (flora) da laringe é comum à das vias aéreas superiores, ao passo que os patógenos envolvidos com as laringites são os já listados no início do capítulo. Assim, devemos usar antibióticos indicados para as infecções das vias aéreas em geral.

É relevante recomendar repouso vocal, prescrever sedativos da tosse ou mucolíticos. Em alguns casos, pode ser necessária a inalação com corticoides (beclometasona) ou mesmo seu uso por via oral.

Disfonia, disfagia e "pigarro" que permaneçam por mais de três semanas devem ser vistos por otorrinolaringologista. Nesses casos, é necessária a videolaringoscopia, para avaliação da anatomia e mobilidade das pregas vocais.

## OTITES EXTERNA E MÉDIA

As otites são processos que podem acometer tanto as orelhas externa como a média. Em ambos os casos, causam intenso desconforto pelo quadro de otalgia, hipoacusia, zumbido e sensação de plenitude auricular.

As otites externas geralmente são precedidas de banhos de imersão ou pruridos intensos, fatores desencadeantes de processos inflamatórios que serão provavelmente contaminados por estreptococos ou estafilococos.

Nas otites externas podemos observar hiperemia e edema do conduto auditivo externo. O paciente refere dor ao se tracionar o pavilhão auricular. Esses quadros podem evoluir para formação de abscessos que terão de ser drenados cirurgicamente.

A terapêutica inicial é tópica (antibióticos e corticoides). Em casos mais sérios, podemos utilizar antibióticos sistêmicos e, havendo gravidade, além dos antibióticos, estão indicados os corticoides, por via oral ou parenteral. Considerando a participação de fungos, é necessária a introdução de antifúngicos ativos contra *Candida* e *Aspergillus*.

Em diabéticos e imunodeprimidos, a otite externa com evolução desfavorável (otite externa maligna) pode complicar com necrose de pele, mastoidite, paralisia facial, sequestros ósseos. Em alguns casos, pode-se chegar à morte.

As otites médias, com alguns sintomas comuns à otite externa (otalgia, plenitude auricular, zumbidos), pode vir acompanhada por outros eventos (alergia nasossinusal, infecções de vias aéreas, exposição a barotrauma, mudanças bruscas de temperatura), que inicialmente orientam o diagnóstico.

O exame físico evidencia o abaulamento e a hiperemia da membrana timpânica.

A terapêutica deve ser orientada para as causas mais comuns: *Streptococcus pneumoniae, Haemophilus influenzae* e *Moraxella catharralis.*

Nas otites médias crônicas reagudizadas e nas perfurações de tímpano, que permanecem abertas, ocorre a presença de agentes infecciosos distintos dos da otite média aguda. Nesses casos deve-se pensar em *Proteus mirabilis* e *Pseudomonas aeruginosa*, que respondem muito bem à instilação de gotas otológicas à base de gentamicina ou ciprofloxacino.

## CONCLUSÃO

O acesso aos serviços de saúde e mesmo o uso correto e precoce de antibióticos reduziram, mas não eliminaram, as complicações que podem advir das otites. As osteomastoidites com complicações intracranianas, por exemplo, representam risco à vida e devem ser tratadas em hospitais, evidentemente com antibióticos, e equipe multidisciplinar, com, no mínimo, o otorrinolaringologista e o neurocirurgião.

## REFERÊNCIAS


1. Aimir LF. Manual de Antimicrobianos. 2ª ed. Rio de Janeiro: EPUC; 2012.
2. Bento RF, et al. Tratado de Otologia Clínica. Edusp – Editora da Universidade de São Paulo; 1998.
3. Brasil, Ministério da Saúde. Departamento de Vigilância Epidemiológica. Guia de Bolso. Brasília; 2010.
4. Byron JB, Jonas TJ. Otorrinolaringologia. Cirurgia de Cabeça e Pescoço. 4ª ed. Rio de Janeiro: Revinter; 2010.
5. Costa SS. Programa de atualização em Otorrinolaringologia (PRO ORL) da Associação Brasileira de Otorrinolaringologia e Cirurgia Cérvico-Facial. EPOS 2012. Porto Alegre: Artmed, Ed. Panamericana; 2013.
6. Sih TM. VIII Manual de Otorrinolaringologia da Interamerican Association of Pediatric Otorhinolaringology. São Paulo: Ed. e Gráfica Vida e Consciência; 2012.
7. Stamm AC. Microcirurgia Naso-sinusal. Rio de Janeiro: Revinter; 1995.
8. Tavares W. Antibióticos e Quimioterápicos para o Clínico. 2ª ed. revisada e atualizada. São Paulo: Atheneu; 2009.

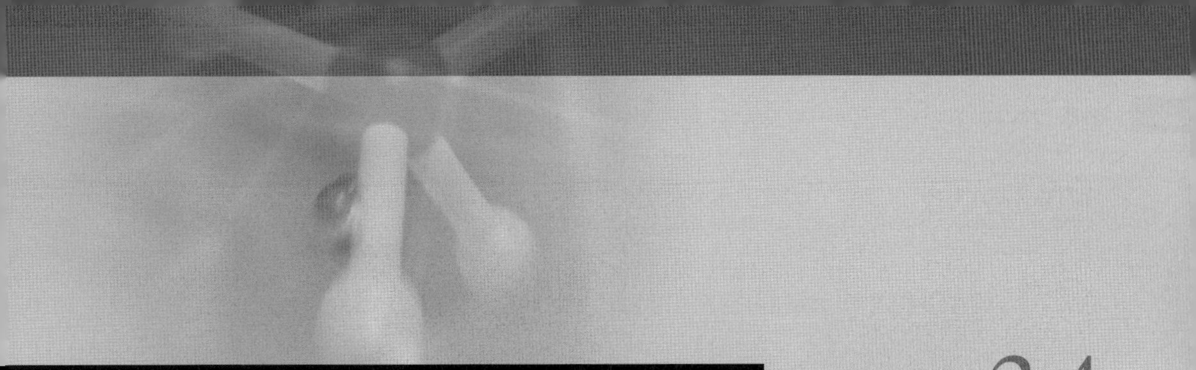

capítulo 34

Carlos Alexandre Oliveira

# ANTIMICROBIANOS E O RIM

O processo de interação entre os rins e o uso de antimicrobianos é amplo e interdependente. Diversas doenças renais podem e devem interferir na escolha do antimicrobiano e este, por sua vez, pode interferir no funcionamento adequado dos rins, seja por nefrotoxicidade direta, seja indireta.

Não é de estranhar a afirmação acima, haja vista que os rins recebem cerca de 1/5 de todo o sangue ejetado pelo ventrículo esquerdo e são responsáveis pela eliminação de grande parte dos antimicrobianos.

Assim, esta parceria, nem sempre justa, deve ser levada em conta sempre que nos deparamos com a necessidade de prescrição de antimicrobianos para pacientes nefropatas e também quando, mesmo em pacientes com filtração glomerular normal, usamos agentes potencialmente nefrotóxicos.

Outro ponto importante a ser observado nesta equação é a complexidade crescente dos pacientes, em especial aqueles internados em unidades de tratamento intensivo (UTI), haja visto que, em determinadas situações, o uso de múltiplos agentes nefrotóxicos pode ser necessário, como, por exemplo, o contraste radiológico, os anti-inflamatórios não hormonais (AINH), além do próprio antimicrobiano e do quadro clínico de sepse que, por si só, já é fator de risco para lesão renal aguda (LRA).

Portanto, o conhecimento de mecanismos de açao e as formas de profilaxia da LRA são necessários para manutenção da homeostase e, porque não dizer, da vida, em especial nos pacientes críticos, lembrando sempre que LRA é fator de risco isolado para mortalidade em pacientes internados.

## AVALIAÇÃO DA FUNÇÃO RENAL

A avaliação apropriada do ritmo de filtração glomerular (RFG) é de importância ímpar para qualquer decisão subsequente.

O exame mais solicitado com essa intenção é a dosagem do nível sérico de creatinina (SCr), entretanto esse exame por si não traz uma leitura fiel do RFG. O SCr é resultado do metabolismo muscular e, dessa forma, sofre interferência com a massa muscular de cada indivíduo. De forma prática, não podemos tomar valores iguais de SCr como correspondente ao mesmo RFG em pacientes distintos, ou seja, um halterofilista que tenha SCr de 1 mg/dl não possui o mesmo RFG que uma bailarina que apresente o mesmo resultado em seu exame.

Para que possamos acessar de maneira mais acurada o RFG, devemos considerar fatores que influenciam na massa muscular, como idade, peso, sexo, raça, etc. Diversas são as maneiras de calcular, cada uma delas com seus pontos positivos e negativos e seu nível de correlação com o *clearance* de inulina (considerado padrão-ouro para aferição do RFG). Para a nossa sorte e maior conforto matemático, diversos são os aplicativos, disponíveis em todas as plataformas para telefones móveis inteligentes e demais dispositivos de uso pessoal.

Uma das mais antigas fórmulas matemáticas para esta função é a equação de Cockroft-Gault que, apesar de mais simples e factível à beira do leito até sem ajuda eletrônica, possui uma margem de erro ampla e sempre que possível deverá ser substituída por fórmulas mais recentes e de maior correspondência com o *clearance* de inulina, ou pela dosagem da cistatina C, marcador laboratorial que tem-se mostrado promissor na avaliação da função renal, principalmente quando comparado à dosagem isolada do SCr ou à equação de Cockroft-Gault.

### Equação de Cockroft-Gault

$$\text{RFG} = \frac{[140\text{-idade em anos}] \times \text{peso em quilos}}{72 \times \text{SCr em mg/dl}} \times 0{,}85 \text{ (se sexo feminino)}$$

### Fórmula de Schwartz (utilizada em Pediatria)

$$\text{RFG} = \frac{0{,}55 \times \text{altura em cm}}{\text{SCr em mg/dl}}$$

### Fórmula MDRD (*Modification of Diet in Renal Disease Study*)

$$\text{RFG} = 175 \times \text{SCr}^{-1{,}154} \times \text{idade}^{-0{,}203} \times 1{,}212 \text{ (se negro)} \times 0{,}742 \text{ (se sexo feminino)}$$

CKD-EPI (*Chronic Kidney Disease Epidemiology Collaboration*)

RFG = $141 \times \text{mín}(SCr/k,1)^{a} \times \text{máx}(SCr/k,1)^{-1,210} \times 0,993^{\text{Idade}} \times 0,993$ (se sexo feminino) $\times$ 1,05 (se asiático)

Onde:

k é 0,7 para o sexo feminino e 0,9 para o masculino,

A é –0,329 para o sexo feminino e –0,411 para masculino,

min indica o valor mínimo da SCr/k ou 1, e máx indica o valor máximo da SCr/k ou 1

É com base na avaliação do RFG que fazemos o ajuste de dose e posologia de medicamentos, reduzindo não somente sua toxicidade para o rim e outros órgãos, como também evitando custos desnecessários. Assim, devemos nos esforçar ao máximo em obter um RFG o mais real possível.

Lembrando que a avaliação do RFG deve ser continuada, em especial para pacientes críticos e instáveis, ou seja, não devemos nos limitar a apenas uma aferição isoladamente.

## MECANISMOS DE LESÃO RENAL

Diversos antimicrobianos podem causar lesão renal e diversas também são as formas pelas quais o fazem. Devemos salientar que muitas vezes esta nefrotoxicidade é exacerbada pela condição clínica do paciente (sepse ou choque por exemplo) ou pelo uso concomitante de outras substâncias potencialmente tóxicas (AINH ou contraste radiológico por exemplo).

Os dois mecanismos principais são a nefrotoxicidade tubular direta e a reação de hipersensibilidade.

Como o nome diz, na nefrotoxicidade tubular direta, o próprio agente causa dano às células tubulares, que pode levar inclusive à necrose tubular aguda (NTA); dessa maneira agem drogas como os aminoglicosídeos, anfotericina B, vancomicina e polimixina. A NTA é a lesão histológica mais frequente nos casos de LRA, caracterizada clinicamente por perda de função renal em grau variável, com ou sem redução da diurese.

Já nos casos relativos à hipersensibilidade, o mecanismo de ação está relacionado à interação droga/paciente, sendo virtualmente possível com o uso de qualquer substância, porém mais frequentes com o uso de betalactâmicos, sulfas, rifampicina e quinolonas. Este mecanismo gera um quadro histopatológico de nefrite tubulointersticial aguda, caracterizada muitas vezes com perda da função renal, proteinúria em grau variável e eosinofilúria.

Um terceiro mecanismo de ação, também importante e muitas vezes adjuvante nos casos de LRA, é a nefropatia isquêmica, que pode ser induzida por drogas como os AINH ou por condição clínica como o choque circulatório ou insuficiência hepática. Apesar de nem sempre relacionada ao uso específico de antimicrobianos, a situação de isquemia renal por outras causas é frequente em pacientes institucionalizados e deve ser levada em consideração na avaliação global do paciente, em especial aqueles em UTI.

Alguns agentes antimicrobianos merecem especial atenção devido à alta incidência de LRA relacionada a sua utilização.

### Aminoglicosídeos

Gentamicina, amicacina e outros são antimicrobianos de uso há longo tempo e relacionados à incidência de LRA em 20% dos pacientes que os utilizaram por menos de 14 dias e até 50% em pacientes com uso de terapias mais prolongadas. Sua toxicidade não se resume aos rins, também são neurotóxicos, podendo acarretar perda definitiva de audição. Felizmente, com o uso de outros agentes, as situações onde os aminoglicosídeos são considerados drogas de primeira escolha são cada vez mais raras. Como não são absorvidos ao nível intestinal ou transdérmico, a posologia implicada com casos de LRA é exclusivamente parenteral, portanto podem ser utilizados em outras formulações.

### Vancomicina

Glicopeptídeo de uso comum ao tratamento de infecções por *Sthaphylococcus aureus* resistentes à meticilina ou infecções por *Clostridium difficile*. A ocorrência de LRA é de 5% e pode estar relacionada à superdosagem, portanto, sempre que possível, seu nível sérico deve ser monitorado.

### Sulfonamidas

Antimicrobiano de uso amplo e, muitas vezes, utilizado na forma de automedicação, pode promover obstrução de túbulos renais devido à cristalização no seu interior. A incidência de LRA está relacionada à dose em que é utilizado e ao estado de hidratação dos usuários, sendo de boa prática orientar o paciente a ingerir líquidos em maior quantidade ou prescrever maior hidratação venosa se for este o caso.

### Polimixina

Glicopeptídeo de uso restrito a pacientes com infecção por bactérias Gram-negativas resistentes a outros fármacos, em especial *Pseudomonas aeruginosa* e *Acinetobacter* spp. Sua nefrotoxicidade foi avaliada em diversos estudos, inclusive no Brasil, onde foi diagnosticada LRA em 9,4% dos casos.

## PROFILAXIA DA LRA

A principal forma de reduzir os casos de LRA é a avaliação correta do paciente e o uso correto do agente antimicrobiano. Ao avaliarmos o paciente, devemos considerar aspectos como sexo, raça, idade e especialmente presença de comorbidade que possam interferir diretamente na função renal (diabetes ou hipertensão, por exemplo) ou na farmacocinética do agente a ser utilizado (insuficiência hepática, por exemplo). Devemos estar atentos ao uso concomitante de outras drogas potencialmente tóxicas e, nos casos em que estes fatores confluem em um único paciente, devemos agir de maneira mais proativa para identificar LRA ainda incipiente, evitando lesões mais graves.

Para tomar como exemplo prático, se temos uma paciente idosa, diabética, diagnosticada com artrite séptica, em uso de AINH para controle da dor, devemos pensar duas vezes antes de utilizar qualquer antimicrobiano sabidamente nefrotóxico. Se sua utilização for imprescindível, como muitas vezes é, devemos suspender outros medicamentos que possam agir sinergicamente para lesão renal, no caso os AINH.

De maneira mais simples, podemos resumir as ações profiláticas em:

1. **Manutenção da volemia** – os estados de hipovolemia causam ativação do sistema renina-angiotensia-aldosterona, culminando em vasoconstrição renal (leia-se isquemia) que por si só já é fator, em níveis mais graves, de lesão tubular. Neste item, especial atenção à hidratação por via oral ou venosa, ao uso exacerbado de diuréticos e ao uso de drogas vasoativas, em especial a noradrenalina e a vasopressina.
2. **Associação de agentes nefrotóxicos** – evitar o uso concomitante de agentes nefrotóxicos nem sempre é possível. São agentes nefrotóxicos de uso frequente os AINH e o contraste radiológico, por exemplo. Entretanto, devemos estar alerta a qualquer agente que possa ser suprimido da prescrição do paciente, de maneira a evitar sinergismo danoso aos rins.
3. **Ajuste da dose** – muitos dos antimicrobianos têm sua nefrotoxicidade dependente de dose, é assim com a vancomicina, a anfotericina B, os aminoglicosídeos (dose acumulada). Portanto, como já frisamos antes, são essenciais a avaliação correta do RFG e o ajuste da dose e da posologia dos antimicrobianos e demais drogas em uso. Existem diversas tabelas e formas de calcular esse ajuste, mais uma vez a internet e os aplicativos para dispositivos móveis ajudam nesta tarefa. No quadro 34.1 apresentamos alguns antimicrobianos e seus respectivos ajustes.
4. **Diagnóstico precoce da LRA** – não é mais profilaxia, entretanto o diagnóstico precoce permite agir de maneira rápida, evitando lesões mais graves. Para pacientes de maior risco, em uso de medicamentos sabidamente nefrotóxicos, sugerimos a avaliação da função renal a cada 48 horas. Para aqueles em UTI, sugerimos a avaliação a cada 24 horas.
5. **Situações especiais** – alguns fármacos têm sua toxicidade diminuída em determinadas situações: as sulfas, por exemplo, beneficiam-se com a alcalinização da urina e maior hidratação; a anfotericina, com a associação de um veículo lipídico (lipossomal ou com complexo lipídico); o aciclovir, com o maior tempo de infusão; e os aminoglicosídeos, com o uso de dose única diária (estratégia que não pode ser utilizada em casos de meningite e endocardite). Assim, é melhor conhecer o fármaco que está utilizando, adotando o máximo de estratégias possíveis para minimizar o dano renal e de outros órgãos.

▸ Quadro 34.1 Correção de dose de antimicrobianos de acordo com a função renal.

| Medicamento | Ajuste de Acordo com o RFG | | |
|---|---|---|---|
| | > 50 ml/min | 10-50 ml/min | < 10 ml/min |
| Penicilina G cristalina | 100% | 75% | 20 a 50% |
| Amoxacilina | 250-500 mg 12/12 h | 250-500 mg 24/24 h | 250-500 mg 24/24 h |
| Piperacilina/tazobactam | 100% | 2,5 g 8/8 h | 2,5 g 12/12 h |
| Cefalotina | 100% | 0,5-2 g 12/12 h | 0,5-2 g de 24/24 h |
| Cefaclor | 100% | 50-100% | 50% |
| Cefepima | 100% | 1 a 2 g 12/12 h | 1 g 24/24 h |
| Meropenem | 100% | 1 g 12/12 h | 500 mg24/24 h |
| Ciprofloxacino | 100% | 50% | 50% 24/24h |
| Vancomicina | 1 g 12/12 h ou 24/24 h | 1g de 24/24 h a 96/96 h | 1g 4/4 dias a 7/7 dias |
| Teicoplamina | 24/24 h | 48/48 h | 72/72 h |
| Gentamicina | 60-90% 12/12 h | 30-70% 12/12 h | 20-30% 24/24 h ou 48/48 h |
| Amicacina | 60-90% 12/12 h | 30-70% 12/12 h | 20-30% 24/24 h ou 48/48 h |
| Claritromicina | 100% | 75% | 50-75% |
| Sulfametoxazol | 100% | 50-75% | Não recomendado |
| Polimixina | 1,5-2,5 mg/kg/dia 12/12 h | 1,5-2,5 mg/kg/dia 12/12 h | 1,5-2,5 mg/kg/dia 12/12 h |
| Tigeciclina | 100% | 100% | 100% |
| Linezolida | 100% | 100% | 100% |
| Fluconazol | 100% | 75% | 50% |
| Anfotericina B | 100% | 24/24 h | 24/24 h a 36/36 h |
| Aciclovir | 8/8 h | 24/24 h | 48/48 h |

## REFERÊNCIAS


1. Bennet WM. Drug prescribing in patients with renal failure. In: Greenberg A (ed). Primer on Kidney Diseases. NKF; 2001. p. 290.
2. Block CA, Manning HL. Prevention of acute renal failure in the critically Ill. Am J Respir Crit Care Med. 2002;165:320-4.
3. Kappel J, Calissi P. Safe drug prescribing for patients with renal insufficiency. Can Med Assoc J. 2002;166(4):473-7.
4. Levey A, et al, for the Chronic Kidney Disease Epidemiology Collaboration (CKD-EPI). A New Equation to Estimate Glomerular Filtration Rate. Ann Intern Med. 2009;150(9):604-12.
5. Mendes CAC, Burdman EA. Polimixinas – revisão com ênfase na sua nefrotoxicidade. Rev Assoc Med Bras São Paulo. 2009;55(6).
6. Paula AO, Oliveira AC, Rocha RF. Use of antibiotics in the treatment of patients with blood stream infection. J Nurs UFPE online, Recife. 2014;8(7):1928-36.
7. Perazella MA. Crystal-induced acute renal failure. Am J Med. 1999;106:459-65.
8. Okay TS. Cistatina C. Um novo marcador de função renal em crianças. Rev. Assoc Med Bras. 2002;48(2):93-117.
9. Rossert J. Drug-induced Interstitial Nephritis. Kidney Int. 2001;60:804-17.
10. Uso de Antimicrobianos em Populações Especiais. ANVISA. On-line: http://www.anvisa.gov.br/servicosaude/controle/rede_rm/cursos/atm_racional/modulo4/doses_renal.htm

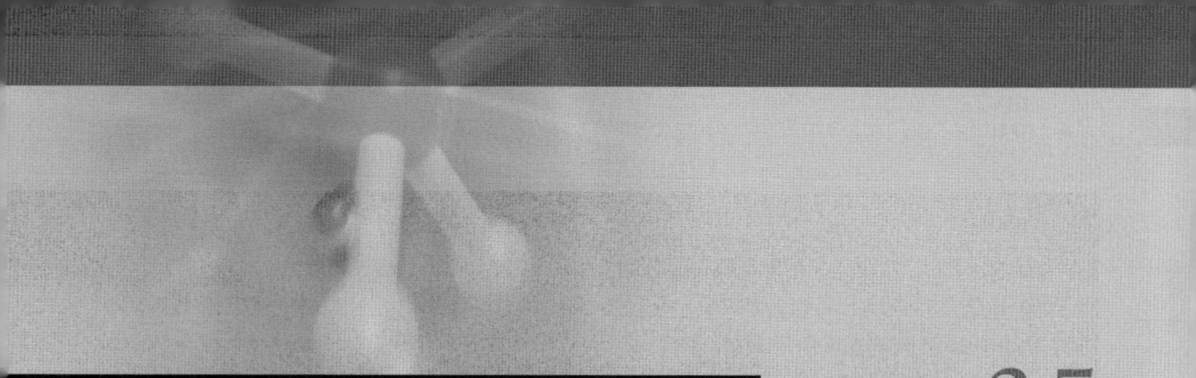

capítulo 35

Leila Maria Soares Tojal de Barros Lima

# FÍGADO E ANTIBIÓTICOS

A lesão hepática induzida por drogas (DILI – *Drug-induced liver injury*) é a maior causa de falência hepática aguda e um problema crescente para pacientes, médicos e indústria farmacêutica. Os antibióticos permanecem como a maior classe de drogas implicadas em causar DILI, com maior prevalência nos idosos. Além de interromper o tratamento com a droga implicada, existem alguns tratamentos que se mostram efetivos no tratamento da lesão hepática induzida por drogas.

A verdadeira incidência da DILI é difícil de estimar, visto que a maioria dos casos não é registrada. Recente estudo populacional observou incidência de cerca de 19 casos/100.000 pessoas por ano. Certos agentes apresentam maior risco de DILI; amoxicilina-clavulanato continua sendo o agente mais comumente implicado, com incidência de agressão em cerca de 1/2.300 usuários.

Vários medicamentos de uso rotineiro são responsáveis por lesões hepáticas, devido à metabolização e à excreção destes ser realizada principalmente através do fígado. As hepatites medicamentosas podem ser assintomáticas, manifestando-se apenas por meio da elevação das enzimas hepáticas ou por meio de amplo espectro clínico, como hepatite aguda de evolução benigna ou na forma grave, com prognóstico sombrio. Aproximadamente 2% de todos os casos de icterícia de pacientes hospitalizados são induzidos por drogas.

Na propedêutica da doença hepática, é essencial o conhecimento de todas as drogas previamente utilizadas, principalmente no último trimestre. O médico deve ser enfático na sua busca e identificação, especialmente considerando o uso abusivo e indiscriminado de medicamentos, indicados por familiares, amigos e balconistas de farmácia, que desconhecem e desprezam seu metabolismo e toxicidade, que podem originar hepatopatias graves.

A resposta do fígado às drogas depende de uma interação entre absorção, fatores ambientais e genéticos. Uma mesma droga pode causar mais de um tipo de reação. Os portadores de doença hepática são mais suscetíveis à DILI, devido a alterações no metabolismo e excreção desses fármacos.

Apesar dos possíveis danos hepáticos causados pelo uso das drogas, o emprego de antibióticos é mandatório nas infecções bacterianas, especialmente nos portadores de hepatopatia crônica, nos quais os processos infecciosos são mais frequentes devido a hipertensão portal, alterações na flora intestinal com translocação bacteriana e alterações imunológicas, tanto humorais como celulares.

A emergência de bactérias multirresistentes tem levado ao aumento da falência da terapia antibiótica empírica recomendada nos *guidelines* internacionais. Recentemente foi relatada que a disfunção endotelial está associada ao grau de disfunção hepática, e nos pacientes infectados, à sepse. Foi também relatado que a insuficiência adrenal é frequente na população cirrótica e está associada ao elevado risco de desenvolvimento de infecção, sepse grave, síndrome hepatorrenal e morte.

Neste capítulo analisaremos o metabolismo e a ação patogênica dos antibióticos; abordaremos, posteriormente, os quadros mais frequentes de infecção bacteriana no portador de hepatopatia crônica e, por fim, os cuidados na escolha de antibióticos, bem como o uso profilático destes fármacos.

## FISIOPATOGENIA

As drogas têm sua absorção variada de acordo com a via de administração. A maioria é administrada por via oral e absorvida principalmente no intestino delgado. Nesse caso, o clareamento hepático depende da eficácia das enzimas metabolizadoras das drogas, do clareamento intrínseco, do fluxo sanguíneo hepático e da ligação com as proteínas plasmáticas. Muitas substâncias, após ingeridas, são apenas parcialmente absorvidas pelo sangue, sendo parte excretada pelo intestino e fígado – fenômeno conhecido como eliminação de primeira passagem ou eliminação pré-sistêmica, onde o fígado extrai, biotransforma e elimina as drogas via sistema venoso portal; portanto o metabolismo desses fármacos depende do fluxo sanguíneo hepático. Os portadores de hipertensão portal, que apresentam *shunts* portossistêmicos, têm a biodisponibilidade desses fármacos aumentada.

Outros medicamentos, como o cloranfenicol, apresentam pequena eliminação na sua primeira passagem pelo fígado, portanto seu clareamento não depende do fluxo hepático sanguíneo, mas sim da integridade do hepatócito.

O pH e o tempo de esvaziamento gástrico, bem como a motilidade intestinal também interferem na absorção dos fármacos por via oral. A absorção das drogas administradas por via intramuscular depende do fluxo sanguíneo local e aquelas que são dadas por via intravenosa atingem diretamente a circulação sanguínea.

No sangue, as drogas circulam livres ou ligadas a proteínas plasmáticas, como a albumina, que limitam a apresentação destas drogas para as enzimas hepáticas – os pacientes cirróticos, desnutridos e etilistas crônicos que cursam com hipoalbuminemia podem ter os efeitos colaterais dos fármacos aumentados.

A eliminação das drogas hidrossolúveis é feita pela bile ou pela urina, de acordo com seu peso molecular. As drogas lipossolúveis precisam ser transformadas em hidrossolúveis antes de serem eliminadas.

O metabolismo das drogas e a produção de metabólitos tóxicos são realizados pelo sistema P450 situado no retículo endoplasmático dos hepatócitos. Cada proteína P450 é codificada por um único gene. As variações genéticas na atividade catalítica das enzimas P450 podem determinar idiossincrasia. A indução enzimática, por meio da elevação das enzimas P450, leva ao aumento da produção de metabólitos tóxicos.

São conhecidas como drogas indutoras enzimáticas o etanol, a nicotina, a isoniazida, a rifampicina, a espironolactona, o omeprazol, os glicocorticoides, o fenobarbital, a tolbutamida, o éter, o óxido nitroso, entre outras. Existem também drogas inibidoras enzimáticas, como o alopurinol, a cimetidina, o cloranfenicol, a eritromicina, a fluoxetina, o cetoconazol, o PAS e a quinidina.

A doença hepática constitui-se em importante fator de risco para a lesão hepática induzida por drogas. A deterioração do metabolismo hepático é proporcional à extensão da falência hepatocelular. Existe correção entre a meia-vida da droga e o tempo de protrombina, o nível sérico de albumina, a encefalopatia hepática e a ascite.

A idade também está relacionada com a DILI, que é menos comum na infância, exceto a partir da ingestão acidental de uma overdose da droga. Em estudo multicêntrico americano com 348 crianças com falência hepática aguda, publicado em 2011, os antibióticos que mais frequentemente causaram DILI foram azitromicina, amoxicilina, oxacilina, levofloxacino, sulfametoxazol-trimetoprima e minociclina. Neste estudo aproximadamente metade das crianças tinham história prévia de alergia à droga e houve elevada incidência de autoanticorpos (ANA, anti-SMA). Os níveis da enzima P450 são baixos no feto, aumentam no recém-nascido até atingirem a adolescência. Na velhice esta redução é agravada pela diminuição do volume hepático e do fluxo hepático sanguíneo. Em análises recentes de pacientes com mais de 65 anos de idade, os antibióticos foram os principais causadores de DILI.

Os estudos publicados mostravam maior prevalência de DILI entre as mulheres, no entanto estudos recentes não têm confirmado maior risco do sexo feminino. Em estudo prospectivo, Lucena relatou que, em 603 pacientes com DILI, 51% era do sexo masculino e 49% do sexo feminino. Homens e mulheres têm mostrado diferente suscetibilidade à lesão hepática causada por diferentes drogas. Por exemplo, as mulheres são mais suscetíveis à lesão associada a halotano, flucloxacilina, isoniazida, nitrofurantoína, clopromazina e eritromicina, enquanto os homens têm maior risco de lesão induzida pela azatioprina.

Existe uma visão tradicional que a DILI idiossincrásica não é baseada na dose, no entanto estudos mostraram haver relação entre a lesão hepática e a dose de alguns medicamentos, como o diclofenaco, a amoxicina-clavulanato e a flucloxacina. O conceito de reação idiossincrásica às drogas dose-independente pode ser incorreto. Mais estudos da relação entre dose das drogas e DILI são necessários para o desenvolvimento de medicamentos mais seguros. Outros fatores como o cigarro, a dieta, os conservantes alimentares e a integridade da flora intestinal interferem na metabolização das drogas.

As drogas hepatotóxicas dividem-se em dois grupos:

- **Intrínsecas** – hepatotóxicas previsíveis ou verdadeiras. Caracterizam-se por induzir a lesão hepática regularmente, estando relacionadas à dose empregada. A lesão hepática pode ser induzida pela própria droga ou seus metabólitos tóxicos. São exemplos a tetraciclina, o metotrexato, a rifampicina, a novobiocina e alguns contrastes colangiográficos.
- **Idiossincrásicas** – hepatotoxicidade não previsível. Lesam o hepatócito em virtude da suscetibilidade alterada do hospedeiro e não estão relacionadas à dose empregada. São exemplos o halotano e a alfametildopa.
- **Interações medicamentosas** – a atividade do P450 é alterada com o uso concomitante de fármacos que competem entre si em uma mesma ligação enzimática, de modo que aqueles com menor afinidade têm metabolização mais lenta, aumentando a hepatotoxicidade.

Relacionamos abaixo alguns antibióticos que apresentam lesão hepática conhecida.

- **Causam hepatites agudas do tipo citotóxicas** – clindamicina, cloranfenicol, eritromicina, metronidazol, sulfametoxazol-trimetoprima, minociclina e oxacilina.
- **Causam hepatites do tipo colestática ou mista** – amoxicilina-ácido clavulânico, cefalosporinas, sulfametoxazol-trimetoprima, cloranfenicol, eritromicina, metronidazol, norfloxaxino, ofloxacino, oxacilina, penicilina, rifampicina, roxitromicina, ampicilina, amoxicilina, azitromicina, claritromicina, ácido nalidíxico, ciprofloxacino, levofloxacino e tetraciclina. A maioria dos casos de DILI colestática são brandos, mas em raros casos os pacientes podem desenvolver ductopenia e cirrose colestática. Aproximadamente 10% dos pacientes com icterícia colestática causada por drogas desenvolvem falência hepática.
- **Hepatite granulomatosa** – cefalexina, sulfametoxazol-trimetoprim.
- **Formação de barros biliar** – ceftriaxona.
- Elevações transitórias das transaminases e da fosfatase alcalina, mas sem significado clínico: imipenem e aztreonam.

O primeiro tratamento da DILI é parar a droga implicada. A continuação do tratamento aumenta o risco de lesão crônica ou falência hepática. Existem alguns tratamentos específicos para DILI, como a N-acetilcisteína para acetaminofeno, e colestiramina para leflunomida. O ácido ursodesoxicólico é frequentemente administrado para lesões hepáticas colestáticas. O uso de corticosteroides é usualmente reservado para DILI com evidências clínicas ou biópsia de lesões de etiologia autoimune, bem como na falência hepática.

## PERITONITE BACTERIANA ESPONTÂNEA

Entende-se por peritonite bacteriana espontânea (PBE) a infecção do fluido de ascite, sem haver um foco infeccioso intra-abdominal aparente causador da infecção. Caracteriza-se por crescimento de uma bactéria associada ao aumento de neutrófilos deste líquido (> 250/mm$^3$). É necessário o diagnóstico diferencial com as peritonites secundárias, onde a cultura pode demonstrar o crescimento de duas ou mais bactérias. Existe uma variante da PBE conhecida como bacterascite, onde se isola uma bactéria no líquido ascítico, porém não há aumento do número de PMN acima de 250/mm$^3$, que deve ser acompanhada clinicamente e por meio de nova paracentese após três dias.

A PBE e suas variantes constituem uma complicação que se desenvolve frequentemente em pacientes cirróticos com ascite. Sua incidência oscila entre 4 e 27%. Tem um prognóstico ainda reservado, variando a mortalidade de 20 a 30%, mesmo nas séries mais atuais. Em nosso meio, na última década, a prevalência de PBE girou ao redor de 11%, com mortalidade de 22%.

Dos parâmetros bioquímicos, parece relevante a dosagem de proteínas. Os pacientes com níveis de proteínas inferiores a 1 g/dl, pela dificuldade em destruir as bactérias, parecem ter 10 vezes mais risco de desenvolver infecção do líquido ascítico. Nesta população podemos empregar medidas profiláticas.

O exame bacteriológico é realmente o padrão-ouro da PBE. É surpreendente o fato de uma única espécie de bactéria causar a infecção em 90% das situações. Outro aspecto interessante é a baixa população bacteriana nessas situações, havendo concentração média de 1 a 2 bactérias por ml, o que inclusive poderia explicar os frequentes resultados falso-negativos das culturas.

A maior parte dos microrganismos responsáveis pela PBE é integrante da flora aeróbia normal do intestino, sendo que 60 a 80% são bactérias aeróbias Gram-negativas. A bactéria mais frequentemente isolada é a *E. coli*. Outras bactérias, como a *K. pneumoniae, S. pneumoniae* e espécies de estreptococos, são também encontradas com relativa frequência. É interessante notar que os anaeróbios não têm papel de destaque na PBE, sua frequência nas culturas gira em torno de 5% – a explicação para tal pode estar baseada no fato de esses germes não ultrapassarem a barreira da mucosa intestinal, não sobreviverem à passagem pela corrente circulatória ou não proliferarem no líquido ascítico.

Em recente reunião do *International Ascites Club* (IAC) foi estabelecido como consenso que deveriam ser tratados todos os pacientes com hepatopatia crônica que tivessem 250 ou mais polimorfonucleares por $mm^3$ no líquido ascítico. Pacientes ambulatoriais assintomáticos, por apresentarem melhor prognóstico, poderiam ser uma exceção a essa regra.

A droga de eleição no tratamento é uma cefalosporina de terceira geração, preferencialmente a cefotaxima. A duração usual da antibioticoterapia em casos graves varia de 10 a 14 dias. A dose preconizada é de 2 g a cada 8 horas. Nos pacientes com creatinina sérica superior a 3 mg/dL, o intervalo de cada administração pode ser prolongado para 12 horas.

Entende-se por PBE não complicada aqueles casos em que a creatinina não ultrapassa 3 mg/dL, que não tenham sangrado, não apresentem encefalopatia portossistêmica graus II-IV, na ausência de sepse e íleo paralítico. Nesses casos, que não estiverem em uso profilático de quinolonas, poderia ser utilizado o ofloxacino por via oral na dose de 400 mg de 12/12 horas, ou mesmo o ciprofloxacino. No entanto, o surgimento de um grande número de infecções resistentes às quinolonas torna seu uso discutível como droga de primeira linha.

Tem sido descrito, entre outras cefalosporinas, que a ceftriaxona, em uma dose de 2 g/24 h, é efetiva no tratamento da PBE. Da mesma forma, a associação de amoxicilina e ácido clavulânico parece ser uma opção viável e bastante econômica no tratamento dessas infecções.

A resposta ao tratamento deve ser avaliada pela repetição da paracentese 48 horas após o início do tratamento. Quando ele for eficiente, a contagem de PMN deve cair de 25-50%, e as culturas se tornarem negativas.

Criteriosa revisão dos *guidelines* para o tratamento da PBE observou que o tratamento com cefotaxima teve resultado em 59% dos casos, enquanto em 41% dos episódios foi necessária a modificação da terapia antibiótica inicial, porque houve redução inferior a 25% da contagem de PMN após 48 horas do início do tratamento. Mudanças na antibioticoterapia levaram à resolução da infecção em 87% dos casos.

Devido às evidências de aumento da mortalidade na presença de germes multirresistentes nos casos de PBE nosocomiais e à menor eficácia das terapias até o momento empregadas, alguns clínicos têm sugerido o uso de antibióticos de largo espectro nestes casos. Fernandez et al. observaram um índice de falha terapêutica superior a 60% nas terapias empíricas para infecções nosocomiais e sugerem que carbapenêmicos e tigeciclina deveriam ser usados no tratamento da PBE. Pleguezuelo et al. sugerem a combinação de piperacilina-tazobactam nas infecções nosocomiais. Para esses casos, cefalosporinas de terceira geração poderiam ser ineficientes no tratamento de uma porção significante de infecções em pacientes cirróticos. Estas deveriam estar restritas às infecções adquiridas na comunidade.

A administração por via intravenosa de albumina, na dose de 1,5 g/kg de peso no primeiro dia e 1 g/kg de peso corporal no terceiro dia de tratamento, em adição com a antibioticoterapia, reduz a incidência de falência renal de 33% para 10% e diminui a mortalidade de 29% para 10%. Os pacientes que mais se beneficiam do tratamento com albumina são aqueles com níveis de creatinina > 1 mg/dl e bilirrubinas > 4 mg/dl. Uma revisão sistemática recente recomendou a infusão de albumina em todos os pacientes com PBE, com ou sem fatores de risco elevados.

A profilaxia da PBE deve ser feita de acordo com a Associação Americana para o Estudo das Doenças do Fígado (AASLD), da seguinte maneira:

- Cirróticos com sangramento gastrintestinal devem receber ceftriaxona durante 7 dias ou norfloxacino duas vezes ao dia.
- Cirróticos em recuperação de episódio de PBE devem receber antibioticoterapia profilática por longo período uma vez ao dia – norfloxacino ou sulfametoxazol-trimetoprima.
- Em pacientes com cirrose e ascite, o uso prolongado de norfloxacino ou sulfametoxazol-trimetoprima pode ser justificado se a proteína do líquido ascítico for inferior a 1,5 g/dL, com piora da função renal, ou associada à falência hepática (*Child* maior ou igual a 9).

## ABSCESSO PIOGÊNICO DO FÍGADO

Coleções purulentas soladas ou múltiplas podem formar-se no parênquima hepático, trazendo muitas vezes dificuldades no diagnóstico e elevado risco de morte. Não são muito comuns, acarretando cerca de 20 de cada 100.000 internações hospitalares.

A maioria é isolada e localiza-se no lobo hepático direito. São classificadas de acordo com a via pela qual o inóculo bacteriano mais provavelmente chegou ao fígado.

- **De origem biliar** – são os mais comuns (33 a 50%) e estão relacionados com o comprometimento das vias biliares por cálculos, tumores, próteses coledocianas e, mais raramente, por vermes. O aumento recente no número de intervenções cirúrgicas e endoscópicas nas vias biliares e pâncreas tem contribuído para a crescente importância dessa fonte na gênese dos abscessos hepáticos.
- **De origem hematogênica (veia porta)** – qualquer doença inflamatória intra-abdominal pode determinar abscessos no fígado, ao gerar bacteriemia no sistema porta. Atualmente, diverticulite e doença inflamatória intestinal sobrepujam a apendicite como doença de base para a formação de abscessos piogênicos hepáticos.
- **De origem hematogênica (artéria hepática)** – bactérias podem chegar ao fígado como consequência de sepses, endocardite, pneumonias, otites e outras infecções. Essa fonte pode corresponder a 5% dos casos de abscessos piogênicos hepáticos.
- **De origem traumática ou por contiguidade** – podem formar-se como extensão de infecções vizinhas, tais como empiemas de vesícula biliar, abscessos periné-

fricos, empiema pleural ou outros abscessos intra-abdominais. Traumatismos por acidentes automobilísticos, por arma branca ou de fogo, quando perfuram ou esmagam parte do fígado, geram hematoma e material necrótico no qual bactérias podem se instalar.

- **De origem indeterminada** – são mais comuns em pacientes com doenças crônicas, como diabéticos, cardiopatas e pacientes oncológicos.

A maioria dos casos dos abscessos hepáticos tem origem polimicrobiana, refletindo contaminação a partir da microbiota intestinal. Bactérias Gram-negativas, especialmente *Escherichia coli* e *Klebsiella pneumoniae*, são as mais frequentes recuperadas em culturas de sangue ou do pus drenado. Alguns agentes anaeróbios também são comuns, embora seja mais difícil identificá-los nas culturas. Estafilococos e outros agentes Gram-positivos podem estar presentes, especialmente nos casos de contaminação cutânea ou arterial. A bactéria Gram-positiva mais comumente recuperada de abscessos hepáticos é *Streptococcus viridans*, relacionada com a endocardite e infecções de cavidade oral.

Os melhores métodos diagnósticos por imagem são a ultrassonografia, a tomografia e a ressonância nuclear magnética, porém a tomografia computadorizada apresenta o melhor rendimento e parece detectar abscessos menores do que os observados por ultrassonografia, principalmente quando usamos o contraste por via venosa, além de possibilitar a drenagem percutânea durante o exame.

É muito importante a obtenção de amostras de sangue antes do início da antibioticoterapia. O material purulento aspirado ou drenado também precisa ser encaminhado ao laboratório de microbiologia. Assim que os resultados das culturas forem conhecidos, a terapêutica antimicrobiana deverá ser adequada ao perfil de sensibilidade dos microrganismos encontrados. Os antibióticos mais usados são as cefalosporinas de terceira e quarta gerações. As fluoroquinolonas também podem ser prescritas, mas nunca como únicos fármacos. Os carbapenêmicos também oferecem ampla cobertura contra os Gram-negativos. A associação de um fármaco contra germes anaeróbios deve ser adotada desde o início, pela alta frequência de infecções polimicrobianas. Nesse caso, a escolha do metronidazol oferece a vantagem de ação contra a *E. histolytica*.

O tempo de uso dos antibióticos deverá ser no mínimo de 4 semanas (com tempo médio de 6 semanas) e não deverá ser interrompido enquanto os métodos de imagem revelarem a presença continuada de pus nas áreas afetadas. Após duas semanas de medicação por via parenteral, caso a evolução seja satisfatória, pode mudar para a via oral.

Pacientes com critérios para drenagem percutânea são:

1. Persistência da febre após 48-72 horas da antibioticoterapia.
2. Abscesso hepático > 6 cm.
3. Características clínicas e sonográficas de perfuração iminente.

O abscesso piogênico do fígado é doença grave que, se não tratada, evolui invariavelmente para a morte. Apesar da melhora nas técnicas diagnósticas e terapêuticas, a mortalidade ainda está em torno de 15%.

## PNEUMONIA

Os microrganismos envolvidos nas pneumonias comunitárias em pacientes com cirrose em nada diferem daqueles que causam pneumonias em pacientes não cirróticos (*Streptococcus pneumoniae, Haemophilus influenzae, Mycoplasma pneumoniae, Legionella* spp., *Klebsiella pneumoniae* e bactérias anaeróbias). O uso empírico de cefalosporinas de terceira geração ou de amoxacilina e ácido clavulânico associados a um antibiótico macrolídeo (claritromicina ou azitromicina) deve ser o esquema inicial. Quanto às pneumonias nosocomiais, os fatores predisponentes mais comuns são a entubação traqueal e a encefalopatia hepática. Nesses casos, os agentes mais implicados são os Gram-negativos (*Pseudomonas* spp.) e *Staphylococcus* spp. O tratamento deve incluir um antibiótico antipseudomonas (ceftazidima ou cefepima+ ciprofloxacino). Em casos de entubação endotraqueal, deve-se associar a vancomicina. Em pacientes sem fatores predisponentes, a vancomicina é suficiente.

## INFECÇÃO DO TRATO URINÁRIO

Nos pacientes cirróticos, os fatores predisponentes a infecções do trato urinário (ITU) são a presença de cateteres vesicais, a ascite e o sexo feminino. A maioria é assintomática e a bacteriúria pode estar presente em 40% dos casos. Os microrganismos usualmente responsáveis são os bacilos Gram-negativos e os enterococos. O tratamento empírico com cefalosporinas de terceira geração ou com a associação de amoxicilina e ácido clavulânico deve ser proposto nos casos mais graves, acompanhados de manifestações de sepse. Quinolonas por via oral (ofloxacino, ciprofloxacino) ou a associação de sulfametoxazol e trimetoprima são os antibióticos de escolha nos casos ambulatoriais em que o tratamento pode ser feito por via oral.

## ENCEFALOPATIA HEPÁTICA

É a maior complicação neuropsiquiátrica da falência hepática aguda e crônica. Os sintomas incluem déficit de atenção, alterações no padrão de sono e incoordenação muscular progressiva, podendo evoluir para o coma. O tratamento é dirigido para a redução da produção e absorção pelo intestino de substâncias neurotóxicas, especialmente a amônia. O uso de dissacarídeos, como a lactulose e o lactitol, foi por muito tempo o tratamento de primeira linha, porém estudos recentes têm questionado sua eficácia. A L-ornitina voltou a ser considerada no tratamento da encefalopatia hepática; seu papel na detoxificação do amoníaco tem sugerido que seu uso em forma oral ou por meio de infusão tem mostrado eficácia em pacientes com encefalopatia hepática subclínica ou leve.

O uso de antibióticos por via oral é uma alternativa terapêutica, porém seu uso prolongado aumenta a incidência de efeitos adversos. Vários estudos, pequenos e não controlados, foram realizados de 1985 a 2000 com a rifaximina, um antibiótico estrutural sintético, derivado da rifampicina, com evidente ação contra aeróbios e anaeróbios. Em estudo prospectivo, randomizado e controlado realizado em 2003, Mas A et al. compararam a eficácia deste antibiótico com o lactitol e concluíram que os dois medicamentos são igualmente eficazes, porém a rifaximina teve maior efeito sobre a amoniemia e as alterações do EEG. Este medicamento ainda não está disponível em nosso país.

## CONCLUSÃO

Após avaliação das indicações e danos hepáticos do uso de antibióticos nos pacientes, particularmente nos portadores de doença hepática crônica, podemos concluir que o uso destes fármacos deve resultar de uma avaliação propedêutica criteriosa. O uso indiscriminado leva ao desenvolvimento de resistência bacteriana e quadros graves de DILI.

Os estudos aconselham troca da antibioticoterapia padrão empírica em pacientes com alto risco para infecções multirresistentes e em cirróticos descompensados.

## REFERÊNCIAS

AASLD Practice Guideline. Management of Adult Patients with Ascites Due to Cirrhosis: Update 2012.

Acevedo J, Fernandez J. New determinants of prognosis in bacterial infections in cirrhosis. World J Gastroenterol. 2014;21;20(23):7252-9.

Angeloni S, Leboffe C, Parente A, Venditti M, Giordano A, Merli M, et al. Efficacy of current guidelines for the treatment of spontaneous bacterial peritonitis in the clinical practice. World J Gastroenterol. 2008;14(17):2757-62.

Arroyo V, Navasa M. Ascites and spontaneous bacterial peritonitis. In: Schiff ER, Sorrell MF, Maddrey WC (eds). Schiff´s Diseases of the Liver. Philadelphia: Lippincott-Raven; 2007. p. 527-68.

Bell LN, Chalasani N. Epidemiology of idiosyncratic drug-induced liver injury. Semin Liver Dis. 2009;29:337-47.

Bjornsson ES. Epidemiology and risk factors for idiosyncratic drug-induced liver injury. Semin Liver Dis. 2014;34(2):115-22.

Bjornsson ES, Jonasson JG. Drug-induced cholestasis. Clin Liver Dis. 2013;17(2):191-209.

Caruntu FA, Benea L. Spontaneuos bacterial peritonitis: pathogenesis, diagnosis, treatment. J Gastrointestin Liver Dis. 2006;15(1):51-6.

Chalasani N, Björnsson E. Risk factors for idiosyncratic drug-induced liver injury. Gastroenterology. 2010;138(7):2246-59.

De Mattos AA. Peritonite bacteriana espontânea. In: Terra C, de Mattos AA. Complicações da Cirrose: Ascite e Insuficiência Renal. Revinter; 2009. p. 165-75.

De mattos AA, Costabeber AM, Lionço LC, Tovo CV. Multi-resistant bacteria in spontaneous bacterial peritonitis: a new step in management? World J Gastroenterol. 2014;20(39):14079-86.

De Mattos AA, de Matos AZ. Peritonite bacteriana espontânea. In: Tratado de Hepatologia. Rio de Janeiro: Rubio; 2010. p. 477-83.

Fernandez J, Acevedo J, Castro M, Garcia O, de Lope CR, Roca D, et al. Prevalence and risk factors of infections by multiresistant bacteria in cirrhosis: a prospective study. Hepatology. 2012;55:1551-61.

Festi D, Vestito A, Mazzella G, Roda E, Colecchia A. Management of hepatic encephalopathy: focus and antibiotic terapy. Digestion. 2006;73(Suppl 1):94-101.

Garcia-Tsao G. Bacterial infections and antibiotics in cirrosis. In: Arroyo V, Forns X, Pagan JC, et al (eds). Progress in the Treatment of Liver Diseases. Artes Médicas; 2003. p. 43-50.

Garcia-Tsao G. Current management of the complications of cirrhosis and portal hypertension: variceal hemorrhage, ascites and spontaneal bacterial peritonitis. Gastroenterol. 2001;120:726-48.

Liu Y, Wang JY, Jiang W. An increasing prominent disease of *Klebsiella pneumoniae* liver abscess: etiology, diagnosis, and treatment. Gastroenterol Res Pract. 2013;2013:258514.

Lucena MI, Andrade RJ, Kaplowitz N, et al. Phenotypic characterization of idiosyncratic drug-induced liver injury: the influence of age and gender. Hepatology. 2009;49:2001-9.

Navasa M, Rodes J. Bacterial infections in cirrhosis. Liver Int. 2004;24:277-80.

Pleguezuelo M, Benitez JM, Jurado J, Montero JL, De la Mata M. Diagnosis and management of bacterial infections in decompensated cirrhosis. World J Hepatol. 2013;5:16-25.

Salerno F, Gerbes A, Gines P, Wong F, Arroyo V. Diagnosis, prevention and treatment of hepatorenal syndrome in cirrhosis. Gut. 2007;56:1310-8.

Salerno F, Navickis RJ, Wilkes MM. Albumin infusion improves outcomes of patients with spontaneous bacterial peritonitis: a meta-analysis of randomized trials. Clin Gastroenterol Hepatol. 2013;11:123-30.

Scheuer J, Lefkowit CH. Drugs and toxins. In: Liver Biopsy Interpretation. 6ª ed. Philadelphia: Saunders; 2003. p. 134-50.

Sherlock S, Dooley J. Drugs and liver. In: Disease of Liver and Biliary System. 11ª ed. Blackwell Science; 2004. p. 337-369.

Silva AO, Galizzi Filho J. Cirrose hepática. In: Silva AO, D'Albuquerque LAC. Doenças do Fígado. Revinter; 2001. p. 511-42.

Song JC, Deresinski S. Hepatotoxicity and antifungal agents. Curr Opin Investig Drugs. 2005;6(2):170-7.

Sort P, Navasa M, Arroyo V, Aldeguer X, Planas R, Ruiz-del-Arbol L, et al. Effect of intravenous albumin on renal impairment and mortality in patients with cirrhosis and spontaneous bacterial peritonitis. N Engl J Med. 1999;341:403-9.

Souza AFM, Ornellas AT, Gaburri PD, Ferreira LEVV. Fígado e drogas. In: Silva AO D'Albuquerque LAC. Doenças do Fígado. Revinter; 2001. p. 1235-56.

Souza FM, Ornellas AT, Gaburri PD. Doença hepática induzida por drogas e agentes químicos. In: Castro LP, Coelho LGV. Gastroenterologia. Medsi; 2004. p. 1873-902.

Souza AFM, Pace FHL, Oliveira JM. Hepatopatias por medicamentos. In: de Mattos AA, Dantas-Correa EB. Tratado de Hepatologia. Rio de Janeiro: Rubio; 2010.p. 337-56.

Strauss E, Caly WR. Infecção bacteriana em cirrose hepática. Moderna Hepatologia, edição especial. 2004;(30):66-74.

Terra C, Montella T. Infecções extraperitoneais na cirrose. In: Tratado de Hepatologia. Rio de Janeiro: Rubio; 2010. p. 485-93.

Uetrecht J. Idiosyncratic drug reactions: current understanding. Annu Rev Pharmacol Toxicol. 2007;47:513-39.

Watkins PB. Causes and clinical features of drug-induced liver injury (DILI): State-of-the--art. In: American Association for the Study of Liver Diseases. Postgraduate Course; 2012. p. 29-34.

Wong F, Bernardi M, Balk R, Christman B, Moreau R, Garcia-Tsao G, et al. Sepsis in cirrhosis: reporto on the 7th meeting of International Ascites Club. Gut; 2005;54(5):718-25.

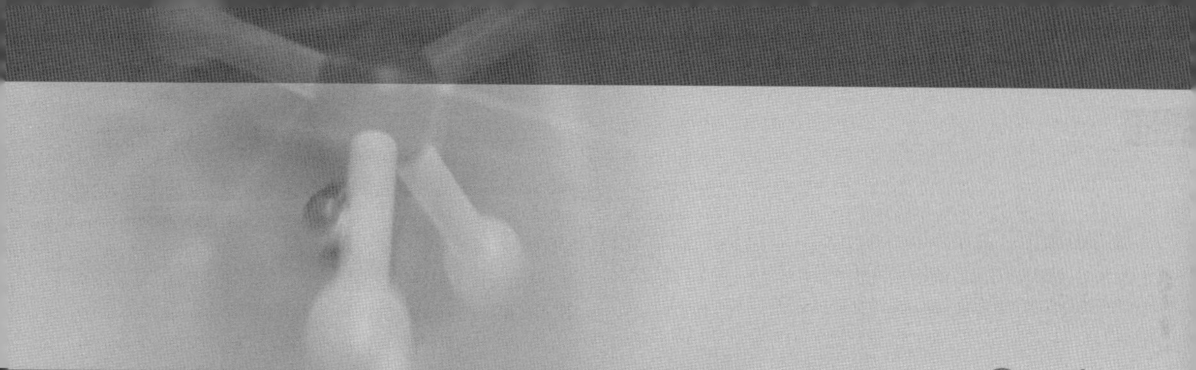

capítulo 36

Maria Raquel dos Anjos Silva Guimarães

# ANTIBIÓTICOS EM UTI

As unidades de terapia intensiva surgiram pela necessidade de oferecer suporte avançado a pessoas portadoras de doenças agudas, com chance de sobrevivência e alto potencial de gravidade. No contexto hospitalar, é um espaço único de trabalho, especializado em monitorar as funções dos pacientes críticos a partir do trabalho de uma equipe multidisciplinar.

É neste ambiente que podem ocorrer algumas infecções, mais graves, determinadas pela alta virulência dos patógenos, pelo tipo de paciente de maior gravidade e pelos fatores de risco presentes nesses pacientes. Com frequência, são em sua grande maioria inevitáveis.

As características epidemiológicas das infecções variam de acordo com o tipo de UTI, embora se estima que mais de 60% dos pacientes internados nas UTI sejam submetidos a algum tipo de tratamento com antibióticos.

A abordagem desta questão passa pelas dificuldades de diagnóstico nestas unidades, pelo impacto econômico e ambiental do uso de múltiplos antibióticos, pelo prognóstico incerto das infecções mais graves, pela presença de germes multirresistentes e pelas dificuldades de prevenir essas infecções.

Um grande número de pacientes, quando da admissão na UTI, já vem utilizando uma ou mais drogas antimicrobianas, muitas vezes sem a padronização adequada ou seguimento de protocolos e até mesmo sem os procedimentos diagnósticos, como exames de bacteriologia, cultura e antibiograma.

A despeito de toda a profilaxia que venha a ser instituída, nos pacientes das UTI, dos cuidados com os procedimentos invasivos, das estratégias para impedir as infecções cruzadas entre pacientes, ainda ocorrem muitos casos de infecções pelas mãos dos profissionais e por objetos contaminados.

O século XXI revela um novo cenário no cuidado à saúde, em consequência dos avanços científicos e tecnológicos, do surgimento de infecções que até pouco tempo eram controladas.

No ambiente das UTI os pacientes têm de 5 a 10 vezes mais probabilidades de adquirir infecção, podendo representar cerca de 20% do total das infecções de um hospital.

## INFECÇÕES POR TIPO DE UTI

### As infecções variam por tipo de UTI

Em unidades coronarianas, neurocirúrgicas, trauma e de queimados, podem predominar as pneumonias associadas à ventilação mecânica.

Já nas UTI pediátricas, podemos observar, com maior frequência, as infecções do acesso vascular e sepse.

Nas unidades médico-cirúrgicas, são mais frequentes as infecções de ferida operatória e do trato urinário.

Estas características, peculiares a cada tipo de unidade, podem ser um guia para a padronização de antibióticos de uso mais restrito para as UTI, seja na prática diária, seja na suspeita de surtos.

No Brasil, alguns hospitais optaram por instituir um sistema de vigilância de infecções hospitalares – NNIS (*National Nosocomial Infections Surveillance*) já utilizado nos Estados Unidos desde a década de 1990 e que serviu de base para a construção de indicadores e avaliação do trabalho em unidades especiais dentro da instituição hospitalar.

Este estudo mostrou que as infecções mais frequentes em UTI são aquelas produzidas pelo uso de equipamentos para ventilação mecânica, pelo uso de cateteres venosos para acesso vascular e pela introdução de cateteres em vias urinárias.

Na análise destes fatores de risco, associam-se outros, que são inerentes aos pacientes, como idade, gravidade da doença, tipo de doença ou de trauma e fatores extrínsecos aos pacientes, como o tempo de permanência de fator de risco, entubação emergente, pH gástrico elevado, uso de equipamentos de proteção individual, lavagem das mãos, como elementos essenciais e determinantes do processo de infecção.

Nestes estudos, foram identificados também os agentes bacterianos mais frequentemente encontrados em UTI, predominando, nesta avaliação, os germes Gram-negativos em pneumonias associadas à ventilação mecânica, em especial os gêneros *Klebsiella*, *Pseudomonas*, *Enterobacter* e *Acinetobacter*, cabendo aos germes Gram-positivos um pequeno espaço, porém bastante significativo, em função da gravidade da doença por eles produzida e pela possibilidade de resistência bacteriana.

As características microbiológicas das infecções da corrente sanguínea associadas às linhas de infusão central mostram que, neste caso, há predominância quase absoluta de germes Gram-positivos, representados pelos *Staphylococcus aureus e epidermidis* e pelos fungos, em especial do gênero da *Candida*, responsável hoje por cerca de 12% dessas infecções.

## Escolha de antimicrobianos

A escolha dos antimicrobianos tem-se tornado cada vez mais complexa, em virtude de inúmeros fatores aqui enumerados, que influenciam na decisão de tratar, tais como gravidade do paciente, comorbidades associadas, estado imunológico do paciente, sítio da infecção, idade, os quais não podemos mudar. Avaliar precocemente as disfunções orgânicas, conhecer o perfil de sensibilidade hospitalar aos antimicrobianos e organizar medidas de prevenção são fatores inerentes aos cuidados, que podem resultar em diminuição das infecções.

Destaca-se a preocupação com a economia gerada, em especial pela orientação do uso racional de antibióticos e antifúngicos, da possibilidade de interações medicamentosas e da farmacocinética das drogas em grupos extremos de idade, como os idosos e os recém-nascidos.

Este controle interno deverá ser realizado em todas as unidades hospitalares por um grupo de profissionais do programa de controle de infecção hospitalar - médicos, enfermeiros, farmacêuticos, microbiologista em consonância com os demais profissionais das unidades, cada um buscando aprimorar práticas que fortaleçam a prevenção das infecções. Cabe ao médico intensivista discutir, à luz do conhecimento deste grupo, qual a terapia antimicrobiana mais adequada, inclusive as associações mais pertinentes.

## Diretrizes para o controle de antimicrobianos

As diretrizes para o controle do uso de antimicrobianos pretendem prevenir a emergência de infecções em UTI por germes multirresistentes, a diminuição da letalidade hospitalar, a otimização do uso de leitos e a redução de custos hospitalares.

Tais diretrizes baseiam-se no conhecimento da dinâmica de trabalho das UTI que hoje se encontra integrada à equipe multidisciplinar, onde trabalham nutricionistas, farmacêuticos, fisioterapeutas e profissionais do controle de infecção hospitalar. Deverão ser utilizadas neste contexto as estratégias do controle de antimicrobianos e um algoritmo terapêutico para produzir melhores resultados clínicos e limitar o uso inadequado dos antimicrobianos.

A base para o controle de uso de antimicrobianos está fundamentada no conhecimento da epidemiologia hospitalar, na otimização do uso de antimicrobianos, restringindo de forma seletiva o uso das classes mais nobres, realizando a rotatividade do uso de determinados agentes antimicrobianos e, quando possível, utilizando tratamentos com drogas conjuntas.

Estes métodos às vezes podem esbarrar em questões de ordem prática, tais como: os patógenos causadores de infecção são diferentes de hospital para hospital; os padrões de resistência também variam e não está muito claro se todas estas diretrizes serão capazes de alterar o comportamento do médico, que, em última instância, é o responsável pela escolha dos antimicrobianos.

## Tratamento das infecções em UTI

Na maioria dos casos, os pacientes internados com infecções graves nas UTI necessitam de intervenção rápida e precoce da equipe: médicos da UTI, infectologista da comissão de controle de infecção hospitalar e bacteriologistas, que devem basear suas condutas em três princípios básicos da terapia antimicrobiana:

- **Terapia empírica** – utilizada na abordagem inicial de pacientes com infecções graves, ou sépticos, orientadas pelo foco provável usando antibióticos de largo espectro, até que o agente seja identificado, podendo o esquema inicial ser modificado ou ampliado.
- **Terapia específica** – quando se conhece o agente, o sítio de infecção e os testes de sensibilidade, de preferência com a medida da concentração inibitória mínima (MIC) e novos testes (Etest). O Etest quantifica diretamente a sensibilidade antimicrobiana e, mesmo sendo processado como teste de difusão em disco, é baseado em uma combinação dos conceitos de testes de diluição e difusão. Neste caso, procura-se obter o máximo de efeito terapêutico, com o mínimo de efeitos colaterais e o espectro mais estreito.
- **Terapia profilática** – utilizada apenas em um curto espaço de tempo (24 horas), em geral para procedimentos cirúrgicos.

## Prevenção da resistência bacteriana

Estudos clínicos realizados em UTI têm mostrado que precisamos evitar o uso frequente das cefalosporinas de terceira geração, porque, nestes casos, aumenta a probabilidade de aparecimento de bastonetes Gram-negativos produtores de betalactamases de espectro estendido, assim como o uso frequente de vancomicina e teicoplanina, e favorece o surgimento de cepas de *Enterococcus* resistentes a esta classe terapêutica.

Na tentativa de diminuir a resistência bacteriana e conter os custos, utilizam-se as mais variadas estratégias: treinamento de médicos, troca de informações frequentes entre o laboratório e corpo clínico, políticas de solicitação e liberação do uso de antimicrobianos e restrição ou aprovação de novas drogas, pela Comissão Interna de Farmácia e Terapêutica.

Recomenda-se que em todos os hospitais, principalmente onde existem UTI, seja instituído um Programa de Controle de Antimicrobianos, a partir do qual se pode obter dados clínicos e epidemiológicos e discutir periodicamente sobre os seguintes itens:

- Perfil de resistência bacteriana.
- Determinação de quais antimicrobianos serão controlados.
- Orientação aos médicos responsáveis pela prescrição.
- Identificação de reservatórios de pacientes colonizados.
- Eliminação da transmissão entre pacientes.
- Diminuição da progressão da colonização para a infecção.

As infecções produzidas por fungos, em UTI, vêm aumentando sua incidência, em especialmente por espécimes de *Candida*, que já representam quase 70% dos fungos isolados em infecções ligadas a cateteres venosos.

A maior parte destas infecções é originada de fontes endógenas, podendo ser transmitidas pelos próprios profissionais da saúde, em geral não necessitando ser atribuídas aos quadros de deficiência imunológica.

Os métodos de estudos da genotipagem mostram que as cepas ditas "colonizadoras" são, na sua grande maioria, aquelas que produzem a infecção. Em UTI, onde predominam pacientes cirúrgicos, é possível observar grande percentual de colonização das mãos de profissionais por *Candida*.

Apesar de serem de diagnóstico difícil, a prevalência destas infecções pode ser observada em pacientes com fatores de risco, como neoplasias, após transplantes, diabéticos, pacientes em uso de drogas imunossupressoras, invadidos por cateteres venosos, com permanência hospitalar prolongada, suporte nutricional parenteral.

Os gêneros *Candida* e *Aspergillus* são fungos de maior incidência na produção de infecções, seguidos do gênero *Fusarium, Histoplasma capsulatum, Blastomyces dermatitis, Coccidioides immitis, Cryptococcus neoformans.*

## ANTIBIÓTICOS MAIS UTILIZADOS EM UNIDADES DE TERAPIA INTENSIVA

### Cefalosporinas de 1ª geração

#### Cefazolina

Ativa contra a maioria dos cocos Gram-positivos, é, entre as cefalosporinas, a que tem melhor atividade para *Staphylococcus aureus* meticilinossensível. Tem pouca ação contra bactérias Gram-negativas, por ser inativada pelas betalactamases.

Tem maior ligação proteica, não sofre biotransformação, sendo eliminada pela urina de forma mais lenta. Utilizada preferencialmente para uso profilático.

- **Administração** – via IM ou IV.

- **Dose:**
  - **Em adultos** – 500 mg a 1.000 mg de 6/6 ou 8/8 h (dose máxima: 8 g/dia)
  - **Em crianças** – 25 a 50 mg/kg/dia (dose máxima: 100 mg/kg/dia)

## Cefalosporinas de 2ª geração

### Cefuroxima sódica

Ativa contra bactérias Gram-negativas e menor atividade para Gram-positivas.

- **Doses:**
  - **Em adultos** – a dose usual de cefuroxima sódica varia de 750 mg a 1,5 g a cada 8 horas, geralmente durante 5 a 10 dias.
  - **Em crianças** – lactentes e crianças maiores que 3 meses de idade de 50 a 100 mg/kg/dia em doses divididas, a cada 6 a 8 horas. A dose mais alta corresponde a 100 mg/kg/dia.
  - **Indicações** – em infecções não complicadas do trato urinário, infecções de pele e anexos, infecções gonocócicas e pneumonias e infecções osteoarticulares. As doses recomendadas são de 1,5 g a cada 8 horas.
  - Em infecções graves ou complicadas recomenda-se uma dose de 1,5 g a cada 8 horas. Nas infecções ósseas e articulares, recomenda-se uma dose de 1,5 g a cada 8 horas.
  - **Administração** – vias oral e parenteral (IM e IV).

# TERAPIA EMPÍRICA E ESPECÍFICA

## Cefalosporinas de 3ª geração

Têm maior estabilidade ante a ação das betalactamases. São inativas contra *Enterococcus, Listeria, Staphylococcus* e *Acinetobacter*. Induzem a resistência de forma rápida. Efeito sinérgico com aminoglicosídeos.

### Cefotaxima

Ativa contra o pneumococo resistente à penicilina, *Haemophilus influenzae* e a maioria das Enterobacteriaceae. Indicada para tratamento de Meningite do recém-nascido, associada à ampicilina, além de infecções gonocócicas. Fraca ação contra *pseudomonas*. Age na fase final da doença de Lyme.

- **Administração** – via IM profunda (pode causar necrose de pele) e IV (preferível).
- **Dose:** 1 a 4g/dia de 8/8 ou 12/12 h (adultos) e 50 a 100mg/kg/dia (crianças).

  Dose máxima: 10 g adultos e 150 mg/kg em crianças.

### Ceftriaxona

Mesmo espectro de ação da cefotaxima, com meia-vida mais longa.

- **Administração** – via parenteral (IM e preferentemente IV).
- **Dose** – 1 a 2 g de 12/12 h (adultos) e 50 a 75 mg/kg/dia (crianças).
- **Dose máxima** – 4g/dia para adultos e crianças.

Obs.: a dose máxima é utilizada para o tratamento de meningite.

### Ceftazidima

Melhor atividade contra *Pseudomonas*. Reduzida atividade contra cocos Gram-positivos. Opção para o tratamento de meningite por pseudomonas.

- **Administração** – via IM profunda ou IV.
- **Dose** – 1 a 6 g (adultos) de 8/8 h ou 12/12 h e 20 a 100 mg/kg/dia (crianças).

## Cefalosporinas de 4ª geração

### Cefepima

Amplo espectro de ação, em particular para *Pseudomonas*. Excelente penetração em tecidos e fluidos do organismo.

- **Administração** – via IM ou IV.
- **Dose** – 1 a 2 g de 8/8 h ou 12/2 h. Ajuste da dose em insuficiência renal.

Ativa contra bactérias Gram-negativas e Gram-positivas e alguns anaeróbios. Excelente ação contra *Citrobacter, Enterobacter, Serratia, Providencia, Pseudomonas, Neisseria, Salmonella* sp., *Shigella*, inúmeras cepas de *Staphylococcus* e *Streptococcus*. Resistentes às betalactamases.

Utilizadas em infecções geralmente hospitalares: intra-abdominais, trato respiratório inferior, urinárias complicadas, ginecológicas, trato biliar, paciente neutropênico febril, infecções de tecidos moles etc.

### Carbapenêmicos

São drogas de amplo espectro de ação, com boa penetração na grande maioria dos tecidos e largamente empregados nas infecções de UTI causadas por microrganismos multirresistentes nosocomiais.

*São da classe dos betalactâmicos resistentes à maioria das betalactamases cromossômicas ou plasmidiais.*

Espectro de ação: bactérias Gram-positivas, incluindo *Enterococcus* e *Listeria;* bactérias Gram-negativas, como *H. influenzae*, Enterobacteriaceae, *Pseudomonas* e anaeróbias (inclusive *Bacterioides fragilis*).

Obs. 1: Não indicadas para tratamento de infecções por *Stenotrophomonas malthophiila* (bactéria emergente nas UTI), pois esta tem uma betalactamase cromossômica capaz de hidrolisar os carbapenêmicos. Não atuam também contra *Burkholderia cepacia, Enterococcus faecium, Staphylococcus* resistentes à oxacilina.

Obs. 2: Cepas isoladas de *Pseudomonas* podem ser resistentes à ação dos carbapenêmicos, por apresentarem alterações da permeabilidade e alterações específicas nas proteínas da membrana externa da bactéria.

Grande eficácia no tratamento de organismos multirresistentes presentes em UTI, como bactérias não fermentadoras e produtoras de betalactamases de espectro estendido (ESBL).

Indicadas em pacientes com sepse e infecções graves: abdominal, pulmonar, de partes moles, SNC, urinárias, ósseas, ginecológicas (pós-parto com sepse, aborto séptico), além de alternativa para granulocitopênicos febris.

Fazem parte deste grupo:

- Imipenem-cilastatina.
- Meropenem.
- Ertapenem.
- Doripenem.

### Imipenem-cilastatina

Está indicado para o tratamento de infecções mistas causadas por cepas sensíveis de patógenos – Gram-positivos e Gram-negativos, aeróbios e anaeróbios.

- **Dose**
  - **Adultos** – a maioria das infecções responde a uma dose diária de 1 a 2 g, administrada em 3 ou 4 doses divididas.
  - **Crianças** – com peso corporal ≥ 40 kg devem receber as doses recomendadas para adultos.
  - **Recém-nascidos e crianças** com peso corporal < 40 kg devem receber 15 mg/kg a cada 6 horas. A dose total diária não deve exceder 2 g.
  - **Administração** – via IV 500 mg de 6/6 h.

### Meropenen

Espectro de ação semelhante ao imipenem, porém mais ativo para bactérias Gram-negativas e anaeróbios.

- **Dose**
  - **Adultos** – a faixa de dosagem é de 1,5 g a 6,0 g diários, divididos em três administrações.

- **Crianças** – acima de 3 meses de idade e até 12 anos, a dose por via intravenosa é de 10 a 40 mg/kg a cada 8 horas.
- **Administração** – os estudos sobre a farmacocinética do meropenem apontam para os benefícios da indicação do fármaco em infusão contínua por 3 horas, porque possibilita que a concentração permaneça em níveis terapêuticos mais constantes do que quando administrada em bolo, podendo garantir, desse modo, maior eficácia bactericida.
- **Administração** – por via IV e IM, 1 g de 8/8 h ou 6/6 h.

### Ertapenem sódico

É mais um antimicrobiano da classe dos carbapenêmicos. Embora com menor atividade contra cepas de *Pseudomonas* e *Acinetobacter* que o imipenem e meropenem, sua principal indicação em UTI é o uso sequencial após terapia com os outros carbapenêmicos, em pacientes que não apresentam mais condições para acesso venoso ou naqueles em se deseja retirar o acesso, pois pode ser aplicado por via intramuscular.

**Dose**

- **Adultos** – a faixa de dosagem é de 1,5 g a 6,0 g diários, divididos em três administrações.
- **Crianças** – acima de 3 meses de idade e até 12 anos, a dose por via intravenosa é de 10 a 40 mg/kg a cada 8 horas.
- **Administração**
- Via venosa (diluído em 100 ml de solução fisiológica).
- Via intramuscular (em solução com lidocaína a 1%).

  Dose: 1 g de 24/24 h.

### Doripenem

Desde a introdução de imipenem-cilastatina, há mais de 20 anos, o uso de carbapenêmicos tem-se tornado mais comum em função da emergência das infecções causadas por bactérias multirresistentes. Este novo fármaco recebeu aprovação do FDA em 2007 para o tratamento das infecções intra-abdominais e infecções complicadas do trato urinário.

Possui amplo espectro de atividade *in vitro* contra bactérias Gram-positivas e Gram-negativas, incluindo *Enterococcus* sp. produtores de betalactamases de amplo espectro e AmpC e patógenos anaeróbios. Este antibiótico também possui maior eficácia contra patógenos com CIM elevado e pode requerer infusões prolongadas para alcançar metas farmacodinâmicas e farmacocinéticas para exercer atividade bactericida. A nova molécula parece ser mais ativa contra *Pseudomonas aeruginosa* se comparada a outros carbapenêmicos.

**Dose**

- **Adultos** – 500 mg a cada 8 horas administrado por infusão intravenosa durante 1 hora.

- **Crianças** – não há indicações para uso em pacientes com idade inferior a 18 anos.

## Quinolonas

Drogas sintéticas (flouroquinolonas), que incluem norfloxacino, ciprofloxacino, ofloxacino, enoxacino, lomefloxacino e moxifloxacino desenvolvidas a partir do modelo (ácido nalidíxico). Têm amplo espectro de ação, boa penetração tecidual, em especial vias urinárias. Já se registra o desenvolvimento de resistência bacteriana por uso inapropriado.

Seu espectro de ação inclui principalmente bactérias Gram-negativas.

As mais usadas em UTI:

### Ciprofloxacino

É a mais utilizada nas UTI, pois é a que apresenta maior atividade contra as bactérias Gram-negativas: *Pseudomonas*, Enterobacteriaceae (*E. coli, Klebsiella pneumoniae, Enterobacter* spp.), além de patógenos entéricos (*Salmonella* spp. *e Shiguella* spp.).

### Moxifloxacino

Entre as novas quinolonas sintetizadas, o moxifloxacino tem maior ação contra bactérias Gram-positivas (*Streptococcus pneumoniae*) e algumas anaeróbias. Porém não tem boa ação em infecções causadas por *Staphylococcus aureus* (MRSA) nem por *Enterococcus.*

Indicada também para tratamento de infecções respiratórias causadas por bactérias antes denominadas de atípicas: *Legionella pneumophila, Mycoplasma pneumoniae, Chlamydia pneumoniae* e patógenos do trato genital (*Chlamydia trachomatis, Ureoplasma urealyticum* e *Mycoplasma hominis*).

**Dose** – em adultos, a dose de 400 mg ao dia em apresentação injetável, por via intravenosa.

## Macrolídeos

Fazem parte desse grupo: eritromicina, azitromicina, claritromicina e roxitromicina.

Entre estes são de uso em UTI:

### Azitromicina

Diferente dos outros macrolídeos, tem grande ação contra bactérias Gram-negativas, e especial: *H. influenzae.*

**Administração** – por VO ou IV, 500 mg a 1 g dia.

### Claritromicina

Ativa contra bactérias Gram-positivas, é utilizada especialmente para o tratamento de pneumonias graves relacionadas a patógenos ditos atípicos (*Mycoplasma, Legionella* e *Chlamydia*).

**Administração** – por VO ou IV, 500 mg de 12/2 h.

## Aminoglicosídeos

Seu espectro de ação abrange exclusivamente bactérias Gram-negativas.

São desse grupo: gentamicina, amicacina, tobramicina, netilmicina, estreptomicina etc.

Indicados para o tratamento de endocardite, infecções urinárias, intra-abdominais, oculares, ósseas, articulares, sepse, em associação com betalactâmicos, glicopeptídeos e penicilinas.

### Amicacina

Entre os fármacos deste grupo é a mais utilizada nas UTI, por seu espectro de ação maior do que os demais. Excretada na urina de forma quase totalmente inalterada, devendo ser monitorada a função renal.

Evitar seu uso em idosos e crianças.

Administração – por via IV ou IM, 1 g, em dose única de 24/24 h, em infusão lenta, diluída em solução fisiológica (100 a 200 ml). Evitar uso em bolo, que pode provocar paralisia neuromuscular.

## Glicopeptídeos

São utilizados frequentemente em UTI para o tratamento de infecções graves por Gram-positivos (*Staphylococcus aureus, Streptococcus* e *Enterococcus*) resistentes à meticilina (MRSA).

Fazem parte de vários protocolos, sendo o tratamento de escolha para infecções em próteses (ósseas, válvulas cardíacas, enxertos vasculares, *shunts* neurocirúrgicos e hemodialíticos), infecções relacionadas a cateteres centrais e corrente sanguínea, endocardites, pneumonias associadas a ventilação mecânica, osteomielites, infecções de ferida operatória e neutropênicos febris.

Não atuam sobre bacilos Gram-negativos, micobactérias, fungos e anaeróbios Gram-negativos.

São antibióticos desta classe: vancomicina e teicoplamina.

### Vancomicina

Usada ainda na forma por via oral para o tratamento de colite pseudomembranosa, produzida pelo *Clostridium difficile* e *C. perfringens*.

**Administração:** preferencialmente por via intravenosa.

- **Dose**
  - **Adultos** – a dose por via intravenosa usual diária é de 2 gramas, dividida em 500 mg a cada 6 horas ou 1 grama a cada 12 horas. Cada dose deve ser administrada em velocidade de até 10 mg/min ou em período de pelo menos 60 minutos, o que for maior. Fatores tais como idade ou obesidade podem requerer modificação na dose usual diária.

- **Crianças** – a dose por via intravenosa usual de vancomicina é de 10 mg/kg a cada 6 horas. Cada dose deve ser administrada pelo menos durante 60 minutos.
- **Recém-nascidos e lactentes** – a dose por via intravenosa total diária pode ser mais baixa. Sugere-se uma dose inicial de 15 mg/kg, seguida de 10 mg/kg a cada 12 horas na primeira semana de vida e daí em diante a cada 8 horas até 1 mês de idade.

### Teicoplanina

Semelhante à vancomicina no espectro de ação e por seu efeito bactericida, porém com duração de ação mais longa.

Apresenta menor incidência de efeitos tóxicos e colaterais, além de menor desenvolvimento de resistência.

- **Dose**
  - **Adultos** – 6 a 12 mg/kg, sendo distribuídas em 3 doses de 400 mg a cada 12 horas e em dose única diária, a partir do segundo dia.
  - **Crianças** – acima de 2 meses de idade até 16 anos: a dose recomendada é de 10 mg/kg a cada 12 horas para as 3 primeiras doses; as doses diárias subsequentes devem ser de 6 mg/kg em injeção única por via intravenosa ou intramuscular.
  - **Administração** – por via IM ou IV (200 mg e 400 mg), dose única diária.

## INIBIDORES DE BETALACTAMASES

A resistência bacteriana, problema enfrentado na prática médica do dia a dia, em especial nos pacientes internados em UTI, tem como um dos principais fatores o desenvolvimento de cepas produtoras de betalactamases (enzimas produzidas pelas bactérias que inativam a ação destes antibióticos).

Para inibir este efeito, foram acrescentados aos antibióticos betalactâmicos inibidores desta enzima.

Há três tipos desses inibidores:

- Sulbactam.
- Clavulanato.
- Tazobactam.

### Ampicilina-sulbactam

Espectro de ação amplo contra bactérias Gram-positivas e Gram-negativas, exceto *Pseudomonas* e enterobactérias (*Serratia, Enterobacter* e *Citrobacter*). Utilizado em UTI, especialmente nas infecções por *Acinetobacter baumannii.*

Indicado para terapia de infecções abdominais, pélvicas, partes moles, vias respiratórias superiores e inferiores, causadas por bactérias aeróbias e anaeróbias.

Principal contraindicação: pacientes alérgicos à penicilina.

- **Dose**
  - **Adultos** – a dose usual de sulbactam sódica/ampicilina sódica injetável varia de 1,5 g a 12 g por dia em doses divididas a cada 6 ou 8 horas, até a dose máxima diária de 4 g.
  - **Crianças** – 150 mg/kg/dia (correspondente a 50 mg/kg/dia de sulbactam e 100 mg/kg/dia de ampicilina).

    Em recém-nascidos, na primeira infância e em crianças a dose é usualmente administrada a cada 6 ou 8 horas, de acordo com a prática usual para ampicilina. Em recém-nascidos, durante a primeira semana de vida (especialmente prematuros), a dose é usualmente administrada a cada 12 horas.
  - **Administração** – por via IV (1,5 g e 3 g).

## Piperacilina-Tazobactam

Espectro de ação ampliado com atividade maior que ampicilina-sulbactam e incluindo germes portadores de betalactamases de espectro estendido (ESBL).

Indicado em infecções polimicrobianas graves e sepse de origens pulmonar, abdominais, pélvicas, urinárias.

- **Dose**
  - **Adultos e crianças acima de 12 anos** – a dose diária total recomendada é de 12 g de piperacilina/1,5 g de tazobactam divididos em doses a cada 6 ou 8 horas.

    Em crianças com função renal normal e menos de 50 kg: a dose deve ser ajustada para 80 mg/10 mg de piperacilina/tazobactam por kg, a cada 6 horas.
  - **Administração** – por via IV, 4,5 g (4 g de piperacilina e 500 mg de tazobactam) ou 2,5 g (2 g de piperacilina e 250 mg de tazobactam) de 6/6 h ou 8/8 h.

## Polimixinas

Componentes de um grupo de polipeptídeos, têm atividade apenas para microrganismos Gram-negativos. Estão ressurgindo no arsenal terapêutico das UTI, em função da presença cada vez mais significativa de bactérias multirresistentes.

Uso limitado por via parenteral, por serem extremamente nefrotóxicas e neurotóxicas.

Há dois tipos:

- **Polimixina B** (frasco-ampola de 500.000 UI (1 mg = 10.000 UI)
  - Administração: por via IV, 15-25.000 UI/kg/dia.

- **Polimixina E ou colistina** (frasco-ampola de 1.000 UI (1 mg = 10.000 UI)
  - Administração: por via IV, 5 mg/kg/dia, de 12/12 h.

## OXAZOLIDINONA

Desenvolvida especialmente para combater infecções causadas por Gram-positivos multirresistentes. Ativa contra *Staphylococcus aureus* meticilinorresistente e aos resistentes à vancomicina. Também ativa contra cepas de *Streptococcus pneumoniae*, resistentes à penicilina e contra *Enterococcus faecalis* e *faecium* resistentes à ampicilina e à vancomicina.

### Linezolida

Única droga comercializada até o momento, atua inibindo a síntese proteica, ligando-se ao sítio do RNA ribossômico 23S da subunidade 50S, impedindo a formação do complexo inicial 70S da cadeia peptídea.

Indicada para tratamento de infecções graves por Gram-positivos em pele, tecidos moles, pulmonares, urinárias, endocardites, sepse.

- **Dose**
  - **Adultos** – por via IV, frasco-ampola de 600 mg a cada 12 hs.
  - **Crianças e recém-nascidos** > **7 dias** – 10 mg/kg/dose, a cada 12 h.

### Estreptograminas

Antibióticos de forma estrutural complexa, em que um de seus componentes é um macrolídeo. Ativos contra bactérias Gram-positivas.

## QUINUPRISTINA-DALFOPRISTINA

Primeira estreptogramina em utilização, atua inibindo a síntese proteica, ligando-se à unidade 50S do ribossomo metabolizada no fígado, usando a via do citocromo P450, inibindo a isoenzima CYP 3A4, interagindo com medicações que usem a mesma via.

Na UTI só deverá ser utilizada em casos específicos, resistentes à vancomicina, e quando não se possa fazer uso da linezolida.

- **Dose** – 7,5 mg a cada 8 horas, via IV.

## GLICILCICLINAS

As glicilciclinas são derivados das tetraciclinas que ampliam seu espectro de ação e as tornam menos sensíveis aos mecanismos de resistência bacteriana. A mais recente glicilciclina é a tigeciclina, que começou a ser utilizada no final de 2005, tem amplo espectro de ação agindo contra bactérias Gram-positivas, estreptococos em geral (inclusive pneumococos multirresistentes), enterococos que produzem enfermidades como infecções do trato urinário e meningite (inclusive resistentes a glicopeptídeos) e estafilococos (resistentes à oxacilina e intermediários ou resistentes a glicopeptídeos), enterobactérias (com a possível exceção de *Proteus* sp. que apresentam MIC altas).

A tigeciclina apresenta excelente atividade *in vitro* contra alguns bacilos Gram-negativos não fermentadores da glicose, como *Acinetobacter* spp. e *Stenotrophomonas maltophylia*, com baixa atividade contra *Pseudomonas aeruginosa*. Estudos recentes mostram excelente atividade contra bactérias anaeróbias, incluindo o grupo *Bacteroides fragilis* e *Clostridium difficile*.

Foi aprovada para tratamento de infecções de pele e tecidos moles e está sendo avaliada para tratamento de infecções intra-abdominais e pulmonares (Sader et al., 2005; p. 201).

- **Dose** – dose inicial de 100 mg, por via parenteral, intravenosa, por períodos de 30 a 60 minutos e seguida de doses de 50 mg a cada 12 horas.

## ANTIFÚNGICOS

### Anfotericina B

#### Forma tradicional

##### Formas lipossomais

Apresentadas em três formulações:

- Com dispersão coloidal (ABCD).
- Com complexo lipídico (ABCL).
- Lipossomal.

A maioria dos trabalhos clínicos não consegue demonstrar a maior eficácia terapêutica entre as diversas formulações, quando comparadas com a anfotericina tradicional, exceto pela importante redução dos efeitos colaterais e da nefrotoxicidade que a formulação lipossomal apresenta. O alto custo das formas lipossomais é um fator limitante do seu uso, quando comparada à anfotericina tradicional.

## IMIDAZÓLICOS

### Fluconazol

Largamente empregado em UTI no tratamento das candidíases sistêmica, esofágica e orofaríngea, principalmente em unidades de terapia intensiva neonatal, tem boa penetração no liquor, urina e outros fluidos e tecidos orgânicos.

- **Dose** – iniciar com 400 mg a 800 mg/dia (12/12 h) e depois infundir em dose única diária durante 2 a 4 semanas.
- Em crianças, a dose depende do tipo de terapia (preventiva/terapêutica).

## EQUINOCANDINAS

### Caspofungina

Representa grande opção de terapia nas infecções graves de UTI, que já apresentam resistência aos outros fungicidas descritos anteriormente.

Não é indicada como tratamento inicial para infecções fúngicas, embora tenha amplo espectro de ação, especialmente para aspergiloses pulmonar e sistêmica. Apresenta eficácia um pouco superior à da anfotericina e custo inferior ao das formas lipídicas.

- **Administração** – por via IV (frasco-ampola de 50 e 70 mg), iniciar com 70 mg/dia na primeira dose e prosseguir com 50 mg/dia por mais de 2 semanas (infusão lenta, por cerca de 1 hora, diluída em 10 ml de solução fisiológica, e rediluir em 250 ml de soro fisiológico).
- **Nome comercial** – Cancidas®.

### Anidulafungina

A anidulafungina pertence à classe das equinocandinas e apresenta atividade fungicida contra espécies de *Candida* e atividade contra regiões do crescimento celular ativo da hifa do *Aspergillus fumigatus.*

É indicada para o tratamento da candidíase (infecção causada pela *Candida* spp. invasiva em pacientes adultos, incluindo candidemia.

- **Dose** – inicial de 200 mg/dia, seguido de 100 mg/dia, durante 14 dias.
- **Nome comercial** – Ecalta®.

### Micafungina

É a mais recente das equinocadinas, liberadas para o uso no mercado brasileiro. Representa um avanço na terapia antifúngica, por estar disponível para o tratamento de infecções fúngicas em todas as faixas etárias, inclusive em recém-nascidos com excelentes resultados terapêuticos. Outro diferencial é o custo entre este produto e os demais antifúngicos, o que o torna atrativo para uso hospitalar.

O regime de dosagem de Mycamine® depende do peso corporal do doente (Quadro 36.1).

Quadro 36.1 Utilização em adultos, adolescentes ≥ 16 anos de idade e idosos

| Indicação | | |
|---|---|---|
| | Peso corporal > 40 kg | Peso corporal ≤ 40 kg |
| Tratamento de candidíase invasiva | 100 mg/dia | 2 mg/kg/dia |
| Tratamento de candidíase esofágica | 150 mg/dia | 3 mg/kg/dia |
| Profilaxia de infecção por *Candida* | 50 mg/dia | 1 mg/kg/dia |

### Duração do tratamento

- **Candidíase invasiva** – a duração do tratamento de infecção por *Candida* deve ser, no mínimo, de 14 dias. O tratamento antifúngico deve continuar durante pelo menos uma semana após serem obtidas duas culturas sanguíneas negativas seguidas e após o desaparecimento dos sinais e sintomas clínicos de infecção.
- **Candidíase esofágica** – para o tratamento da candidíase esofágica, Mycamine® deve ser administrado até, pelo menos, uma semana após o desaparecimento dos sinais e sintomas clínicos.
- **Profilaxia de infecções por *Candida*** – para a profilaxia de infecção por *Candida* deve ser administrado até pelo menos uma semana após a recuperação dos neutrófilos.
- **Nome comercial** – Mycamine®.

## TRIAZÓIS

### Voriconazol

É produto derivado do fluconazol, com espectro de ação superior. Tem boa distribuição em quase todos os líquidos orgânicos e tecidos, incluindo SNC. Indicado para o tratamento de pacientes imunocomprometidos, com suspeita de infecção por fungos do gênero *Aspergillus.*

- **Administração** – VO (comprimidos com 200 mg) e IV (frasco-ampola 200 mg). Iniciar com 6 mg/kg de 12/12 h no primeiro dia, reduzindo para 4 mg/kg de 12/12 h (nas duas apresentações). Deve ser diluído em solução fisiológica, glicosada, Ringer-lactato, glicofisiológica, com adição de cloreto de sódio ou potássio, mas nunca em conjunto com bicarbonato de sódio, sangue e derivados, e outros eletrólitos.
- **Nome comercial** – VFEND®.

## REFERÊNCIAS

Anderson PO, Knoben JE, Troutman WG. Handbook of Clinical Drug Data. 10th ed. New York, McGraw-Hill; 2002. p. 956-61.

Arathoon EG, Gotuzzo E, Noriega M, et al. A randomized, doubleblind, multicenter study of caspofungin versus amphotericin B for treatment of oropharyngeal and esophageal candidiasis. Antimicrob Agents Chemother. 2002;46:451-7.

Blumberg HB, Jarvis WR, Soucie JM, et al. Risk factors of candidal bloodstream infections in surgical intensive care unit patients: the NESMIS prospective multicenter study. Clin Infect Dis 2001;33:177-86.

Emori TG, Gaynes RP. Na overview of nosocomial infections, including the role of microbiology laboratory .Clin Microbiol Rev. 1993;6(4):428-42.

Fridkin SK, Welbel SF, Weinstein RA. Magnitude and prevention of nosocomial infections in the intensive care unit. In: Infectious Disease Clinics of North America. Nosocomial Infections. 1997;11(2):479-96.

Goodman LS, Gilman A. As bases farmacológicas da terapêutica. 9th ed. México: McGraw-Hill; 1996. p.14-20.

Hellinger WC, Brewer NS. Carbapenems and monobactams: imipenem, meropenem, and aztreonam. Mayo Clin Proc. 1999;74:420-34.

Kimura HM, Gilio EA. Infecções e antimicrobianos. In: Knobel E. Condutas no Paciente grave. Vol. 2. São Paulo: Atheneu; 2006. p. 1835-41.

Mandell GL. Principles and Practices of Infectious Diseases. 5th ed. 2000. p.199-410.

Mora Duarte J, Betts R, Rotstein C, et al. Comparison of caspofungin and amphotericin B for invasive candidiasis. N Engl J Med. 2002;347(25):2020-9.

National Nosocomial Infections Surveillance (NNIS) System. Data summary from October 1986-april 1997, issued may 1997. Am J Infect Control. 1997;25(6):447-87.

Pratt WB, Taylor P. Principles of drug action. 3rd ed. New York: Churchill Livingstone; 1990.

Weinstein RA. Epidemiology and control of nosocomial infections in adult intensive care units. Am J Med. 1991;91(Suppl 3B):1795-83S.

capítulo 37

Patrícia Beltrão Lessa Constant

# RESÍDUOS DE ANTIBIÓTICOS EM ALIMENTOS E CORANTES ALIMENTÍCIOS EM ANTIBIÓTICOS: IMPLICAÇÕES PARA A SAÚDE HUMANA

## INTRODUÇÃO

Atualmente parte significativa da segurança alimentar baseia-se no controle de remanescentes residuais nos alimentos, em decorrência do uso de pesticidas e drogas veterinárias, ou por acidentes envolvendo contaminantes ambientais.

No Brasil, o Ministério da Agricultura e o Ministério da Saúde, por meio da ANVISA (Agência Nacional de Vigilância Sanitária), regulamentam os antibióticos permitidos para uso em animais, bem como as ações que garantam a segurança do consumidor. Nesse sentido, foi criado o PNCR (Plano Nacional de Controle de Resíduos em Produtos de origem Animal), cujos objetivos são a melhoria da produtividade e a qualidade dos alimentos de origem animal, adequando-se, do ponto de vista sanitário, às regras do comércio internacional de alimentos, preconizadas pela Organização Mundial do Comércio (OMC) e órgãos auxiliares.

Nem todas as drogas ou compostos químicos, aos quais os animais ficam expostos, deixam resíduos perigosos à saúde humana e animal. Aqueles potencialmente nocivos podem ser permitidos, desde que dentro dos limites de segurança, ou limite máximo de resíduo (LMR), que o alimento pode conter sem prejuízo para os seres humanos e animais. Esses limites são determinados em centros de referência a partir de estudos toxicológicos, em animais de laboratórios, microrganismos e genomas celulares. De acordo com os resultados, são estabelecidos os LMR dos compostos aprovados à consideração dos países membros do Codex Alimentarius – programa das nações Unidas Sobre Harmonização de Normas Alimentares gerenciado pela FAO/WHO.

Os possíveis riscos à saúde humana, decorrentes do emprego de medicamentos em animais produtores de alimentos, podem estar associados aos seus resíduos em níveis acima dos limites máximos recomendados (LMR). Isso pode ocorrer quando o emprego do produto não observa as boas práticas de uso de medicamentos veterinários, em especial as especificações de uso.

## IMPORTÂNCIA DO USO DE ANTIBIÓTICOS EM ANIMAIS

Antibióticos são agentes antibacterianos específicos, produzidos por organismos vivos, bem como análogos estruturais obtidos por síntese completa ou parcial, capazes de inibir processos vitais de uma ou mais espécies de microrganismos, podendo agir mesmo em baixas concentrações.

São amplamente utilizados em veterinária, com o objetivo terapêutico, em doses que combatam infecções (respiratórias e entéricas, em aves, suínos e bovinos; mastite em gado leiteiro). São também usados em doses subterapêuticas como profiláticos em animais saudáveis, antes ou após exposição a agentes infecciosos. Registre-se ainda a utilização de antibióticos como promotores de crescimento animal, para aumentar o peso e a eficácia na conversão da ração.

A criação intensiva de animais gera então aumento do uso de medicamentos veterinários, inclusive antibióticos, para atender às finalidades acima citadas.

A existência de resíduos de antibióticos em alimentos pode levar a problemas múltiplos. Um deles é a emergência de bactérias patogênicas resistentes. Outro, não menos importante, é a possibilidade de interferência na produção de queijos e iogurtes, devido à sensibilidade das bactérias lácticas aos antibióticos, o que dificultaria o processo de fermentação do leite. Devem-se ainda considerar as dificuldades para exportação dos alimentos e a preocupação que pode ser gerada nos consumidores.

## EFEITO DOS RESÍDUOS DE ANTIBIÓTICOS ADVINDO DE ALIMENTOS NO HOMEM

O aparecimento de resíduos de antibióticos nos alimentos consumidos pelo homem resulta do uso inadequado do medicamento veterinário e de eventual contaminação acidental de rações durante o transporte ou armazenamento.

Tais resíduos podem ter diferentes efeitos sobre o homem, dependendo do indivíduo, do tipo de antibiótico, bem como da dose remanescente no alimento. Esses efeitos podem ser agudos ou crônicos.

## Alergias

As reações alérgicas envolvem mecanismos imunológicos que podem ou não ser mediados pela IgE (imunoglobulina E) que normalmente se encontra associada a alergias alimentares e reações de hipersensibilidade, tendo como característica a rápida liberação de mediadores como a histamina.

Os resíduos de antibióticos em produtos animais podem ser transferidos a pessoas que os consomem, acarretando reações alérgicas em indivíduos previamente sensibilizados. Por outro lado, o uso de determinados antibióticos pode desencadear reações alérgicas em indivíduos que nunca tiveram contato com esses antibióticos e que foram sensibilizados pelo consumo de alimentos com seus resíduos.

Devemos lembrar que, quando o sistema imunológico defende o organismo de um suposto agressor, desenvolve uma memória sob a forma de anticorpos específicos que se ligam a mastócitos e basófilos. Um novo contato do indivíduo com o agente causador da alergia, com o consequente encontro entre alérgeno e anticorpo, leva à resposta com a liberação de mediadores inflamatórios que podem determinar vasodilatação, constrição bronquial, atração eosinofílica e aumento da permeabilidade celular.

As penicilinas e, em menor escala, outros antimicrobianos são capazes de determinar problemas alérgicos. Modificações ocorridas nesses, quando são usados por via oral, podem, teoricamente, levar aos diversos tipos de reações alérgicas (tipos I a IV) mas muito raramente à reação anafilática. No entanto, essas reações ocorrem normalmente em indivíduos que entram em contato com altas doses de tais antibióticos e, dessa forma, espera-se, que a imunização por via oral e as mudanças ocorridas após a ingestão levem a pouco efeito.

A quantidade dos antibióticos em produtos alimentícios é pequena, uma vez que se trata de resíduos. Dessa forma, é esperado que esses tenham pouca atuação como sensibilizadores, com exceção das penicilinas. As mudanças ocorridas após o uso por via oral dos antibióticos, na concentração de resíduos em alimentos, dificilmente poderão levar a uma resposta em indivíduos previamente sensibilizados.

As penicilinas são capazes de promover reações alérgicas, mesmo em pequenas doses. Assim, uma vez que os antibióticos presentes em alimentos se encontram na forma de resíduos, são eles comumente associados a tais problemas.

Entre os antibióticos relacionados a problemas alérgicos, as penicilinas e as cefalosporinas são as mais estudadas. O efeito de tais antibióticos vem sendo discutido há anos, no entanto, segundo Dewdney et al. (1991), após detalhada revisao de literatura, poucos casos de associação entre eventos clínicos e a presença de resíduos de penicilina em alimentos (leite) foram relatados e comprovados. De qualquer forma, há risco, principalmente em indivíduos muito sensíveis.

As tetraciclinas, antimicrobianos produzidos por diversas espécies de *Streptomyces* spp., são amplamente utilizadas no tratamento e prevenção de várias doenças que atingem animais produtores de alimentos.

O desenvolvimento de reações alérgicas em indivíduos sensíveis às sulfonamidas tem sido relatado. No entanto, não há comprovação científica de que essas alergias sejam promovidas pela presença de resíduos alimentares de tais substâncias.

## Resistência ao antibiótico

A presença de resíduos de antibióticos em alimentos pode levar à seleção de cepas bacterianas resistentes no ambiente. É comum o aumento gradativo das doses de antibióticos utilizadas na terapia de animais, uma vez que o emprego dessas drogas possibilita a seleção de bactérias resistentes, principalmente quando seu uso é indiscriminado.

A ingestão de resíduos de antibióticos presentes nos alimentos supõe risco para a saúde humana, seja exercendo pressão seletiva sobre a microbiota intestinal, seja favorecendo o crescimento de microrganismos com resistência natural ou adquirida ou dando lugar, direta ou indiretamente, ao aparecimento de resistência em bactérias enteropatogênicas.

## Outros efeitos tóxicos

A furazolidona e a nitrofurazona são atimicrobianos sintéticos de amplo espectro, muito utilizados na avicultura e suinocultura no controle de salmonelose, colibacilose e coccidiose e também como promotores de crescimento. Além da possibilidade de reações de hipersensibilidade em indivíduos sensíveis, apresentam efeitos mutagênicos e carcinogênicos. No Brasil, o limite de tolerância para esses compostos é zero em músculos de frango, sendo proibida sua utilização em animais produtores de alimentos.

A nicarbazina é utilizada na avicultura como promotor de crescimento. *In vivo* dissocia-se em 4-4-dinitrocarbanilida (DNC) e 2-hidroxi-4,6-dimetil-2-pirimidinol (HDP). O componente HDP apresenta bitransformação rápida, sendo eliminado 95% pela urina, enquanto o DNC é eliminado nas fezes e persiste mais tempo no organismo animal. Durante o cozimento de carnes contendo resíduos de DNC, ocorre a formação de derivados com atividade carcinogênica. No Brasil, o limite máximo desse resíduo é 200 mg/kg.

O cloranfenicol é um antibiótico de amplo espectro que pode levar a discrasias sanguíneas (anemia plástica) em humanos. No Brasil, tem seu uso proibido na exploração pecuária.

Além desses, outro ponto que deve ser mencionado é o risco da ingestão de certos antibióticos por gestantes, já que alguns apresentam efeito teratogênico (metronidazol, rifampicina, trimetoprima, estreptomicina e tetraciclina).

## Outros exemplos de aplicação de antibióticos em animais

Na piscicultura, os antibióticos mais recomendados são a tetraciclina, a eritromicina e a oxitetracilcina, sendo a última ministrada na ração, para tratamento de furunculose e da eritrodermatite da carpa. Em camarões, como medida profilática contra o agente da necrose hepatopancreática e doenças causadas por bactérias piscicrófilas.

Nas infecções que acometem o úbere da vaca, diversos antibióticos são utilizados, sendo os mais indicados os betalactâmicos.

As sulfonamidas são drogas de ação bacteriostática usadas em animais com a finalidade de curar e prevenir doenças e também como agente sinergista com outras drogas promotoras de crescimento. Têm sido usadas em suínos, aves e peixes.

## ASPECTOS REGULATÓRIOS

O Ministério da Agricultura, por meio do Plano Nacional de Controle de Resíduos em Produtos de Origem Animal - PNCR (instituído pela Portaria Ministerial nº 51, de 06 de maio de 1986 e adequado pela Portaria Ministerial nº 527, de 15 de agosto de 1995), prevê a adoção de Programas Setoriais para Carne - PCRC, Mel - PCRM, Leite - PCRL e Pescado - PCRP, cujas metas principais são a verificação do uso correto e seguro dos medicamentos veterinários, de acordo com as práticas veterinárias recomendadas e das tecnologias utilizadas nos processos de incrementação da produção e produtividade pecuária.

O PNCR tem como função regulamentar básica o controle e a vigilância. Suas ações estão direcionadas para conhecer e evitar a violação dos níveis de segurança, ou dos LMR de substâncias autorizadas, bem como a ocorrência de quaisquer níveis de resíduos de compostos químicos de uso proibido no País. Para isso, são colhidas amostras de animais abatidos e vivos, de derivados industrializados e/ou beneficiados, destinados à alimentação humana, provenientes dos estabelecimentos sob Inspeção Federal (SIF).

## CORANTES ALIMENTÍCIOS EM ANTIBIÓTICOS

Entre alguns problemas associados ao uso de fármacos, as reações de hipersensibilidade são bastante relevantes. Na prática clínica, entretanto, comumente essas reações são atribuídas, de forma equivocada, somente ao princípio ativo do medicamento. Na prática pediátrica, em especial, este erro pode restringir as opções de prescrição médica. Formulações pediátricas modernas podem conter diversos aditivos, tornando-as mais atraentes ao consumo e propiciando maior adesão ao tratamento, mas também aumentando o risco de reações adversas (Stefani et al., 2009).

Nesse contexto, é necessário considerar que na formulação dos fármacos, além dos compostos bioativos, são empregados compostos não medicinais que apresentam funções diversas, como solubilizar, suspender, espessar, diluir, emulssificar, estabilizar, conservar, aromatizar e colorir de forma a possibilitar a obtenção de formas farmacêuticas estáveis, eficazes e atraentes. Com o uso seletivo desses agentes não medicinais, denominados excipientes farmacêuticos, resultam formas farmacêuticas de vários tipos (Ansel et al., 2000).

Os excipientes farmacêuticos têm sido apontados como sendo os responsáveis por inúmeras reações adversas ligadas a medicamentos e, no entanto, esse assunto não está sendo abordado de forma adequada no momento das avaliações de casos suspeitos de Reações Adversas a Medicamentos (RAM) (Napke, 2004).

No Brasil, as indústrias farmacêuticas são obrigadas por lei a discriminar os ingredientes inativos na bula dos medicamentos, mas não de informar seus efeitos adversos nem de utilizar nomenclatura uniforme (Oliveira, 2007). Dessa forma, é necessário conhecer quais excipientes estão sendo empregados nas formulações medicamentosas disponíveis no mercado farmacêutico nacional e quais as reações adversas relatadas a cada um.

Entre os excipientes empregados nos fármacos, os que mais se encontram associados a reações adversas são os corantes. Duas classes bem distintas de corantes estão disponíveis para uso em alimentos e medicamentos, os sintéticos e os naturais. Por apresentarem menores custos de produção e maior estabilidade, os sintéticos têm sido mais usados, embora haja tendência clara da diminuição do seu uso devido a questões toxicológicas (Constant, 2002).

Vários corantes artificiais podem determinar reações adversas, geralmente por mecanismos não imunológicos, inclusive com efeitos tóxicos graves. Particularmente os corantes que contêm grupo químico AZO, como a tartrazina e o vermelho 40, podem determinar reações adversas em até 2% da população (Balbani, 2006; Committee on Drugs, 1997).

De acordo com pesquisa realizada por Stefani et al. (2009), de 49 apresentações de antibióticos avaliadas 21 (42%) apresentaram em sua composição algum corante e 3 dessas continham 2 corantes cada. Os corantes mais utilizados foram amarelo crepúsculo, tartrazina, vermelho 40 e vermelho ponceau. Considerando a forma de apresentação, 18,5% dos comprimidos contêm algum corante contra 42,6% das formulações líquidas.

Entre as diversas reações adversas associadas à ingestão de corantes artificiais, a potencialmente mais grave se refere à tartrazina, um corante azo com estrutura química semelhante à dos benzoatos, salicilatos e indometacina que pode determinar reação cruzada grave a estes medicamentos. As reações à tartrazina são similares àquelas produzidas pela aspirina, mesmo em pacientes sem antecedente de intolerância ao ácido acetilsalicílico, e incluem broncoespasmo, urticária e angioedema. Mais raramente, reações não imunológicas também podem ocorrer. A tartrazina também pode desencadear hipercinesia em pacientes hiperativos. A ocorrência de púrpura não trombocitopênica é rara, mas demonstra potencial de inibição da agregação plaquetária semelhante aos salicilatos (Stefani et al., 2009). Os corantes eritrosina, vermelho ponceau e amarelo crepúsculo também podem levar a reações cruzadas em pacientes com antecedentes de reações à aspirina (Kumar et al., 1993).

Outro corante que aparece em destaque nas diversas apresentações de antibióticos, o amarelo crepúsculo, pode, mais comumente, gerar reações dermatológicas, incluindo fotossensibilidade, eritrodermia, descamação, além do possível efeito carcinogênico.

Devido ao seu conteúdo de iodo, pode determinar elevação nos níveis séricos de hormônios tireoidianos totais (Balbani et al., 2006).

O quadro 37.1 resume as reações adversas relacionadas a cada corante citado.

▸ Tabela 37.1 Reações adversas associadas à ingestão de determinados corantes artificiais.

| Corante | Reação adversa |
|---|---|
| Tartrazina | Urticária, reação não imunológica (anafilactoide), angioedema, asma, dermatite de contato, rinite, hipercinesia em pacientes hiperativos, eosinofilia, púrpura, reação cruzada com ácido acetilsalicílico (AAS), benzoato de sódio, indometacina |
| Amarelo crepúsculo | Urticária, angioedema, congestão nasal, broncoespasmo, reação não imunológica (anafilactoide), vasculite, vômitos, dor abdominal, náuseas, eructações, indigestão, púrpura, eosinofilia, reação cruzada com AAS, paracetamol e benzoato de sódio |
| Vermelho 40 | Broncoespasmo, reação não imunológica (anafilactoide) |
| Vermelho ponceau | Broncoespasmo, reação não imunológica (anafilactoide) |

## CONSIDERAÇÕES FINAIS

A maioria dos países estabelece em suas legislações sanitárias, regulamentação para uso de antimicrobianos em pecuária, definindo seus limites máximos de resíduos (LMR) nos alimentos de origem animal. Esses limites são instituídos de acordo com as recomendações do *Codex alimentarius.*

A Europa, que ao longo dos anos tem demonstrado tendência conservadora, tem legislação mais rigorosa e já proíbe a adição de antibióticos. A nova lei europeia significa a última etapa no processo de eliminação do uso de antibióticos para fins não terapêuticos, já que sua utilização excessiva ou descontrolada pode provocar a resistência de bactérias e outros micróbios e, consequentemente, problemas para a saúde dos humanos.

Pelo exposto nesse trabalho, concluímos que, de fato, é necessário reduzir a utilização exagerada, e por vezes supérflua, de antibióticos e que há tendência mundial para seu emprego apenas com fins veterinários e não mais como promotores de crescimento. Além de alergias, efeitos teratrogênicos, entre outros, devemos ter em mente que a resistência dos microrganismos constitui ameaça para a saúde humana, animal e vegetal.

O conhecimento dos excipientes contidos nas formulações farmacêuticas permite a melhor adequação das prescrições, especialmente para aqueles pacientes que já apresentaram antecedente de reação adversa medicamentosa. Com relação ao emprego de corantes nos antibióticos, ainda há predomínio dos artificiais e entre esses a tartrazina, embora estejam comprovadas reações adversas associadas ao seu uso.

O número de corantes artificiais, comprovadamente inócuos à saúde, é pequeno, o que torna crescente o interesse por corantes naturais. No entanto, a substituição dos corantes artificiais pelos naturais está sujeita a dificuldades, em virtude de questões relacionadas principalmente à estabilidade. Impulsionados pelas crescentes restrições impostas aos corantes artificiais, os pontos problemáticos para o emprego com sucesso dos corantes naturais têm sido intensamente estudados e diversas propostas para solucioná-los vêm surgindo e desvendando um futuro promissor quanto ao emprego dessa matéria-prima.

## REFERÊNCIAS

Ansel HC, Popovich NG, Allen Junior LV. Farmacotécnica: formas farmacêuticas e sistema de liberação de fármacos. 6ª ed. São Paulo: Premier; 2000. 568p.

ANVISA, Programa Nacional de Análise de Resíduos de Medicamentos Veterinários em Alimentos Expostos ao Consumo – PAM Vet. Brasília: Agência Nacional de Vigilância Sanitária; 2003.

Balbani APS, Stelzer LB, Montovani JC. Pharmaceutical excipients and the information on drug labels. Rev Bras Otorrinolaringol. 2006;72:400-6.

Brasil, Ministério da Agricultura, Portaria nº 527, 15 de agosto de 1995.

Codex Alimentarius. Residuos de medicamentos veterinarios en los alimentos. 2ª ed. Vol. 3, Roma: Codex Alimentarius, 1993.

Committee on Drugs. Inactive ingredients in pharmaceutical products: update (subject review). Pediatrics. 1997;99:268-78.

Constant PBL, Stringheta PC, Sandi D. Corantes alimentícios. B. CEPPA, Curitiba. 2002;20(2):203-20.

Dayan AD. Allergy to antimicrobial residues in foods: assessment of the risk to man. Vet Microbiol. 1993;35:213-26.

Dewdney JM, Maes L, Raynaud JP, Blanc F, Scheid JP, Jackson T, et al. Risk assessment of antibiotic residues of beta lactams and macrolides in food product with regard to their immuno-allergic potencial. Food Chem Toxicol. 1991;29(7):477-83.

DOU – Diário Oficial da União. Brasília, 17 de fev. 1999. Instrução Normativa 3. Seção 1, p. 15-33.

Kumar A, Rawlings RD, Beaman DC. The mystery ingredients: sweeteners, flavorings, dyes and preservatives in analgesic/antipyretic, antihistamine/decongestant, cough and cold, antidiarrheal, and liquid theophylline preparations. Pediatrics.1993;91:927-33.

Mcevoy JDG, Mayne CS, Higgins HC, Kennedy DG. Transfer of chlortetracycline from contamined feeding stuff to cows milk. Vet Rec. 2000;22:102-6.

Napke E. A commitment to pharmacovigilance: 40 years on Ed Napke reflects on his life in pharmacogilance. Uppsala Rep. 2004(Supl. 25):1-15.

Nascimento GG, Maestro V, Campos MSP. Ocorrência de resíduos de antibióticos no leite comercializado em Piracicaba, SP. Rev Nutr. 2001;14(2):119-24.

Oliveira PG, Oliveira DB, Ferreira MM, Torso XM, Moraes TTR, Gaspar-Filho A, D`Agostino G. Toxicidade de excipientes: avaliação das informações apresentadas em compêndios comerciais de bulas nos anos de 1998 e 2004. Resumo disponível em: http://www.oswaldocruz.br/download/artigos/saude23.pdf. Acessado: 15/08/2007.

Souza SVC, Silva G, Diniz MHGM, Santos EV, Lima J, Teodoro JC. Determinação de resíduos de nitrofurazona, furazolidona e nicarbazina em tecidos de origem animal. Ciência e Tecnologia de Alimentos. 2001;21(1):34-8.

Stefani GP, Marcelo Higa M, Pastorino AC, Castro APBM, Fomin ABF, Jacob CMA. Presença de corantes e lactose em medicamentos: avaliação de 181 produtos. Rev Bras Alerg Imunopatol. 2009;32(1).

Yndestad M. Public Health Aspects of Residues in Animal Products: Fundamental Considerations. Norway: Department of Food Hygiene, Norwegian College of Veterinary Medicine, 1990.